基层医生健康教育能力提升丛书

急诊救护

主　　编　郭爱清　姜晓真

副 主 编　马新华　王　萌　王　燕　李　森　杨亚倩

编　　者（按姓氏笔画排序）

马新华　王　萌　王　燕　闫素蕾　李　森

杨亚倩　杨静杰　张正飞　张艳敏　陈士超

姜晓真　郭爱清　栾海燕　彭海琳　路　营

人民卫生出版社

·北京·

图书在版编目（CIP）数据

急诊救护 / 郭爱清，姜晓真主编 . —北京：人民
卫生出版社，2022.8
　ISBN 978-7-117-33480-8

　Ⅰ.①急… 　Ⅱ.①郭… ②姜… 　Ⅲ.①急诊 ②急救
Ⅳ.①R459.7

　中国版本图书馆 CIP 数据核字（2022）第 155772 号

人卫智网	www.ipmph.com	医学教育、学术、考试、健康，购书智慧智能综合服务平台
人卫官网	www.pmph.com	人卫官方资讯发布平台

基层医生健康教育能力提升丛书
急 诊 救 护
Jiceng Yisheng Jiankang Jiaoyu Nengli Tisheng Congshu
Jizhen Jiuhu

主　　编：郭爱清　姜晓真
出版发行：人民卫生出版社（中继线 010-59780011）
地　　址：北京市朝阳区潘家园南里 19 号
邮　　编：100021
E - mail：pmph @ pmph.com
购书热线：010-59787592　010-59787584　010-65264830
印　　刷：三河市宏达印刷有限公司
经　　销：新华书店
开　　本：787 × 1092　1/16　印张：15
字　　数：276 千字
版　　次：2022 年 8 月第 1 版
印　　次：2023 年 9 月第 1 次印刷
标准书号：ISBN 978-7-117-33480-8
定　　价：50.00 元
打击盗版举报电话：010-59787491　E-mail：WQ @ pmph.com
质量问题联系电话：010-59787234　E-mail：zhiliang @ pmph.com
数字融合服务电话：4001118166　E-mail：zengzhi @ pmph.com

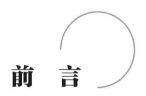

前　言

　　急诊救护工作是医疗工作的重要组成部分，现代医学发展日新月异，急诊救护工作也更趋多元化。为了提高现有基层医务人员急诊救护水平，我们特组织有丰富临床经验的一线专家共同编写本书。本书是集体智慧和力量的结晶，内容涉及基层临床各科急诊疾病，从临床实用的角度出发，给临床急诊救护提供了一套清晰明了的救治指导，使基层医务人员能更好地掌握各科急诊的救治和护理知识，同时提高健康促进专业技能，在理论知识与临床实践中架设了一座桥梁。

　　本书主要阐述各科常见急诊、急症的基础护理技术，并在此基础上对各科多种常见急诊、急症做了护理论述。针对各常见急诊的救治其先略述临床特点，然后再针对各救治问题列出相关救治目标，最后做出相应救护措施。全书条理清晰，重点突出，简洁实用。本书旨在提高基层临床救护医师的救治水平和能力，是基层救护工作者常备的参考书。

　　本书编者们在临床繁忙的工作之余，多方查阅资料、总结经验，最终完成了本书的编写。受医学专业迅速发展和编者水平所限，书中的不妥或错误之处敬请广大读者予以批评指正。

编　者

2022 年 6 月

目　录

第一章　急症识别与判断

在急诊的临床实践中，使急诊科医师最感困难的是如何在众多急诊患者中识别潜在危及生命的因素，以减少漏诊和误诊，避免医疗纠纷的发生。医院管理者也一直在探讨用什么方法或客观指标制定规范或标准，哪些患者是需要急救的，哪些患者不是急救患者而住入急诊抢救室，这样就可以将有限的医疗急救资源用于最需要的危重患者身上。基于以上理由，国际和国内的医院管理者、急诊医学专家一直探讨如何具有一双"火眼金睛"，制定出急诊患者一进入急诊科就能立即识别出"威胁生命"或"无生命危险"的标准。因此，产生了很多评分标准、预测指标以供临床选用。例如，我们在医院管理中也曾用 APACHE Ⅱ 评分界定进入急诊抢救室的患者。但令人遗憾的是，这些指标不是太烦琐、不实用，就是覆盖不全面。因此，一直是急诊医学临床研究的热点和难点问题。下面试图从遵循认识事物规律的方法论谈一些自己的看法，以供同道商榷。

有文献报道，在众多急诊科就诊的患者中真正需要紧急救助，需要提供急诊医疗服务者仅占急诊就诊人群的 10% ~ 20%，而大多数就诊者总认为自己是最急、最重的，需要紧急救助，这就需要急诊科在分诊时要明确哪些是最危险的患者，哪些次之，哪些是普通患者，这就是急诊分诊分层救治的原则。需要紧急救助的危重患者要分秒必争，而普通患者完全可以候诊。实现急诊分诊分层的依据就是凭主诉、发病时间、生命体征以及简要的辅助检查结果。因此，美国急诊医学会于 1994 年对美国急诊医师的职责规定为：①对危急的伤患者提供立即的评估和治疗；②对认为需要快速处理的患者提供初步的评估和治疗；③对无主、无钱的患者提供医疗服务。同时，对不能明确诊断的患者，首要的是要区分患者症状的严重程度和危险因素，而不是明确诊断。因为一旦有威胁生命的因素存在，不管原因如何，就要进入优先原则，即所谓的"绿色通道"。如何识别、判定患者潜在的威胁生命的因素，如何界定，笔者认为可根据以下途径进行识别或判定。

一、主诉判断

主诉，即患者对最痛苦的症状和发生时间的主要诉说。可根据患者昏迷、呼吸困难、胸痛、头痛、晕厥等严重的急诊症状识别、判定潜在的威胁生命的因素，这也是急诊临床路径之一。例如，胸痛即可根据血流动力学稳定与否判定胸痛是否是致命性的气胸、急性心肌梗死（acute myocardial infarction，AMI）、肺动脉栓塞、急性心脏压塞、主动脉夹层、食管破裂等；根据头痛是否伴有发热、颈部强直即可区别脑膜炎、蛛网膜下腔出血，如果伴有头痛、发热、颈抵抗可能是脑膜炎，无发热则可能是蛛网膜下腔出血。

二、根据生命体征临界值判断

生命体征（体温、呼吸、脉搏、血压、意识）之所以重要，是因为这些指标在正常范围时表示没有生命危险，而其上升或下降到某一临界值即可能发生威胁生命的情况。但要参照出现的症状、患者的年龄、实施的干预措施等具体情况而定。

1. 体温　体温过高，如 38.5℃ 以上，对年轻人可能不会有什么影响，但如果是80 岁的老年人或癌症患者接受化学治疗时则是危险征象，可能存在严重感染（如重症肺炎）。

2. 呼吸　呼吸过快、过慢均可能是病情严重（气道受阻、呼吸肌疲劳等）的征象。如一位哮喘发作患者来急诊时呼吸 14 次 /min，同时伴有意识不清，此时虽然其"呼吸次数正常"，但可能是很危险的，很可能是呼吸肌疲劳伴 $PaCO_2$ 潴留需要气管插管。

3. 脉搏　脉搏过快、过慢超过临界值时均提示可能存在严重疾病。如一位患者来急诊时脉搏每分钟 30 多次，应高度提示是否存在三度房室传导阻滞或室性逸搏心律。但对于老年人、训练有素的运动员或甲状腺功能减退、腺垂体功能减退者，即使伴有很严重的疾病，如严重感染或失血过多，心率也不会很敏感地反映出来，很可能在"正常"范围内。

4. 血压　对刚送急诊的外伤患者，血压在正常范围内，此时可能是由于受伤之后交感神经兴奋，血管升压素分泌增加，机体代偿的结果，如被其"血压正常"的假象所蒙蔽，不加以重视或及时复查，患者很可能因休克而死亡。

5. 意识　患者昏迷，则可能是急性脑血管意外，或严重内科疾病引起的脑病（肝性脑病、肺性脑病、胰性脑病等），或药物中毒等。但对于一位年轻女性，如与人吵架之后突然昏迷送来医院，检查双眼可见眼球上翻及躲避，肯定为癔症；如果是一人独处一屋昏迷伴双瞳孔小、呼吸慢，即应考虑吸毒或服用抑制性药物。

6. 动脉血氧分压　动脉血氧分压（SaO_2）被认为是第六大生命体征。其他指标正常而 SaO_2 降低，除外指甲油等干扰因素外，一定要认真查找原因。例如，有位农民工因上腹痛 1d 为主诉来急诊，血压在坐位时低、卧位时正常，体格检查其他均正常，仅 SaO_2 低，而腹部 B 超、腹部 X 线片均正常，最后胸部 X 线片发现是右下肺炎。

三、根据强迫体位判断

强迫体位（compulsive position）是指患者为了减轻痛苦，被迫采用的某种体位。在急诊，可根据一些强迫体位来初步判定可能存在的某些严重疾病。

1. **强迫坐位** 也称为端坐呼吸，常见于左心功能不全。

2. **强迫蹲位** 即患者在活动中，由于感到心悸或呼吸困难，而采取蹲踞位或膝胸位来缓解症状，提示可能患有发绀型先天性心脏病。

3. **强迫停立位** 即步行时突然站立不动，并手捂心前区，大多数是因为心绞痛发作引起的，严重者可昏倒或猝死。

4. **强迫仰卧位** 常伴有双腿屈曲，以减轻腹部肌紧张，见于急性腹膜炎。

5. **强迫俯卧位** 可减轻腰背痛，常见于脊柱或腰部疾病。

6. **强迫侧卧位** 见于患一侧胸膜炎或一侧大量胸腔积液的患者。

7. **辗转体位** 即腹痛剧烈、坐卧不安，不停地变换体位，辗转反侧，多见于胆石症、肠绞痛、肾绞痛和胆道蛔虫病等疾病。

8. **角弓反张位** 由于颈部及脊背肌强直，以致头向后仰，胸腹部向前凸，后背过度伸张，躯干呈击弓一样的形状，最多见于破伤风症和小儿脑膜炎。

但是，应进一步有针对性地检查以明确诊断，减少误诊。例如，一位38岁男性患者因夜间卧位时经常咳嗽，但坐起来后即好转来急诊，初步诊断为"感冒"，最后经检查确诊为扩张型心肌病；有位农民工咳血性泡沫痰，喜欢坐位，但也能平卧，急诊医师认为是肺水肿要用吗啡，但胸部 X 线摄片发现却是大叶性肺炎。

四、根据化验结果判断

1. **生物参考区间上、下界限值** 是考虑检验结果正常还是异常的参考值，习惯上称为"正常参考范围"。

2. **医学决定水平** 是指临床应采取相应措施的检验数值，这些检验结果只要超过生物参考区间上下界限一定范围才具有诊断价值或必须采取治疗措施。

3. **危急值** 通常是指检验结果高度异常，当出现这种检验结果时，患者可能已处于生命危险的边缘，临床医师如不及时处理，有可能危及患者的生命安全，故危急值也成为紧急值或警告值。

第二章 昏迷救护

昏迷是指觉醒状态严重抑制和意识内容严重缺失，是意识障碍最严重的阶段。觉醒状态的维持需要脑干网状系统的完整，而意识内容，即对自己和外界环境的感知和反应，则需要大脑皮质各区神经元网络功能的完整。临床上，昏迷是一种不能被唤醒的睡眠样状态，可从患者睁眼、言语和动作的应答反应进行评价，而昏迷患者的严重程度，则可通过肢体运动反应、脑干反射和自主神经功能的稳定性等3个方面进行评价。

一、昏迷的鉴别

昏迷的鉴别诊断，首先应该与其他觉醒状态异常和意识障碍（或称昏迷样状态）进行鉴别。其次，是与意识障碍的不同阶段相区别。最后是昏迷病因的诊断。

（一）昏迷样状态

昏迷样状态，主要包括闭锁综合征、癔症性回应缺失、木僵状态及持续性植物状态。

1. 闭锁综合征　是指损害了皮质延髓束和皮质脊髓束，阻断了相应的运动冲动的传导。表现为除眼睑及眼球垂直运动外，头面部及四肢运动功能丧失，且不能言语貌似意识障碍，但患者的意识清楚，可以通过残存的眼睑及眼球运动回答"是"与"否"。可见于脑桥肿瘤、血管病及脱髓鞘疾病等。其特征如下。

（1）睁眼反应存在，并能用眼睛进行交流。

（2）第Ⅴ对脑神经以上的脑干反射存在，如垂直性眼球运动、瞳孔对光反射等。

（3）脑电图多数正常。

2. 癔症性回应缺失　主要是由患者精神因素所致。其特征如下：

（1）患者常伴有眼睑眨动，对突然较强的刺激可有瞬目反应，甚至睁眼反应，拉开其眼睑有明显抵抗感，并见眼球向上翻动，放开后双眼迅速紧闭。

（2）感觉障碍与神经分布区域不相符，如暴露部位的感觉消失，而隐蔽部位的感觉存在。

（3）脑干反射如瞳孔对光反射等存在，亦无病理反射。

（4）脑电图呈觉醒状态。

（5）暗示治疗可恢复常态。

3. 木僵状态　主要见于精神分裂症的紧张性木僵、严重抑郁症的抑郁性木僵，以及反应性精神障碍的反应性木僵等。临床表现如下：

（1）睁眼存在。

（2）可伴有蜡样屈曲、违拗症等，或谈及患者有关忧伤事件时，可见眼角噙泪等情感反应。

（3）夜间可稍有活动或自进饮食，询问时可低声回答。

（4）脑干反射存在。

（5）脑电图正常。

4. 持续性植物状态　是指患者的觉醒状态存在或基本正常，但意识内容未恢复，即患者丧失情感、情绪反应和意识活动。其病理变化主要是广泛的大脑皮质的损害，常见于缺血缺氧性脑病、严重低血糖后遗症等。临床表现如下。

（1）对自身或环境毫无感知，且不能与周围人交流。

（2）对视、听、触或有害刺激，无持久的、重复的、有目的的行为反应。

（3）不能理解和表达语言。

（4）睡眠 - 觉醒周期存在。

（5）背侧下丘脑和脑干功能保存。

（6）大小便失禁。

（7）脑神经（瞳孔、眼脑、角膜、眼、前庭、咽）和脊髓反射保存。

（二）意识障碍的其他阶段

1. 嗜睡　是一种病理性倦睡，患者处于持续性睡眠状态，但可被唤醒，醒后能正确回答问题和作出各种反应，但当刺激去除后很快又再入睡。

2. 意识模糊　是程度深于嗜睡的意识障碍。患者能保持简单的精神活动，但对时间、地点、人物的定向力发生障碍，思维和语言不连贯。

3. 昏睡　是持续的、深度的睡眠状态，不易被唤醒。需要强烈刺激（如压迫眶上神经、晃动身体等）方可被唤醒，但很快又再入睡，醒时答话含糊或答非所问。可见到自发性肢体活动，对痛觉有防御性躲避反应，但无自发性语言反应。

二、昏迷的诊断

（一）病史

如能获得患者详细的病史资料，则对诊断很有帮助。如先有头痛，则有利于脑膜炎、脑炎、脑出血或蛛网膜下腔出血的诊断。前驱性精神错乱或谵妄，提示弥漫性病变如脑膜炎和内源性（或外源性）毒素影响（严重感染等）。突发性卒中样昏迷常提示脑干缺血或出血性卒中，以及蛛网膜下腔出血或脑出血破入脑室所致。昏迷前先有轻度偏瘫或失语症状，见于半球性损害。

（二）体格检查

昏迷患者的体格检查十分重要，首先应简明扼要地明确以下 3 点：患者病情是否危及生命、昏迷深度及初步病因。

1. 患者病情是否危及患者生命

（1）呼吸功能评价：包括呼吸频率、节律、呼吸动度以及有无气管痉挛、肺水肿、发绀等。应保证上呼吸道通畅，防止吸入性肺炎的发生。如果存在呼吸暂停、呼吸过缓、气道阻塞等，应及时行气管插管或气管切开建立人工气道，必要时行机械通气。

（2）血流动力学状态：包括血压、心率和心律，以及是否存在休克斑等，所有低血压状态均应得到及时纠正，防止继发性脑损害。

（3）血糖水平：应常规测定血糖，以及时除外低血糖性昏迷和防止低血糖所致的脑损伤。

2. 昏迷深度

（1）根据患者对刺激的反应：根据患者对周围环境或外界刺激的反应，可将昏迷分为 4 度：①轻度昏迷。仅对强烈痛觉刺激才引起肢体简单的防御回避反应，对语言、声音、强光等刺激均无反应；脑干的生理反射如瞳孔对光反射、角膜反射、吞咽、咳嗽及眶上压痛等反射均存在；血压、脉搏、呼吸等生命体征多正常。②中度昏迷。对强烈疼痛刺激有防御反应，角膜与瞳孔对光反射均减弱，大小便失禁或潴留；血压、脉搏、呼吸等生命体征亦出现异常。③深度昏迷。对外界一切刺激包括强烈的痛觉刺激均无反应，各种深、浅反射包括角膜、瞳孔对光等反射消失，病理反射也多消失；生命体征进一步恶化。④过度昏迷。又称脑死亡。患者处于濒死状态，无自主呼吸，各种反射消失，脑电图呈病理性电静息，脑功能丧失持续24h以上，并排除药物、低温和严重内分泌紊乱等因素，临床可考虑脑死亡。

（2）Glasgow 评分：该评分系统具有简单、可靠和重复性较好的优点，目前已成为评价患者意识状态最常用的定量指标。最大得分 15 分，最小得分 3 分。一般而言，得分越低死亡风险越大，尤其是伴有瞳孔固定或缺乏眼前庭反射者。

3. 脑干功能检查　脑干功能的检查，不仅有助于损害部位的定位判断，而且对患者预后的判断具有重要意义。

（1）瞳孔对光反射：动态观察瞳孔大小、对光反射速度以及光刺激后瞳孔缩小的程度，是脑干功能检查最重要的内容，尤其是对于使用镇痛药、镇静药，甚至肌松药的患者更具临床意义。瞳孔仪的使用，可使上述反映瞳孔变化的指标更加客观、准确。

正常双侧瞳孔等大等圆，对光反射灵敏。双侧瞳孔扩大见于颅内压增高、脑干损伤、脑死亡和药物中毒（阿托品等）。当双侧瞳孔扩大且丧失对光反应，常预示患者预后不良。双侧瞳孔缩小见于吗啡、有机磷中毒、巴比妥和氯丙嗪等中毒。双侧瞳孔大小不等是指双侧瞳孔直径差＞0.5mm，可见于周围性疾病，如眼部、颈部、纵隔与肺尖等病变引起；但对于昏迷患者而言，常由于中枢性病变所致，一般是由于脑疝形成压迫一侧动眼神经或病理损害直接损伤动眼神经所致。

（2）角膜反射：用捻成细束棉絮轻触角膜外缘，正常引起双侧的瞬目动作。第Ⅴ、第Ⅶ对脑神经的损害将使该反射消失。一般而言，深昏迷时该反射仍然存在，当双侧角膜反射均消失，且排除药物中毒外，提示预后严重不良。

（3）眼球位置与运动：昏迷患者眼球位置的偏斜提示大脑半球或脑干的损害。双眼水平位置的偏斜提示损害位于延髓四叠体水平。快速眼球向下的震颤提示病变水平在四叠体的下部。水平性头眼反射是指当头向左右移动时双眼球向相反方向水平移动。脑干功能受损时眼球移动速度减慢，甚至消失，即眼球固定。眼前庭反射是向一侧外耳道注射50～200ml冰水，脑干功能正常者眼球向刺激的对侧震颤。此反射消失提示脑桥下部平面受累。

（三）辅助检查

对所有昏迷患者都应进行全面的检查，以排除颅外器官功能障碍或内环境紊乱引起的昏迷。其中包括血糖、血电解质、肝肾功能、血气分析、胸部 X 线片和心电图等。另外，应强调的是神经影像学的检查。及时、准确的神经影像学检查，不仅可以提供诊断神经损害原发病因学的依据，而且可以提供继发性脑损害的资料，如是否存在脑水肿及其程度等，从而为临床及时采取相应治疗措施和 / 或判断治疗效果提供帮助。

一般而言，临床可通过体格检查，将昏迷患者分为 3 种类型，并选择相应的辅助检查以明确病因：①有脑膜刺激征而无神经系统定位体征者；②有神经系统定位体征者；③无定位体征、无脑膜刺激征和发热。

1. 有脑膜刺激征、无神经系统定位体征者　昏迷伴有脑膜刺激征但无神经系统定位体征者，若不伴有发热，首先应考虑蛛网膜下腔出血的可能，应立即进行头颅 CT 检查。对于诊断不明确者，除应动态进行神经影像学检查外，应进行脑脊液检查。对于伴有发热者，应首先怀疑脑膜炎而进行脑脊液检查。

2. 有神经系统定位体征者　昏迷伴有神经系统定位体征（伴或不伴有发热、有或无脑膜刺激征），临床表现和体格检查可能有助于判断损伤部位大致位于天幕上或幕下；CT、MRI 检查不仅可以准确定位，而且可以帮助确定病变的性质，如出血、缺血、脑挫伤、脓肿或脑炎等，为进一步明确诊断提供资料。

3. 无定位体征、无脑膜刺激征、无发热　昏迷无定位体征、无脑膜刺激征和发热者，在排除颅外器官功能障碍或内环境紊乱因素外，首先应排除各种中毒引起的昏迷。常见的中毒包括地西泮类药、抗精神病类药、镇痛药、一氧化碳中毒、有机磷中毒、灭鼠药，以及其他窒息性气体中毒等。

三、昏迷的护理

昏迷的护理措施包括：密切观察患者生命体征，昏迷程度，瞳孔有无变化，肢体有无瘫痪，有无脑膜刺激征及抽搐等。确保呼吸道通畅，患者取平卧位，肩下垫高并使颈部伸展，防止舌根后坠，以免阻塞气道。

1. 密切观察患者生命体征，昏迷程度，瞳孔有无变化，肢体有无瘫痪，有无脑膜刺激征及抽搐等。若体温高热、脉搏渐弱减慢、呼吸不规律、血压波动：瞳孔散大表示病情严重。以上各项观察均应详细记录，随时分析，及时通知医生并及时处理。

2. 确保呼吸道通畅。患者取平卧位，肩下垫高并使颈部伸展，防止舌根后坠，以免阻塞气道。头偏向一侧防止呕吐物被误吸入呼吸道。准备好吸引器，痰多时应随时吸痰，以免发生窒息。并应做好气管切开和使用呼吸机的准备。

3. 对尿失禁患者勤换尿布，会阴部及时擦洗干净，防止泌尿系统感染及压疮的发生。长期尿潴留或尿失禁患者应留置导尿管，每次更换导尿管时应检查导尿管是否通畅，记录尿量、尿色。意识清醒后及时撤掉导尿管并诱导患者自行排尿。

4. 昏迷患者如有不安表情及轻微躁动应考虑有便意，可提供便器。如便秘 3d 可使用开塞露或缓泻药，保持大便通畅，以防患者排便用力时导致颅内压升高。大便失禁时随时做好肛门及会阴部清洁，涂保护性润滑油，并保持床铺干净平整。

5. 预防呼吸道感染，去除义齿，每日清洁口腔 2 次，口腔溃疡可涂溃疡膏或锡类散。

6. 张口呼吸的患者应将沾有温水的 3 层纱布盖在口鼻上。可在翻身同时拍背吸痰，吸痰时严格执行无菌操作。每次气管吸痰不超过 15s。

7. 长期卧床容易发生坠积性肺炎，应随时观察患者体温、呼吸及痰的性质、量、颜色的变化，发现异常，应及时与医生联系或采取相应措施。

8. 保持皮肤清洁，预防压疮的发生。

9. 应注意防止患者营养不良，给予鼻饲高蛋白、高维生素流质饮食，保证每天热量的供应。做好鼻饲护理。

第三章　呼吸困难救护

呼吸困难是急诊患者常见的主诉之一，患者感到空气不足或呼吸费力，就诊时往往主诉胸闷或气短，表现为呼吸频率、深度和节律的变化，可见辅助呼吸肌（如胸锁乳突肌、斜角肌等）参与呼吸运动，严重者出现呼吸衰竭和神志改变。各种原因导致的严重呼吸困难是呼吸功能不全的失代偿表现，其根本机制是氧供应低于氧需求。周围化学感受器主要感受下降的 PaO_2，中枢化学感受器主要感受上升的 $PaCO_2$。

一、病因

呼吸困难的病因繁多，以呼吸系统和心血管系统疾病常见，老年人呼吸困难多考虑心血管疾病，年轻人则以呼吸系统疾病为主。根据呼吸困难起病缓急可以分为急性呼吸困难和慢性呼吸困难，慢性呼吸困难患者在一定诱因作用下可急性加重，表现为急性呼吸困难。

二、临床表现

病因不同，呼吸困难的临床表现有所不同，主要如下：

1. 呼吸急促、语不成句、辅助呼吸肌参与呼吸，如鼻翼扇动、张口耸肩等。

2. 心动过速，一般情况下，呼吸频率与心率之比为 $1:(3 \sim 5)$（心脏传导阻滞患者除外）。

3. 严重时可有神志改变。

三、检查

对于呼吸困难的患者，应根据病史选择相应的辅助检查。

血常规，判断感染性疾病，发现贫血等血液系统疾病；指端血氧饱和度，简单方便，可持续无创监测，动态反映缺氧程度；动脉血气分析，准确反映缺氧、过度通气、酸碱失衡的程度；X 线胸片，可诊断出多种肺部病变，如气胸、肺炎、肺内占位等，可提示心脏增大、肺淤血；血浆 BNP，如 BNP $\leqslant$ 100pg/ml，则心源性呼吸困难的可能性小，可作为排除性诊断的指标 D- 二聚体，如 D- 二聚体正常，则肺栓塞的可能性小。毒理分析，怀疑中毒者行血、尿或胃内容物毒理分析。心电图，对心源性呼吸困难有提示意义。心脏超声诊断心功能不全、心脏瓣膜病、心包积液等。血液生化检查，诊断低钾血症、肾功能不全、糖尿病酮症酸中毒等。

四、诊断

通过病史、体格检查和适当的辅助检查可诊断大多数呼吸困难的病因。急性呼吸困难的患者诊断与鉴别诊断按照下列流程进行。

1. 有无窒息、神志改变或休克等危及生命情况。

有窒息→大气道阻塞→吸痰、取异物，解除梗阻→张力性气胸→胸腔穿刺，解除张力→严重哮喘→环甲膜穿刺，气管插管或切开以保证气道通畅，机械通气，心电监护，建立静脉通路。

无窒息→血气分析→Ⅱ型呼吸衰竭（PaO_2 降低伴 $PaCO_2$ 升高）→低流量吸氧→无创或有创机械通气。

Ⅰ型呼吸衰竭（PaO_2 降低不伴 $PaCO_2$ 升高）→高流量吸氧→无创或有创机械通气。

$PaCO_2 < 32mmHg$ →过度通气综合征。

2. 详细询问病史，重点是诱因、伴随症状、起病和缓解的方式，进行全面体检，包括皮肤黏膜颜色、体温，观察口咽、颈部、肺、心脏、胸部和四肢，寻找有助于明确诊断的线索。

3. 根据病史及体征中的诊断线索，有针对性地进行血浆 BNP、X 线胸片、心脏彩超、肺功能检测最大用力呼气流量（PEF）等辅助检查。

五、救护

呼吸困难患者救护的目标是保证机体足够的氧供应和合适的 $PaCO_2$。有明显呼吸困难的患者应给予不同流量的氧气吸入，若常规给氧方法不能达到目标，应及时给予机械通气。

临床上出现下列情况往往是致命的，应给予急诊抢救和病因学处理：①呼吸心搏骤停；②上呼吸道梗阻；③中毒患者昏迷伴呼吸浅慢；④张力性气胸；⑤大量误吸致吸入性肺炎；⑥严重肺水肿；⑦哮喘持续状态；⑧COPD 急性加重伴意识障碍。

对于存在大气道阻塞窒息的患者，应立即清除异物、痰液、血凝块等畅通呼吸道，可做环甲膜穿刺或气管插管、气管切开。

　　根据临床表现、病史、辅助检查和救护反应等资料明确诊断的，应针对引起呼吸困难的病因进行系统救护，如支气管哮喘患者应用气管扩张药、糖皮质激素和抗感染救护；过敏患者给予肾上腺素、补液以及抗组胺药物；气胸患者给予穿刺抽气，必要时胸腔闭式引流；心源性肺水肿患者给予利尿药、减轻心脏负荷，必要时应用吗啡救护；心理因素致过度通气患者给予镇静药，并给予纸罩围住患者口鼻以利回吸 CO_2 等。

第四章 发热救护

一、病因

发热的病因很多，临床上可分为感染性发热与非感染性发热两大类，以前者多见。常见发热病种如下。

（一）感染性发热

各种病原体如病毒、细菌等引起的感染，不论是急性、亚急性或慢性，局部或全身性，均可出现发热。

（二）非感染性发热

1. 结缔组织病。

2. 恶性肿瘤。

3. 变态反应与过敏性疾病一般只引起短期发热。

4. 吸收热 如严重创伤、大手术后组织损伤等引起无菌性坏死物质的吸收所致的无菌性炎症。

5. 中枢神经性发热 体温调节中枢直接受损（中暑、重度催眠药中毒、脑出血等）可致直接损害体温调节中枢，致使其功能失常而引起发热，高热无汗是这类发热的特点。

6. 自主神经功能紊乱 多为低热，常伴有自主神经功能紊乱的其他表现，属功能性发热范畴。常见的功能性低热如下。

（1）生理性低热：如精神紧张、剧烈运动后均可出现低热。月经前及妊娠初期也可有低热现象。

（2）原发性低热：由于自主神经功能紊乱所致的体温调节障碍或体质异常，低热可持续数月甚至数年之久，热型较规则，体温波动范围较小，多在 0 ~ 5℃。

（3）感染后低热：由于病毒、细菌、原虫等感染致发热后，低热不退，而原有感染已愈。此系体温调节功能仍未恢复正常所致。

7. 内分泌与代谢疾病 如甲状腺功能亢进、重度脱水等。

8. 产热过多 如甲状腺功能亢进、癫痫持续状态等。

9. 散热障碍 如广泛性皮炎、先天性汗腺缺乏症、严重鱼鳞癣等。

10. 其他原因不明的疾病 如结节病、坏死肉芽肿、脂膜炎等。

二、临床表现

发热的临床表现多种多样，本节主要从热度、热程、热型、伴随症状及体征等方面予以介绍。

（一）热度

热度通常分为低热、中等度热、高热、超高热 4 级。

1. 低热　37.3 ～ 38℃（腋温）。

2. 中等度热　38.1 ～ 39℃。

3. 高热　39.1 ～ 41℃。

4. 超高热　41℃ 以上。

（二）热程

热程是指发热病程的时间，有急性发热和慢性发热之分，对于疾病的鉴别诊断有重要意义。其中急诊最常见发热类型为急性发热。

1. 急性发热　病程在 2 周以内。急性发热以感染性疾病最为常见，其中病毒是最主要的病原体，其他包括细菌、支原体、衣原体、立克次体、螺旋体、真菌等。急性感染性疾病起病多较急骤，常有受凉、疲劳、外伤或进食不洁食物等病史，若发热前有明显寒战者，多属化脓性细菌感染或疟疾；而一般非感染性发热，以及结核、伤寒、立克次体和病毒感染多无寒战。病毒感染往往具有一定的自限性，如果发热超过 2 周以上，则应警惕是否在原发疾病基础上合并有其他感染。

2. 长期发热　指体温升高持续 2 ～ 3 周，包括病因明确的慢性发热与长期不明原因发热。长期不明原因发热指发热持续 3 周以上，体温超过 38.5℃，经完整的病史询问、体格检查以及常规的实验室检查不能明确诊断者。在不明原因发热中感染、肿瘤和结缔组织疾病三者较多见，其中感染性疾病约占 1/3，甚至可达 60% 以上，但有近 10% 的患者最终亦不能明确病因。

（三）热型

不同时间测得的体温数值分别记录在体温单上，将分次体温数值点连接成体温曲线，该曲线的形态称为热型。

1. 稽留热　是指体温恒定地维持在 39 ～ 40℃ 的高水平，达数天或数周，24h 内体温波动范围不超过 1℃。常见于大叶性肺炎、斑疹伤寒及伤寒高热期。

2. 弛张热　又称为脓毒血症热型（原称为败血症热型），体温在 24h 内波动范围超过 2℃，但都在正常水平以上。常见于脓毒血症、风湿热、重症肺结核及化脓性炎症等。

3. 间歇热　体温骤升达高峰后持续数小时，又迅速降至正常水平，无热期（间歇期）

可持续 1d 至数天，如此高热期与无热期反复交替出现。常见于疟疾、急性肾盂肾炎等。

4. 波状热　体温逐渐升高达 39℃ 或以上，数天后又逐渐下降至正常水平，数天后又逐渐升高，如此反复多次，常见于布鲁氏菌病、恶性淋巴瘤等。

5. 回归热　体温急剧上升至 39℃ 或以上，持续数天后又骤然下降至正常水平。高热期与无热期各持续若干天后规律性交替 1 次。可见于回归热、霍奇金（Hodgkin）病等。

6. 不规则热　发热的体温曲线无一定规律，可见于结核病、风湿热、感染性心内膜炎等。

应予以强调的是，目前由于抗生素的广泛应用（包括滥用），或由于发热的早期应用解热药、肾上腺皮质激素等，使上述典型热型已不常见。此外，热型也与机体反应性有关，年老体弱者由于反应性差，即使化脓性细菌感染也常无寒战、高热，而表现为低热甚至不发热。

（四）伴随症状

发热常见的伴随症状有心动过速、呼吸急促。一般来讲，体温每升高 1℃，心率相应增加约 15 次 /min。但一些疾病会存在相对缓脉情况。相对缓脉常见于伪热、药物热、伤寒、布鲁氏菌病或钩端螺旋体感染。急性感染性疾病引起的发热常伴有定位症状。老年人神志改变可能是重症感染的唯一临床表现。

1. 发热伴有寒战常见于大叶性肺炎、脓毒血症、急性胆囊炎、急性肾盂肾炎、流行性脑脊髓膜炎、疟疾、钩端螺旋体病、药物热、急性溶血或输血反应等。

2. 发热伴有鼻塞、流涕、咽痛、咳嗽，而一般情况良好者多为上呼吸道感染；若有胸痛、咳铁锈色痰和呼吸困难者，则多为下呼吸道感染如肺炎。

3. 发热伴恶心、呕吐、腹痛、腹泻者，则应多考虑急性胃肠道炎症。

4. 发热伴黄疸、右上腹痛则应考虑肝、胆道感染。

5. 发热伴有腰痛、尿急、尿频、尿痛者多为泌尿系统感染。

6. 发热伴意识障碍、头痛和抽搐者，则应考虑中枢神经系统感染。

7. 发热伴多系统症状者，则应除外脓毒血症或全身性感染。

8. 发热伴全身多部位出血可见于某些血液病，如急性白血病、重症再生障碍性贫血、恶性组织细胞病等，也可见于重症感染及某些急性传染病，如流行性出血热、病毒性肝炎、斑疹伤寒、脓毒血症等。

9. 发热伴关节肿痛，常见于脓毒血症、猩红热、布鲁氏菌病、风湿热、结缔组织病、痛风等。

10. 发热伴皮疹，常见于麻疹、猩红热、风疹、水痘、斑疹伤寒、风湿热、结缔组织病、药物热等。

11. 先发热后昏迷者常见于流行性乙型脑炎、斑疹伤寒、流行性脑脊髓膜炎、中毒性菌痢、中暑等；先昏迷后发热者见于脑出血、巴比妥类药物中毒等。

（五）体征

遇急重发热患者，应首先测呼吸、脉搏、血压等重要生命体征，并快速进行全面的体格检查，重点检查皮肤、黏膜有无皮疹、瘀点以及肝、脾、淋巴结肿大等。

1. 发热伴有中毒性休克　患者面色青灰，脉细速，血压下降或测不出，见于休克型肺炎、暴发性流行性脑脊髓膜炎、中毒性菌痢、脓毒血症、流行性出血热等。

2. 面容　一般急性感染多呈急热面容。伤寒、副伤寒患者常表情淡漠，即所谓"伤寒面容"。急性白血病、再生障碍性贫血和恶性组织细胞病患者常因贫血亦可呈面色苍白。活动性红斑狼疮患者可有面部蝶形红斑，口唇疱疹常见于肺炎、疟疾和流行性脑脊髓膜炎。流行性出血热、斑疹伤寒患者可呈醉汉样面容。猩红热患者见口周苍白。麻疹患者常见眼睑水肿、结膜充血、分泌物增多等。

3. 皮肤　注意有无皮疹及出血点。一些急性发疹性传染病如猩红热、登革热、伤寒、斑疹伤寒等均有特征性皮疹及出疹日期。出血性皮疹或出血素质常提示重症感染或血液病，前者包括脓毒血症、流行性脑脊髓膜炎、感染性心内膜炎、流行性出血热、登革热、重症肝炎和钩端螺旋体病等；后者包括白血病、急性再生障碍性贫血和恶性组织细胞病等。皮肤或软组织有化脓性病灶，常提示为发热原因或脓毒血症的来源。

4. 淋巴结　局部淋巴结肿大常提示局部有急性炎症，如口腔和咽部感染常有颌下淋巴结肿大，下肢感染可有腹股沟淋巴结肿大等。全身性淋巴结肿大是原发性淋巴组织病变或全身性感染的病征，如急性淋巴细胞性白血病、恶性组织细胞病、结核病等。

5. 发热伴有胸部体征　如闻及肺部干、湿性啰音或实变体征等，应考虑呼吸系统感染。

6. 发热伴有栓塞、心脏杂音　尤其是原有器质性心脏病者心脏杂音发生明显改变时，应注意感染性心内膜炎；发热伴心包摩擦音或心包积液体征，常提示心包炎。而急性心肌炎常表现为发热与心率不成比例，心率增快常超过发热程度。

7. 发热伴脾大　常见于脓毒血症、伤寒、疟疾、病毒性肝炎、黑热病、感染性心内膜炎、布鲁氏菌病、血吸虫病、淋巴瘤、恶性组织细胞病、白血病等。

8. 发热伴肾区叩压痛　合并泌尿道刺激症状，应考虑肾盂肾炎、肾周围炎或肾周脓肿等。

9. 发热伴关节肿痛　考虑风湿热、脓毒血症、系统性红斑狼疮和局部感染。发热伴肌肉疼痛一般无特征性诊断意义，但腓肠肌剧痛提示为钩端螺旋体病。

10. 发热伴脑膜刺激征或中枢神经系统损害征象　提示为脑膜炎或脑膜脑炎。

11. 发热伴多器官损害体征　为全身性疾病或脓毒血症。

三、辅助检查

对于通过病史询问和体格检查即能确诊者不一定都进行有关检查。为了进一步明确病因、病变部位和严重程度者，可以选择下列常用的辅助检查：

（一）血象

周围血液白细胞计数与分类对发热的病因诊断与鉴别诊断具有重要参考价值。

1. 白细胞总数　白细胞总数增多一般指中性粒细胞增多。极度的白细胞增多见于白血病与类白血病反应。白细胞增多最常见的原因是细菌性感染，尤其是化脓性细菌感染。大多数病毒感染均无白细胞增多。白细胞减少见于某些革兰氏阴性杆菌感染如伤寒、副伤寒、布鲁氏菌病等。白细胞数增减亦受机体抵抗力和反应性影响，高龄体弱者即使为化脓性细菌感染亦可表现为白细胞数不增多，甚至减少。此外，某些血液病如再生障碍性贫血、粒细胞缺乏症、恶性组织细胞病等白细胞数常明显降低。

2. 嗜酸性粒细胞计数　发热伴有显著的嗜酸性粒细胞增多，可见于急性血吸虫病、丝虫病、过敏性肺炎、热带性嗜酸性粒细胞增多症、人旋毛线虫病、肺吸虫病等。轻度嗜酸性粒细胞增多可见于猩红热、霍奇金病、多动脉炎、药物热等。嗜酸性粒细胞减少见于伤寒、副伤寒和应激状态。

3. 淋巴细胞计数　绝对性淋巴细胞增多，见于传染性单核细胞增多症、传染性淋巴细胞增多症、百日咳、淋巴细胞性白血病及淋巴细胞类白血病反应等。相对性淋巴细胞增多，见于某些病毒性感染、伤寒、波状热、恶性组织细胞病、粒细胞缺乏症、再生障碍性贫血等。

4. 单核细胞计数　单核细胞增多见于某些细菌感染，如活动性结核、感染性心内膜炎、布鲁氏菌病等。

（二）血细胞沉降率

血细胞沉降率加速主要是由于血浆纤维蛋白原和球蛋白增多以及白蛋白减少。病理性的血细胞沉降率加速最常见于各类炎症、结缔组织疾病、恶性肿瘤、中毒、严重的肝病以及贫血等。

（三）尿常规检查

轻度蛋白尿可见于所有的发热类疾病，但如显著蛋白尿并伴有血尿或脓尿，则应考虑尿路炎症、肾结核、肾肿瘤、变应性血管炎如多动脉炎、系统性红斑狼疮等。

（四）大便常规检查

有腹泻者应进行此项检查，显微镜下若能见到有关寄生虫卵或找到阿米巴，则有确诊价值。若粪内有红细胞、白细胞有助于对肠炎、痢疾的诊断。

（五）血清学检查

对发热的诊断有一定价值，如C反应蛋白、风湿病的抗链球菌溶血素O试验、系统性红斑狼疮的抗核抗体试验等。

（六）血或骨髓培养

当发热原因未查明，血象或骨髓象又具有感染的特征，则应进行血或骨髓培养，这对伤寒、副伤寒、波状热、脓毒血症、细菌性心内膜炎等疾病的病原诊断均具有决定性意义。对长期应用抗生素（或抗癌药物）与激素救护的患者应注意有真菌感染或某些条件致病菌（如厌氧菌）感染的可能。

（七）X 线、CT 与 MRI 检查

若伴有呼吸系统或心血管系统症状、体征者，或疑有心肺或支气管病变者可进行胸部 X 线或 CT 检查。泌尿系统感染与肾肿瘤患者进行静脉肾盂造影检查有无梗阻或畸形也是重要的诊断方法。CT 与 MRI 对腹腔内脏病变的诊断有重要的诊断价值，如肝扫描有助于肝内占位性病变如肝癌与肝脓肿的诊断，也可发现脾脓肿等病变。

（八）超声检查

对疑有急性渗出性心包炎和感染性心内膜炎患者，可行超声心动图检查。腹部超声检查适用于疑有腹腔内占位性病变、肝脓肿、肝胆道结石以及肾脓肿、泌尿系统结石等患者。

（九）活体组织检查

如淋巴结、肝穿刺活体组织检查。

（十）其他

疑中枢神经系统感染者行脑脊液检查，疑甲状腺功能亢进者行甲状腺功能检查。PPD 皮试作为结核病的辅助检查，一些血清肿瘤标记物如 AFP、CEA、CA125 对消化系统恶性肿瘤有辅助诊断意义。

四、诊断及鉴别诊断

（一）诊断

发热的病因多种多样，多数是感染引起的，大部分患者通过仔细询问病史以及仔细查体即可明确诊断。另一小部分患者根据病史和体格检查的结果指导去选择相关的辅助检查，以明确诊断。有少数患者，通过各种检查一时也难以作出病因诊断，这就需要继续密切观察病情变化或按可能性较大的病因进行诊断性救护。

1. 病史　认真细致的问诊常能为进一步检查提供重要提示，病史的要点见下述。

（1）年龄、性别、职业。

（2）既往病史的详细回顾。

（3）手术史，注意询问有无置入物。

（4）平时的药物使用情况。

（5）有无传染病接触史，如是否到过疫区或接触过传染病患者。

（6）有无动物或昆虫接触史。

（7）有无可疑食物或毒物的摄入。

（8）本次起病的时间、季节、诱因、起病缓急情况、发热的病程、时间快慢、热型等。

（9）发热的伴随症状，如有无畏寒、寒战、咳嗽等。

（10）患病以来的一般情况，如精神状态、食欲、体重改变等。

（11）诊疗经过，如辅助检查、拟诊、药物使用情况、疗效等。

2. 体格检查　对于发热的患者，全面而细致的体格检查非常重要。重点注意皮肤、淋巴系统、肺、心脏和神经系统。不要遗忘了生殖器及直肠的检查。根据病史中的伴随症状或相关辅助检查结果的询问，有的放矢地寻找"定位"线索。疾病的发展有其自身的时间规律，有些症状、体征是逐步显现出来的，因此反复的体格检查是非常必要的。

3. 辅助检查　实验室及相关辅助检查可补充病史与体格检查的不足，尤其是对仅以发热为主要症状而缺乏明确反映脏器损害的症状和体征的患者，往往具有重要的诊断与鉴别诊断意义。血常规、尿常规、粪常规与胸部 X 线检查是发热的常规检查。血培养应作为未明原因发热的常规检查。其他检查要根据病史、体格检查及相关常规检查结果的提示，有针对性地选择应用。

（二）鉴别诊断

在临床实践中，以发热为主诉或唯一症状就诊者有急性发热、超高热、原因不明发热、手术后发热、长期低热等。其中以急性发热为最常见。

1. 急性发热　其原因很多，绝大多数属于感染性发热，尤以呼吸道、泌尿道和消化道感染最常见，因为这些系统与外界相通，最易遭受病原体的侵袭。在排除上述系统感染后，则要注意某些急性传染病和其他系统的感染。一般而言，这类发热，常伴有定位症状和体征，比较容易诊断。脓毒血症休克、呼吸衰竭（休克或肺炎引起）和中枢神经系统感染（如脑膜炎），这些重症发热疾病需要立即救治。

2. 超高热　系指发热超过 41℃，主要见于体温调节中枢功能障碍，有以下各种原因：中暑或日射病；脑部疾病，如严重脑外伤、脑出血、脑炎与脑肿瘤等；输血、输液污染引起严重致热原反应；麻醉药引起的恶性高热；脓毒血症等。

3. 长期不明原因发热　长期不明原因发热的定义有数种，其中大部分都要求在超过 2 ～ 3 周的时间内有数天明确的发热，并经过反复的体格检查和常规诊断性检查仍未能明确诊断。超过 90% 的长期不明原因发热最终可找到病因。导致长期不明原因发热最常见的疾病是感染性疾病、恶性肿瘤与结缔组织疾病3大类。最近的研究显示，结缔组织疾病超过恶性肿瘤成为长期不明原因发热的第2大病因。长期不明原因发热更多的是普通疾病的不常见表现，而不是少见疾病的常见表现。详尽的病史和仔细查体是诊断长期不明原因发热的关键，血培养、血涂片、骨髓及淋巴等活检和针对性的影像学检查具有重要的诊断意义。

4. 手术后发热 术后发热常见的原因可以根据术后发热的时间和病情的发展来划分。吸收热一般在6～8h开始，为低热，持续3～5d可自行缓解。术后2d发生的发热通常是由于肺不张，第3～5天发生的常是泌尿系统感染、肺炎和手术部位的感染，5d以后发生的发热则要考虑伤口感染或脓肿。

5. 长期低热 系指口腔温度在37.5～38.4℃，持续4周以上者。在诊断为长期低热时，必须先了解其正常体温，排除生理或功能性因素，并排除高温环境等影响。长期低热的原因可分为器质性低热与功能性低热两大类。

（1）器质性低热：①慢性感染，如结核病、肝病、慢性肾盂肾炎、慢性胆道感染以及各种病灶感染（鼻窦炎、牙根脓肿、前列腺炎、慢性盆腔炎、肛门周围脓肿等）。②结缔组织疾病，如风湿热、类风湿关节炎、系统性红斑狼疮等。③内分泌系统疾病，如甲状腺功能亢进、嗜铬细胞瘤等。④恶性肿瘤，如早期淋巴瘤、实质性癌肿转移等。

（2）功能性低热：①生理性低热，如月经前低热、妊娠期低热等。②神经性低热，多见于青年女性，长期低热可长达数月或数年。有些患者低热有季节性，出现于夏季（谓之夏季低热），且每年如此。体温在一昼夜内波动幅度较小，常不超过0.5℃，体温昼夜规律失常。患者常伴有面色潮红、皮肤划痕症、心动过速等自主神经功能紊乱症状。患者一般情况好，体重无变化，虽经各种药物救护无效，但不经救护也可自行消退。神经功能性低热较常见，约占长期低热的1/3，预后良好。③感染后低热，见于急性病毒或细菌感染得到控制后，高热消退，但可出现持续较久的低热，并伴有乏力、食欲缺乏等现象。

6. 老年人的发热 老年人的感染症状和体征往往不典型或与年轻人不同。老年人对某些感染可能无发热反应，但同时老年人细菌感染的机会又较年轻人多。对于老年人发热，只要有感染的症状或体征（如咳嗽、尿频），或者有食欲、行为、体能或精神状态的改变，都要仔细寻找感染的原因。皮肤、肺和泌尿道是老年人常见的感染部位。

五、救护

（一）救护原则

对于发热的救护，最根本、最关键的是针对病因进行救护。由于热型和热程变化可以反映病情变化，并可作为诊断、评价疗效和估计预后的重要参考，因而对于低热和中等热，在疾病未得到明确诊断和有效救护时，不宜采取解热救护。既是高热患者，在诊断未得到明确前，也不要轻易应用退热药和抗生素。

（二）快速评估和处理

发热的患者如果出现神志改变、呼吸窘迫、血流动力学不稳定等危及生命的症状与体征时，必须快速、积极的处理，在没有获得详细病原学资料前，立即给予患者监护、建立静脉通路、实施气道管理、补液以及氧疗，必要时予以呼吸支持救护。考虑是严重感染性疾病，在采集完血、痰、尿标本后应立即进行抗生素的经验性救护。对于一般的局限性细菌或病毒感染的患者常选择院外口服抗生素及解热止痛药救护；对老年、免疫缺陷患者合并慢性基础疾病如糖尿病、慢性阻塞性肺气肿的患者如果出现不明原因发热，建议及早住院救护。对生命体征不稳定者，有条件的应及早收入监护病房。遇下列情况应做紧急降温处理。

1. 体温过高（如 40℃ 以上）使患者明显不适、头痛、意识障碍和惊厥者。

2. 高温中暑。

3. 高热伴休克和心功能不全。

4. 特殊人群的发热，如儿童、恶性肿瘤患者等。

（三）降温措施

1. 物理降温　一般可用冷毛巾湿敷额部，每 5 ～ 10min 更换 1 次，或用冰袋置于额头、枕后、颈部、腋窝和腹股沟处降温，或用 25% ～ 50% 乙醇擦浴。对于高温中暑或过高热（41℃）者可采用冰水灌肠、睡冰毯降温，或将患者置于冰水浴盆中，或空调病房内。

2. 药物降温　视发热程度可采用口服、入肛、肌内注射或静脉注射解热止痛药，常用的有乙酰水杨酸、复方氨基比林（安痛定）、柴胡、吲哚美辛（消炎痛）、赖氨酸阿司匹林等。注意退热时大汗容易引起虚脱。对于高热伴惊厥、谵妄者尚可应用冬眠疗法。按病情可采用冬眠 I 号（氯丙嗪 50mg、异丙嗪 50mg、哌替啶 100mg，5% 葡萄糖溶液 250ml 静脉滴注）。若因高热引起脑水肿，在积极救护原发病的同时，可用 20% 甘露醇 200ml 加地塞米松 5 ～ 10mg 快速静脉滴注，有利于降低体温和减轻脑水肿。

3. 其他措施　包括卧床休息，补充水和电解质、营养及对症救护。对高热患者应加强护理，嘱患者卧床休息，给予充足的易消化的食物，包括大量维生素，静脉滴注葡萄糖溶液、生理盐水等，补充水分和热量。此外，高热惊厥或谵妄者也可酌情应用镇静药如苯巴比妥。

第五章　呕吐与腹泻救护

第一节　呕　　吐

一、病因

引起呕吐的病因很多，按发病机制一般将呕吐分为反射性呕吐与中枢性呕吐。

（一）反射性呕吐

1. 消化系统疾病

（1）咽部刺激：如吸烟、剧咳、鼻咽部炎症等。

（2）胃、十二指肠疾病：如急性或慢性胃肠炎、消化性溃疡、急性胃扩张、幽门梗阻等。

（3）肠道疾病：急性阑尾炎、各型肠梗阻、急性出血坏死性肠炎、腹型过敏性紫癜等。

（4）肝、胆、胰疾病：急性肝炎、肝硬化、肝淤血、急慢性胆囊炎或急性胰腺炎等。

（5）腹膜及肠系膜疾病：如急性腹膜炎。

2. 其他系统疾病

（1）心血管疾病：如急性心肌梗死、心力衰竭、高血压等。

（2）泌尿系统疾病：如肾结石、输尿管结石、急性肾盂肾炎等。

（3）妇科疾病：如急性盆腔炎、异位妊娠破裂等。

（4）眼科等其他疾病：如青光眼、屈光不正、内耳迷路病变等。

（二）中枢性呕吐

1. 神经系统疾病

（1）颅内感染：如各种脑炎、脑膜炎等。

（2）脑血管疾病：如脑出血、脑栓塞、脑血栓形成、高血压脑病及偏头痛等。

（3）颅脑损伤：如脑挫裂伤或颅内血肿。

（4）脑肿瘤：常有呕吐、头痛、视力障碍3大症状。

（5）癫痫：特别是持续状态。

2. 全身性疾病

（1）低钠血症。

（2）尿毒症。

（3）糖尿病酮症酸中毒。

（4）肝性脑病。

（5）甲状腺功能亢进。

（6）肾上腺皮质功能不全。

（7）急性全身性感染。

（8）妊娠呕吐。

（9）放射性损害。

3. 药物　如抗生素、抗癌药、洋地黄、吗啡等可因兴奋呕吐中枢而致呕吐。

4. 中毒　如乙醇、有机磷农药、一氧化碳、灭鼠药等中毒均可引起呕吐。

5. 神经性呕吐　胃肠神经官能症、癔病等。

二、临床表现

由于呕吐的病因不同，所以其表现的前驱症、呕吐的时间、特点、内容物和伴随的症状也各不相同。剧烈而大量的呕吐可以导致一系列严重的并发症，需要早期发现并紧急进行处理。

1. 呕吐的时间　急性起病的呕吐提示胃肠炎、胰腺炎、胆囊炎或药物的不良反应等。发生在清晨的呕吐常是妊娠、尿毒症、饮酒、颅内压增高所致。进食过程中或餐后即刻呕吐，可能为神经性呕吐或幽门管溃疡；进食1h后发生者常见于幽门梗阻或胃轻瘫。餐后数小时呕吐，特别是集体发病者，多由食物中毒所致。

2. 呕吐的特点　神经性呕吐和颅内高压性呕吐，恶心很轻或缺如，喷射性呕吐是颅内高压的征象。

3. 呕吐物的性质　呕吐物带发酵、腐败气味提示胃潴留；带粪臭味则提示低位小肠梗阻；不含胆汁说明梗阻平面多在十二指肠乳头以上，含多量胆汁则提示在此平面以下；含有大量酸性液体者多有胃泌素瘤或十二指肠溃疡，而无酸味者可能为贲门狭窄或贲门失弛缓症所致；上消化道出血呕吐物常呈咖啡样。

4. 呕吐的伴随症状

（1）伴腹痛、腹泻者，多见于急性胃肠炎或细菌性食物中毒、霍乱、副霍乱和各种原因的急性中毒。

（2）伴右上腹痛及发热、寒战或有黄疸者，应考虑胆囊炎或胆石症。

（3）伴头痛及喷射性呕吐者，常见于颅内高压症或青光眼。

（4）伴眩晕、眼球震颤者，见于前庭器官疾病。

（5）伴头痛、视力障碍者要考虑颅内占位疾病。

（6）伴心悸、气短、胸痛，常见于心血管疾病。

（7）育龄妇女停经，早晨呕吐者应考虑早孕。

5. 体格检查

（1）生命体征（体温、心率、呼吸、血压），另外特别要注意有无脱水及意识改变。

（2）如果发现黄疸、淋巴结肿大、眼球震颤、视盘水肿、腹部包块及腹膜刺激征等则有助于确定病因。

6. 呕吐的并发症

（1）水、电解质和酸碱平衡紊乱：大量呕吐导致血容量减少、血压下降。胃酸的大量丢失可引起代谢性碱中毒。代谢性碱中毒时尿 HCO_3^- 排泄增加，反复呕吐时肾素、醛固酮增高可加强肾小管钠 - 钾交换引起低钾。

（2）Mallory Weiss 综合征：剧烈呕吐可引起胃食管连接处黏膜撕裂，导致急性上消化道大出血。

（3）误吸：剧烈呕吐和患者的神志障碍都可引起误吸，从而导致吸入性肺炎和缺氧加重。

三、辅助检查

对一般呕吐的患者，血常规和电解质是常规的实验室检查，另外的辅助检查要根据病史和体格检查结果来确定。

1. 血常规　血细胞比容和血红蛋白增高提示有血液浓缩。

2. 尿液检查　尿中有亚硝酸盐、白细胞和细菌提示有尿路感染；酮体则提示糖尿病酮症；血尿则可能有尿路结石。对所有的育龄妇女都要做尿妊娠试验。

3. 大便隐血和细胞计数　大便隐血阳性提示消化道出血，细胞计数以判断是否是感染性腹泻。

4. 电解质　严重的长时间呕吐可引起低氯血症、低钾血症。

5. 其他血生化检查　如血糖、尿素氮、肌酐、淀粉酶等检查。

6. 心电图　怀疑冠状动脉缺血者应进行检查。

7. 血药浓度监测　对于服用氨茶碱、地高辛等患者有一定价值。

8. 毒物学检测　送血、尿标本或残余毒物，以明确原因不明的急性中毒的诊断。

9. 影像学检查　怀疑肠梗阻者要拍腹部 X 线片（站立位）；怀疑胆石症者可进行超声检查；对怀疑腹部外科情况者可选择 CT 扫描；怀疑颅内占位，选择脑 CT 或 MRI 检查。

10. 其他　胃、肠镜检查。

四、诊断及鉴别诊断

1. 呕吐的诊断　呕吐的病因众多，正确的诊断有赖于详尽的病史以及全面的体格检查和有针对性的辅助检查，其中病史的采集尤为重要。

（1）详尽的病史：呕吐属于急性或慢性；流行病史、精神因素、月经史、手术史、药物史、既往与呕吐有关的疾病史（尤其是消化道疾病）；呕吐及呕吐的特性；腹部症状。

（2）全面的体格检查：认真全面的体格检查，尤其对患者的生命体征、营养状况、精神状况、腹部体征、神经系统的体征等进行细致检查。

（3）辅助检查：根据病史和体格检查的结果，针对性地选择对呕吐的病因有诊断意义的检查，包括与炎症、内分泌代谢紊乱、系统性疾病有关的辅助检查。

2. 鉴别诊断　通过病史、体格检查和必要的辅助检查多可鉴别常见和危急的呕吐病因。

五、救护

呕吐的救护包括纠正水、电解质和酸碱平衡紊乱、积极救护原发疾病，以及对症救护。

1. 快速评估和处理

（1）首先评估患者的血流动力学状态是否稳定，及时识别引起呕吐的原因和疾病的严重程度。如果生命体征不平稳，则要立即给予心电监护、建立静脉通路、液体复苏等，有条件者收入监护病房。

（2）对于有严重基础疾病、病因不明、儿童和年老体弱者以及有比较严重呕吐并发症的患者应及时收住院，进一步诊疗。

2. 病因救护　及早和准确地找到呕吐的病因，然后针对病因救护是关键，如高血压脑病的患者控制血压，肠梗阻的患者用胃肠减压或手术救护解除肠梗阻，糖尿病酮症酸中毒的患者快速补液和滴注胰岛素控制血糖。

3. 对症救护　根据病因不同有选择性地应用抗胆碱药物、抗组胺药物、酚噻嗪类、镇静药和胃动力药等，常用的药物有甲氧氯普胺、异丙嗪、苯海拉明、氯丙嗪等。抗胆碱药物东莨菪碱和组胺药物 H_2 受体拮抗药对晕动症效果好。各种镇静药对神经性呕吐有效。5- 羟色胺受体拮抗药对化学治疗引起的呕吐效果较好，胃动力药对胃轻瘫或假性肠梗阻所致呕吐有效。

4. 并发症的处理

（1）纠正水、电解质和酸碱平衡紊乱：严重呕吐常导致低钾、有效循环血容量不足、代谢性碱中毒，临床上要根据患者的病情、出入量、血压（或中心静脉压）、生化指标、血气分析来及时补充水、电解质和纠正酸碱平衡紊乱。要注意患者体液丢失量可能远比呕吐多（例如肠梗阻和胰腺炎）。

（2）Mallory Weiss 综合征的处理：见相关章节。

（3）误吸：呕吐易发生误吸，应抬高床头、头侧位，对意识障碍者要考虑气管插管。

第二节　腹　　泻

一、病因

（一）急性腹泻

1. 肠道疾病　包括由病毒、细菌、真菌、原虫、蠕虫等感染所引起的肠炎及急性出血性坏死性肠炎、Crohn 病或溃疡性结肠炎急性发作、急性肠道缺血等。此外，使用抗生素可发生抗生素相关性小肠、结肠炎而导致腹泻。

2. 急性中毒　服食一些动物、植物和化学毒物均可引起腹泻，如毒蕈、砷、磷、铅、汞等。

3. 全身性感染　如脓毒血症、伤寒或副伤寒、钩端螺旋体病等。

4. 药物服用　某些药物如氟尿嘧啶、利舍平及新斯的明等引起腹泻。服用甘露醇、硫酸镁也可导致腹泻。

5. 其他　如变态反应性肠炎、过敏性紫癜、甲状腺危象、慢性肾上腺皮质功能减退性危象等。

（二）慢性腹泻

1. 消化系统疾病

（1）胃部疾病：如慢性萎缩性胃炎、胃大部切除后胃酸缺乏等。

（2）肠道感染性疾病：如肠结核、慢性细菌性痢疾、慢性阿米巴痢疾、血吸虫病、梨形鞭毛虫病、钩虫病、绦虫病等。

（3）肠道非感染性病变：如 Crohn 病、溃疡性结肠炎、结肠多发性息肉、吸收不良综合征等。

（4）肠道肿瘤：如结肠绒毛状腺瘤及小肠、结肠恶性肿瘤等。

（5）肝胆疾病：肝硬化、胆汁淤积性黄疸、慢性胆囊炎与胆石症等。

（6）胰腺疾病：慢性胰腺炎、胰腺癌等。

2. 全身性疾病

（1）内分泌及代谢障碍疾病：如甲状腺功能亢进、肾上腺皮质功能减退、胃泌素瘤及糖尿病性肠病等。

（2）药物不良反应：如利舍平、甲状腺素、洋地黄类药物等。此外，某些抗肿瘤药物和抗生素使用亦可导致腹泻。

（3）其他系统疾病：如系统性红斑狼疮、尿毒症、放射性肠炎等。

（4）神经功能紊乱：如肠易激综合征、神经功能性腹泻。

二、临床表现

了解腹泻的临床表现和伴随的症状，对明确病因和确定诊断具有重要的意义。

（一）临床表现

1. 胃肠道症状　由饮食因素及肠道外感染引起的腹泻症状轻，以胃肠道症状为主，表现食欲缺乏，呕吐，大便次数增多，但每次大便量不多。无脱水及全身中毒症状，多在数日内痊愈。

2. 并发症和全身中毒症状　由肠道内感染引起的腹泻症状较重，除了有较明显的胃肠道症状外，还可能有较明显的脱水、电解质紊乱和全身中毒症状，如发热、烦躁或萎靡、嗜睡，甚至昏迷、休克。

3. 起病及病程　急性腹泻起病骤然，病程较短，多为感染或食物中毒所致。慢性腹泻起病缓慢，病程较长，多见于慢性感染、非特异性炎症、吸收不良、肠道肿瘤或神经功能紊乱等。

4. 腹泻次数及粪便性质　急性感染性腹泻，每天排便次数可多达 10 次以上，如为细菌感染，常有黏液血便或脓血便。阿米巴痢疾的粪便呈暗红色或果酱样。米泔水样大便见于霍乱，白陶土样便见于脂肪泻、慢性胰腺炎，海水样或蛋花样便见于假膜性肠炎，脓臭血水样便见于急性坏死性小肠炎。慢性腹泻，一般每天排便数次，可为稀便，亦可带黏液、脓血，见于慢性痢疾、炎症性肠病及结肠、直肠癌等。粪便中带黏液而无病理成分者常见于肠易激综合征。

5. 腹泻与腹痛的关系　急性腹泻常有腹痛，尤以感染性腹泻较为明显。小肠疾病的腹泻疼痛常在脐周，便后腹痛缓解不明显，而结肠疾病则疼痛多在下腹，且便后疼痛常可缓解。分泌性腹泻往往无明显腹痛。

（二）伴随症状和体征

1. 伴高热者可见于急性细菌性痢疾、伤寒或副伤寒、肠道恶性淋巴瘤、脓毒血症等，伴低热者可见于 Crohn 病、溃疡性结肠炎、肠结核、真菌性肠炎。

2. 伴里急后重者见于结肠、直肠病变为主者，如急性痢疾、直肠炎症或肿瘤等。

3. 伴明显消瘦者多见于小肠病变为主者，如胃肠道恶性肿瘤、肠结核及吸收不良综合征。

4. 伴皮疹或皮下出血者见于伤寒或副伤寒、麻疹、过敏性紫癜、脓毒血症等。

5. 伴腹部包块者见于胃肠道恶性肿瘤、肠结核、Crohn 病及血吸虫性肉芽肿。

6. 伴重度失水者常见于分泌性腹泻，如霍乱、细菌性食物中毒或尿毒症等。

7. 伴关节肿痛者见于 Whipple 病、Crohn 病、溃疡性结肠炎、肠结核等。

8. 伴贫血者见于肠结核、Crohn 病、结肠癌等。

三、辅助检查

大多数急性腹泻的患者症状较轻且为自限性的，因此多无须进行实验室检查。对病情较重的急性腹泻患者和病因不明的慢性腹泻患者应进行相应的辅助检查。

1. 粪便检查　应注意粪便的形态、量、黏稠度及有无食物残渣、黏液、血和脓性分泌物等。大便常规检验、隐血实验、粪便涂片查脓细胞、寄生虫及虫卵、脂肪、未消化食物、大便致病菌培养，以及对分泌性腹泻测定粪便的电解质和渗透压等，对腹泻的定位和定性诊断非常重要。

2. 血液检查　血常规查白细胞计数及其分类、血电解质（钾、钠、氯、钙等）、肝及肾功能、血淀粉酶、脂肪酶、血糖、血气分析等。

3. 胃肠内镜检查　对腹泻病因、部位不明者可酌情进行胃镜、乙状结肠镜、结肠镜或小肠镜检查。根据在直视下病变的性质、范围、严重程度以及活检的病理结果，明确腹泻的病因诊断，尤其对胃肠炎症性疾病、肿瘤等的诊断和鉴别诊断具有肯定价值。

4. 影像学检查　怀疑有肝、胆、胰等疾病可进行腹部 B 超、CT 或 MRI 检查，胃肠钡剂检查可以观察胃肠道的运动功能状态。

5. 胃液分析、胃肠排空速度测定和小肠功能检查　对非感染性腹泻者可采用胭脂红试验、右旋木糖耐量试验及小肠吸收功能试验等，以帮助明确病因诊断。

6. 其他　如怀疑甲状腺功能亢进者应查 T_3、T_4、TSH 等，肾上腺皮质功能减退者应查 24h 17- 羟、17- 酮，胃泌素瘤患者应查血清胃泌素。

四、诊断及鉴别诊断

（一）腹泻的诊断

腹泻的病因诊断要依靠病史、症状、体征，并结合辅助检查，尤其是粪便检验的结果，综合分析后得出结论。

1. 病史

（1）流行病学：发病为散发性、流行性或地方性；发病季节、旅行史、水源、食物污染、传染病接触史、性病史等。

（2）年龄与性别：婴幼儿起病的腹泻，应考虑先天性小肠消化吸收障碍性疾病，如双糖酶缺乏症等。病毒性胃肠炎和大肠埃希菌性肠炎多见于婴幼儿；细菌性痢疾以儿童和青壮年多见；结肠癌多见于中年人或老年人；阿米巴痢疾则以成年男性居多；功能性腹泻、甲状腺功能亢进和滥用泻药者多见于女性；而结肠憩室与结肠癌则多见于男性。

（3）详细的系统回顾：可了解有无引起腹泻的系统性疾病如甲状腺功能亢进、糖尿病、风湿病和肿瘤。详细地了解患者的既往疾病救护史以及免疫功能状况和精神神经系统疾病，这有助于判断患者有无医源性的因素（如药物、手术）的影响。

（4）起病与病程：起病突然，病程较短，多为感染；群体发病多为急性中毒。急性食物中毒性感染常于进食后 2～24h 发病；长期接受抗生素救护者，应考虑抗生素引起的菌群失调和真菌感染。功能性腹泻、吸收不良综合征和结肠憩室炎所致的腹泻，常呈间歇性的发作。由 Crohn 病、溃疡性结肠炎、功能性腹泻、血吸虫病等所引起的腹泻，可长达数年或更久。

（5）腹泻次数、粪便性状：排便与粪便性状往往可以提示病变部位或性质。如便意频繁、排便量少、里急后重，提示病变位于直肠或乙状结肠；腹泻量多、水样、色淡、多泡沫、恶臭、无脓血、无里急后重，提示病变位于小肠。腹泻的粪便呈暗红色或果酱样，要考虑阿米巴痢疾；呈米泔水样，应考虑霍乱；粪便有食物残渣、未消化或发酵物，要考虑吸收不良综合征。

（6）伴随症状：了解腹泻伴随的症状，对明确病因和确定诊断有重要价值。

2. 体格检查　对腹泻患者应进行全面仔细的体格检查。要着重检查患者是否有血容量减少的指征（如皮肤、黏膜干燥、尿量减少、心率快、血压低等），腹部检查（肿块、腹水、压痛等）、肛门直肠、淋巴结、皮肤、甲状腺等检查，均可为临床诊断提供依据。

3. 辅助检查　大多数腹泻都是自限性的，因此实验室检查和诊断性检查价值有限。对病程较长和对保守救护无效的患者也应进行相应检查。全血检测对确立诊断帮助很小，因为敏感性和特异性都很低。对有选择的患者进行肝肾功能检查、血清脂酶检查和妊娠试验对诊断可能有一定帮助。

（二）鉴别诊断

1. 从发病机制鉴别

（1）渗出性腹泻的特点是：①粪便含有渗出液和血液，结肠尤其是左半结肠炎症多有肉眼黏脓血便；②腹泻和全身症状、体征的严重程度取决于肠受损程度。

（2）渗透性腹泻的特点是：①禁食或停药后腹泻停止；②肠腔内的渗透压超过血浆渗透压；③粪中含有大量未被完全吸收或消化的食物或药物。

（3）分泌性腹泻的特点是：①禁食不减轻或加重腹泻；②粪呈水样，量多，无脓血；③肠液与血浆的渗透压相同；④肠黏膜组织学基本正常。

（4）肠动力腹泻的特点：①粪便稀烂或水样，无渗出；②腹泻伴有肠鸣音亢进和腹痛。

2. 感染性腹泻和非感染性腹泻

（1）感染性腹泻的特点：肠道的各种感染导致肠道渗出增加，分泌过多，粪中含有渗出液、炎性细胞和血液。常有全身感染中毒症状。

（2）非感染性腹泻的特点：主要是肠腔渗透压增高，肠黏膜通透性异常或胃肠运动加快所致。粪便中无炎性细胞，渗透压较高，可含有未消化食物。患者多有手术史、中毒史或服药史，常无全身感染中毒症状。

3. 从病原学方面鉴别　从大便培养可以发现引起感染性腹泻的不同致病菌。

五、救护

腹泻是症状，根本性救护是针对病因，在未明确病因前，根据腹泻的病理生理特点给予对症和支持救护也很重要，但必须谨慎使用止泻和镇痛药物，以免造成误诊和漏诊。另外，急性腹泻可引起脱水、血容量不足或休克等严重并发症，因此对腹泻患者的救护首先是对病情的评估，并积极的干预以维持生命体征平稳。

（一）快速评估和干预

1. 对于严重的腹泻患者要密切监测血压、脉搏、呼吸、体温、尿量、神志等变化。及时进行血电解质、血气分析等检查。

2. 如果患者严重脱水、低血容量性休克，应立即给予静脉补液扩容，并纠正电解质和酸碱紊乱。原则是先盐后糖、先浓后淡、先快后慢、见尿补钾。

3. 如果是感染性休克，应尽快予以经验性抗生素救护。

4. 发现法定传染病时要按照我国的传染病防治法进行疫情报告，并做好患者隔离和个人防护工作。

5. 严重的病情危险因素包括重度脱水、血容量不足、血性腹泻、发热、腹泻频繁（24h 超过 5 次）、严重的腹痛、近期使用抗生素或住院、婴幼儿、老年人及免疫缺陷病患者。这类患者应尽早收住院救护。

（二）病因救护

1. 抗感染喹诺酮类（环丙沙星、氧氟沙星、诺氟沙星等）适用于志贺菌属、沙门菌、弯曲杆菌、大肠埃希菌等引起的腹泻。艰难梭菌感染可用甲硝唑及万古霉素治疗。阿米巴痢疾可选用甲硝唑治疗。感染性腹泻经验性选择抗生素救护，常用喹诺酮类、甲硝唑等。

2. 其他乳糖酶缺乏症不宜用乳制品，慢性胰腺炎应补充多种消化酶，因服药所致的腹泻应及时停用有关药物。消化道的肿瘤可手术切除或化学治疗。

（三）对症救护

1. 纠正水、电解质和平衡紊乱　有脱水者应补充液体，轻症用口服补液，病情较重者应静脉补液。根据脱水的性质和血清电解质状况补充氯化钠、氯化钾。

2. 纠正营养失衡　根据病情可以补充维生素、氨基酸、脂肪乳剂等营养物质。

3. 肠黏膜保护剂　硫糖铝、思密达等有黏膜保护作用，可用于感染性腹泻或非感染性腹泻，可口服亦可灌肠。

4. 肠道微生态制剂　常用粪链球菌、嗜酸乳酸杆菌、双歧杆菌、酪酸菌等以调节肠道菌群。

5. 止泻药　常用的止泻药有活性炭、可待因、氢氧化铝凝胶、地芬诺酯、洛哌丁胺等。使用止泻药应注意以下几点。

（1）明确感染性腹泻者禁用。

（2）诊断不明又未能排除严重疾病时，用止泻药应慎重。

（3）尽量避免或仅短期服用可引起药瘾性的药物（如复方樟脑酊、可待因等）。

6. 镇痛药　对伴有明显腹痛的患者应使用镇痛药救护，阿托品、山莨菪碱、盐酸戊乙奎醚、溴丙胺太林（普鲁本辛）等具有解痉作用，但青光眼、前列腺肥大患者慎用。胃肠道选择性钙通道阻滞药匹维溴铵、西托溴铵等不良反应较少。

7. 镇静药、抗焦虑药　地西泮、谷维素等用于神经功能性腹泻。

第六章　急性腹痛救护

一、病理生理

1. 解剖概念　腹部的神经分为脊髓神经和自主神经（包括交感神经和副交感神经）。人体腹部神经由下 6 对胸神经及第 1 腰神经支配（T6～L1）。脊髓神经管理腹壁的运动和感觉；自主神经管理内脏的运动和感觉，痛觉纤维随交感神经传导到中枢，从腹壁来的感觉神经和从内脏传入的痛觉神经纤维均汇集于脊髓的后根。

内脏的感觉随交感神经的传入纤维进入脊髓的背根，与某一皮肤区域传入的感觉神经，在脊髓灰质的同一区域内替换神经元，再到脊髓对侧的白质内，随脊髓丘脑束上升至背侧丘脑内再替换神经元，最后传达到大脑皮质的躯体感觉区。在这一感觉通路上，由腹部脏器传来的冲动将会提高相应脊髓中枢的兴奋性，从而影响邻近的中枢。因此，内脏的疼痛经常反映在同一脊髓节后根神经所支配的皮肤感觉区。

2. 腹痛的类型　从神经机制腹痛可分为 3 种基本类型。

（1）单纯性内脏疼痛（真性内脏痛）：传入途径纯系交感神经通路，系内脏神经末梢受刺激所致，脊髓神经基本不参与或较少参与。例如，胃肠收缩、扩张、牵拉时以及某些化学刺激的感觉。

疼痛的特点：深部的钝痛或灼痛；疼痛部位含混，定位模糊，通常比较广泛或接近腹中线；不伴有局部肌紧张与皮肤感觉过敏；常伴有恶心、呕吐、出汗等迷走神经兴奋症状。

（2）牵涉痛：交感神经与脊髓神经共同参与疼痛的机制。又分为牵涉性躯体痛和牵涉性内脏痛。牵涉性躯体痛可能是一种体神经的机制，例如当横膈中央部分受到刺激时，可放射到肩部，这是由于分布于横膈中部的膈神经进入 C3～C5 节脊髓水平，该节脊髓神经沿着臂丛分布于肩部的缘故。也可能由于病变器官与牵涉部位的皮肤具有同一脊髓节段神经纤维分布，引起此类症状，像胆囊炎时右肩背部疼痛等。而牵涉性内脏痛是内脏的神经反射作用于相同脊髓段脊椎神经所支配的组织结构，出现相应症状，表现为腹壁肌肉张力增加，即为反射性腹肌紧张，不同于腹膜刺激征。其疼痛的特点多为锐痛，程度较剧烈；位置明确，在一侧；局部有肌紧张或皮肤感觉过敏，通常反映器官有炎症或器质性病变而非功能性。炎症疾病的初期，

31

可以表现该脏器所在的相应区域的腹肌紧张，如急性胆囊炎时右上腹、急性阑尾炎时右下腹的腹肌紧张。

（3）腹膜皮肤反射痛（躯体痛）：只有体神经或脊髓神经而无内脏神经参与疼痛的机制。脊髓神经的感觉纤维分布于壁腹膜、肠系膜根部及后腹膜。病变侵犯到以上神经末梢的部位，疼痛就反映到该脊髓节所支配的皮肤区域。疼痛具有脊髓节段性神经分布的特点；程度剧烈而持续；伴有局部腹肌的强直、压痛与反跳痛，一般代表有腹膜受侵。

在临床工作中，我们所接触的腹痛实际上常为混合型，可有一种以上的疼痛机制参与。有时，随时间推移，腹痛的类型亦可有变化，如阑尾炎早期，阑尾的管腔剧烈地收缩，企图排出粪石，表现为纯内脏疼痛，部位在脐周，并可伴有恶心、呕吐；当炎症出现以后，痛觉感受阈降低、兴奋性增加，在传导途径中影响了脊髓后根中的体神经，遂发生牵涉痛，疼痛的部位转移到右下腹；最后，炎症的发展波及邻近的壁腹膜，又出现腹膜皮肤反射痛，疼痛的程度更剧烈，伴有局部的压痛、反跳痛和腹壁的肌紧张。

二、诊断

1. 腹痛的临床特点

（1）诱因：一些急腹症有时和一定的诱发因素有关。例如，饮酒和进油腻食物诱发急性胰腺炎或胆道疾病；暴饮暴食后可发生急性胃扩张或溃疡穿孔；急性胃肠炎可因饮食不洁而发生。此外，创伤、受凉、精神因素等是某些腹痛的诱因。

（2）部位：是寻找病变脏器最便捷的检查方法，因为如果自诉的疼痛部位与固定的压痛点、腹肌紧张区三者一致并且又最显著，那么该部位的脏器就可能是病变的脏器，如中上腹疼痛多为溃疡疼痛；右上腹痛提示急性胆囊炎、胆石症或胆管炎；左上腹痛则为急性胰腺炎、脾破裂；右下腹疼痛最常见的是急性阑尾炎、回盲部结核、输尿管结石、附件炎、卵巢囊肿蒂扭转、黄体破裂，后四者也见于左下腹；左下腹痛可见乙状结肠扭转；脐周痛多为急性肠梗阻、肠蛔虫症。溃疡病穿孔时上腹呈剧痛和板状强直；胃溃疡压痛点多位于脐上方正中线2横指处，而十二指肠溃疡最明显压痛点多在脐上偏右2横指区；急性胰腺炎压痛点在左上腹呈横行带状。

腹痛部位可随病变的发展而发生变化（转移、扩展或延及、放射）。急性阑尾炎的疼痛部位常先出现在上腹或脐周，后转移到右下腹并固定，穿孔后，疼痛扩展到整个下腹至全腹。溃疡病穿孔时疼痛先在上腹，然后随着胃内容物经右结肠旁流至右下腹，疼痛亦延及该区，后至全腹。"转移"和"延及"是两者的重要区别。左肩放射痛则提示脾破裂，急性胰腺炎疼痛可扩展到左腰背部，而输尿管结石绞痛则向同侧外阴部、股部内侧放射。

有些疾病虽然表现为急性腹痛，而病变却在腹外器官，如肺炎、胸膜炎、心肌梗死、心包炎都可以表现为上腹痛。

（3）性质：一般分为持续性、阵发性、持续性伴阵发性加重3种。腹痛性质不同提示病变不同，如持续性钝痛或隐痛多反映腹腔内炎症和出血；阵发性绞痛一般是腔道梗阻后平滑肌痉挛所致；持续性腹痛伴阵发性加重表示炎症和梗阻并存，且互为因果。

（4）发生的缓急：由轻到重，多为炎症病变；突发疼痛，迅速加重，多为实质脏器破裂，空腔脏器穿孔、扭转、梗阻、绞窄，如急性肠扭转、绞窄性肠梗阻等。

（5）程度：一般与病变性质一致，如炎症，则腹痛较轻；管腔梗阻引起的绞痛非常剧烈；但最剧烈的、濒死样疼痛，常引起神经源性休克，如胃及十二指肠溃疡穿孔、腹主动脉瘤破裂、绞窄性肠梗阻。有的患者对疼痛反应较差，如老年患者。此外，个体对于疼痛的耐受性也有差异。

（6）伴随症状：①恶心、呕吐。常由腹内脏器炎症、机械性肠梗阻或麻痹性肠梗阻、胃及小肠高位梗阻引起，呕吐发生早且频繁，多为胃及十二指肠内容物；低位梗阻发生较晚，可呕吐粪样肠内容物，结肠梗阻呕吐发生晚或不发生。胃肠炎多有频繁的呕吐与腹泻。②肠功能改变。便秘发生于肠麻痹或机械性肠梗阻；腹泻常发生于肠管炎症；血便发生于肠套叠、绞窄性肠梗阻、肠系膜血管栓塞、溃疡性结肠炎、肠憩室炎、肠癌、细菌性痢疾及重金属中毒等。

2. 既往史　以前的疾病史或手术史对腹痛的诊断也有价值，既可排除已根除内脏的疾病，对此次腹痛的诊断也有帮助。如已行胆囊切除术者可排除胆囊结石和胆囊炎；有胆管结石手术史者，应考虑胆管残余结石或复发结石；消化性溃疡穿孔常有溃疡病史；粘连性肠梗阻多有腹部手术史。准确的月经史对诊断宫外孕、卵巢滤泡或黄体破裂有重要意义。

3. 检查方法

（1）体格检查：包括"视、触、叩、听"四诊，检查腹部和全身。易犯的错误是：重视腹部，而忽略腹部以外的检查，容易将来自肺炎、伤寒、铅中毒等病症的腹痛，误诊为急性阑尾炎；检查不够全面，忘记检查腹股沟区疝门，特别是女性，易发生漏诊。只注意腹部，忽略其他部位，特别在多发伤时，为了进行特殊诊断，搬动患者不慎重，可造成其他部位严重损害，如胸椎骨折可引起截瘫，颈椎骨折可致死亡。

（2）实验室检查：血、尿、粪常规；肝、肾功能；凝血机制；胰腺功能；血气分析等，急诊医师必须熟练掌握。

（3）诊断性腹腔穿刺：腹腔穿刺是腹部外科，尤其是急腹症的一项重要诊断手段，其操作简单，比较安全，阳性率可达 90% 以上，使用价值很大。适用于急性腹膜炎原发病的确定及十二指肠、空回肠等空腔脏器穿孔的诊断。但对肠管高度胀气或粘连者，腹部手术瘢痕处或出现明显肠型时，慎用穿刺。如果抽出的积液混浊，并含有食物残渣，应考虑为胃、十二指肠破裂或穿孔；若为粪臭样液体，多考虑为回肠、结肠等低位肠管破裂或穿孔；若为胆汁样液体，应考虑胆囊、胆管或十二指肠穿孔。若抽出血性渗出液，且淀粉酶明显升高，则可诊断为急性胰腺炎。如果抽出不凝固的血液，则肝、脾等实质性脏器破裂的可能性大。女性患者可经阴道后穹隆穿刺检查。

（4）诊断性腹腔灌洗：当疑有腹腔内病变或损伤时，可采用腹腔灌洗检查。在肚脐与耻骨联合连线中点处穿刺置管，快速滴入 1 000ml 生理盐水，然后将液体引出并进行显微镜下检查，可以断定腹腔内有无出血病灶。与穿刺检查相比，更易发现那些只有少量腔内出血的患者。但临床应用较少。

（5）X 线检查：对腹部疾病如肠梗阻、空腔脏器破裂穿孔、泌尿系统结石等，是重要的诊断手段。对因胸部病变引起的急性腹痛有确诊价值。

（6）B 超检查：B 超检查最大的特点是对人体无损伤性。因其诊断正确率较高、操作简单，故应用范围广泛，已成为临床急腹症诊断中必不可少及首选方法之一。B 超检查，对于胆囊、胆管系统可以判定胆囊的大小，胆囊壁是否增厚，胆囊或胆管中是否有结石，胆管有无扩张等；对于肝、胰腺、脾及肾等实质性脏器，可以探知脏器体积大小，有无严重破裂、肿大、实变、纤维化或结节性改变，是否有占位性病变。如有肿物生长，则可以判定是实性或囊性肿物；对于胃肠道，则可以检查是否有肠梗阻、肠积气、积液或肿瘤生长；还可以判定腹腔内积气、积液等病变。正常阑尾较细，超声探查不易显示，当阑尾发生炎症时，其内径肿胀达 7 ～ 10mm，超声易显示；阑尾有粪石、积脓，亦易显示。泌尿系统结石可见患侧肾盂积水、输尿管扩张及结石。B 超可清楚地分辨盆腔妇科疾病的性质及来源，亦可进行 B 超导引下腹腔穿刺抽液。内镜超声也已逐渐应用于急腹症的诊断。

（7）CT 检查：因不受肠管气体干扰，在急腹症诊断中的应用迅速增加，如对实质脏器破裂出血、急性胰腺炎均具有重要的诊断价值。

（8）动脉造影：疑有肝破裂出血、胆道出血、小肠出血等疾病可采用选择性动脉造影确定诊断，部分出血性疾病可同时进行选择性动脉栓塞止血。

（9）腹腔镜：腹腔镜诊断急性腹痛确诊率极高，文献报道诊断率为 89% ～ 99%。

并且在腹腔镜下可行阑尾切除、溃疡病穿孔修补、胆囊切除、肠粘连松解、卵巢囊肿切除及肝、脾破裂修补等急诊手术。具有诊断全面、创伤小、恢复快等优点。

（10）磁共振胰胆管造影（MRCP）：是近年快速发展起来的一种非介入性胆胰管成像技术，诊断胆总管结石的敏感性为93%（81%～100%），特异性为94%（83%～99%），且阴性预测值达96%～100%。MRCP对于那些从临床判断胆总管结石可能性较小的患者来说更具价值，可排除胆总管结石的存在，避免不必要的逆行胰胆管造影（ERCP）。

4. 特别注意的情况

（1）注意一些患者的特殊性：老年人各种功能减退，抵抗力弱，反应差，自觉症状和体征都不典型，如腹痛轻，压痛与腹肌紧张不明显。但实际腹腔病变已很严重，如检查右下腹仅有轻度压痛，无腹肌紧张，但是阑尾已穿孔。儿童患者不懂事，不易与医师合作，对问诊应答常不明确。妇女急腹症很多，各有其特殊性，因此询问病史要详细、全面，如月经情况及末次月经、停经时间与腹痛关系，有无妊娠、哺乳、避孕、节育措施等。要做妇科检查、直肠指检，必要时选用双合诊或后穹隆穿刺等检查。

（2）腹部外伤要警惕迟发性症状出现：典型例子是延迟性脾破裂，外伤后患者可自行走入急诊室，但过一段时间后，可因突然脾包膜破裂，出现剧烈腹痛，甚至危及生命。其他如小肠、结肠损伤，尚未穿孔时，可无症状，随着时间推移，肠腔压力升高而导致破裂穿孔。因此，腹部外伤，特别是在抢救群体伤员时，如车祸、火山爆发、滑坡、洪水、火灾、矿井倒塌时，医师往往忙于抢救明显重伤员，而忽视观察症状较轻者，回家后突然出现急性腹痛，难以及时抢救。所以，腹部外伤伤员，宜留住急诊室观察一段时间，以防不测。

5. 诊断思维

（1）鉴别内、外科急性腹痛：外科急腹症的特点是1个剧烈的急性腹痛症状及2个体征（即固定的压痛点和该处的腹肌紧张）。三者随时间推移，程度逐渐加强，标志着该脏器的急性病变呈进行性发展。相反，内科性质的急性腹痛，一是无明确的固定位置，二是疼痛强度不恒定，时轻时重，时左时右，游移不定，腹壁柔软，压之并无腹肌紧张感，反而喜按，腹部热敷及解痉药物多能起到不同程度的镇痛效果。值得提出的是，外科急腹症的剧烈腹痛多是发病的首要症状；而对于内科急腹症，腹痛往往是在疾病发病几天以后才出现的伴发症状，而其他症状通常更为突出，如急性胃炎的剧烈呕吐、急性肠炎的频繁水样腹泻、肺炎的高热及胸痛、咳嗽，以及伤寒的长期持续高热、细菌性痢疾的脓血便等。

（2）明确有无急性腹膜炎：如腹腔内大出血、空腔脏器穿孔、绞窄性肠梗阻、胆道化脓性感染等几类急腹症有急性腹膜炎，病情危重、进展快，常合并休克（出血性或感染性），需急诊手术。

（3）确定急性腹痛的类型（病因）：如炎症性、穿孔性、梗阻性、出血性、缺血性、外伤性、肿瘤性或其他病因。

三、急性腹痛的分类及临床特点

1. 感染性（炎性）急腹症　常因腹腔脏器的急性感染或腹膜炎症所致。其特点如下。

（1）起病相对较慢，由轻渐重。

（2）持续性腹痛、进行性加重。

（3）炎症波及腹膜时出现腹膜刺激征——腹肌紧张、压痛、反跳痛。

（4）早期出现全身感染征象——发热、寒战、脉快、白细胞增高。

（5）腹腔穿刺或灌洗可抽出炎性渗液。

（6）可有明显的胃肠道刺激症状。

代表性疾病有急性阑尾炎，占 40% 以上，其次是急性胆囊炎及急性胰腺炎，其他如急性坏死性肠炎、急性盆腔炎、克罗恩病等。

2. 穿孔性急腹症　由溃疡、外伤、炎症或癌肿侵蚀等导致空腔脏器破裂所致。其特点如下。

（1）发病突然、腹痛剧烈，呈刀割样、持续性、范围广。

（2）有明显的腹膜刺激征，多呈板状腹，常伴有休克。

（3）常见膈下游离气体和移动性浊音。

（4）肠鸣音消失。

代表性疾病有溃疡病穿孔、胃癌穿孔、胆囊穿孔、外伤性穿孔，还可见于阑尾、结肠等空腔脏器穿孔。

3. 梗阻性急腹症　肠道、胆道、输尿管等空腔管道内结石、异物、肿瘤及位置的改变（扭转、套叠、外在压迫）等因素阻塞，腔内压力增高促使管腔壁平滑肌强烈收缩，甚至发展到血供障碍，继发性缺血坏死等变化，即发生腹痛。其特点如下。

（1）起病急骤，早期呈阵发性腹部绞痛，继之呈持续性腹痛，阵发性加重。

（2）恶心、呕吐，早期是反射性，后期呈逆流性（肠梗阻）。

（3）脏器梗阻可出现特有征象，如幽门梗阻出现胃型、蠕动波、上腹振水音；肠梗阻时出现腹胀、肠型及蠕动波，肛门停止排气排便；胆道梗阻出现胆囊肿大或胆道扩张伴黄疸，墨菲征阳性；泌尿系统梗阻出现膀胱区或肾区的囊性肿物，伴尿潴留、肾积水等。

（4）多伴有水、电解质和酸碱平衡失调，休克或脓毒血症。

（5）绞窄时有腹膜刺激征象，腹腔内出血性渗出。

最常见的代表性疾病是急性肠梗阻、胆道结石及泌尿系统结石、嵌顿性腹股沟疝、肠套叠等。

4. 出血性急腹症　腹腔内实质脏器或血管因外伤或病变发生破裂引起腹腔内大出血，积血刺激导致急性腹膜炎，但腹膜刺激症状较轻，以急性失血为主要表现。其特点如下。

（1）发病急、腹痛为持续性，没有炎症性腹痛或穿孔性腹痛剧烈。

（2）腹膜刺激征较轻。

（3）常有移动性浊音，腹腔穿刺可抽出不凝性血液。

（4）较早出现失血性休克征象。

（5）B超可探出腹腔内液性暗区及受损伤的脏器。

代表性疾病有外伤性肝、脾、肾破裂最常见，其次是肝癌破裂、宫外孕及自发性脾破裂，少见腹主动脉瘤破裂。

5. 缺血性急腹症　腹腔脏器缺血可产生剧烈的疼痛。一是由于肠系膜血管栓塞，二是内脏急性扭转致血供障碍。其特点如下。

（1）肠系膜血管栓塞为基本病理变化，多见于60岁以上患者，既往有心房颤动、动脉硬化或冠状动脉粥样硬化性心脏病史。

（2）既往可能有慢性肠系膜上动脉供血不足症状。

（3）突发剧烈疼痛，早期腹部体征轻微。

（4）常伴有酸中毒。

（5）可有频繁干呕和黏液血便。

（6）当肠管缺血坏死时有急性弥漫性腹膜炎表现。

代表性疾病有脾或肠系膜动脉栓塞或血栓形成、急性肠扭转、卵巢囊肿蒂扭转、缺血性肠病等。

6. 损伤性急腹症　严格地讲，腹部外伤不包括在急腹症范围之内，但腹部外伤伤及内脏时与急腹症有许多雷同之处。腹部损伤可有腹壁伤，亦可有空脏器的损伤及实质脏器的破裂等。根据损伤脏器的程度及种类而出现相应症状。其特点如下。

（1）有外伤史。

（2）呈急性、持续性剧烈腹痛，伴有恶心、呕吐。

（3）内出血征象。

（4）腹膜炎。

（5）腹腔穿刺可抽出脓液或消化道内容物或不凝固血液。

（6）X线检查可见膈下游离气体、内脏移位、阴影扩大或消失。

（7）B超检查对实质脏器损伤及损伤程度有诊断价值。

代表性疾病有实质脏器破裂、空腔脏器破裂、大血管损伤、多脏器伤及多发伤等。

7. 肿瘤性急腹症　腹腔肿瘤患者的腹痛是恶性肿瘤的晚期症状。空腔脏器的恶性肿瘤因已侵犯到壁腹膜、肠系膜根部或并发梗阻或穿孔而致腹痛；实质性脏器的恶性肿瘤则为侵犯到腹膜或腹膜后神经丛所致。

特点为腹痛呈顽固性。代表性疾病有小肠、结肠、直肠肿瘤引起的梗阻，肝、胰等部位的肿瘤。

8. 功能紊乱及全身性疾病所致急腹症　在排除常见病因引起的急腹症后，要考虑功能紊乱及全身性疾病所致急腹症。

（1）常有精神因素或全身疾病史，如糖尿病。

（2）腹痛常无明确定位，呈间歇性、一过性或不规则性。

（3）腹痛虽严重，但体征轻、腹软，无固定压痛和反跳痛，如胃肠痉挛。

代表性疾病常见于过敏性紫癜、铅中毒、砷中毒、糖尿病酮症酸中毒等。

四、救护

1. 致命性的急腹症　如腹主动脉瘤破裂、腹腔大血管损伤及肝、脾、肾等实质脏器损伤合并失血性休克；绞窄性肠梗阻、胃肠等空腔脏器破裂、化脓性胆管炎合并脓毒症休克。急诊医师应牢记"抢救生命"是第一原则，危急情况下，及时剖腹探查，比确定原发疾病更重要。先救护，而后在术中诊断。这是急诊医师必须具备的素质。

2. 重症的急腹症　绞窄性肠梗阻、胃肠等空腔脏器破裂不合并脓毒症休克；肝、脾、肾等实质脏器损伤和异位妊娠破裂不合并失血性休克；卵巢囊肿蒂扭转等。应积极术前准备，改善一般情况，尽快急诊手术。

3. 普通但有潜在危险性的急性腹痛　寻找危及生命的潜在原因，如急性胃肠炎、溃疡病、慢性炎症、肿瘤、结石等。按常规诊疗程序采集病史、体格检查、辅助检查、诊断和鉴别诊断。

第七章 头痛救护

一、病因

引发头痛的病因包括物理因素、生化因素、内分泌因素及心理因素等。

1. 物理因素

（1）颅内外致敏结构受到炎症、损伤或占位压迫所致头痛。

（2）颅内血管牵拉、扩张或伸展移位：由于颅内占位性病变、颅内高压或颅内低压所致颅内血管，如 Willis 动脉环及其主要分支、静脉窦及引流到静脉窦的大脑大静脉近端等被牵拉或移位可引起头痛。

（3）脑膜受刺激：如中枢神经系统感染时的炎性渗出物、蛛网膜下腔出血时的血液刺激脑膜，或脑水肿时脑膜受牵拉均可产生头痛。

（4）头颈部肌肉收缩：当头颈部肌肉群因慢性损伤、炎症或精神因素等引起持续收缩，局部血流受阻，导致各种代谢产物的堆积，释放乳酸、缓激肽等致痛因素而产生头痛。

（5）神经根刺激或压迫：脑神经、颈神经炎症或受到周围肿瘤病变的压迫刺激可产生头痛，如枕大神经炎、三叉神经炎、桥小脑角肿瘤或脑蛛网膜炎引起的三叉神经痛。

（6）牵涉性头痛：又称为放射性头痛，眼、耳、鼻、鼻旁窦、牙齿、颈部等处的病变，不仅可以造成局部的疼痛，也可以扩散或通过神经反射到头面部，头痛多在病灶侧。

2. 生化因素　近年来，与头痛有关的一些生化因素日益受到高度重视。如血清亚硝酸盐、5- 羟色胺、儿茶酚胺、前列腺素 E、组胺、缓激肽、β 内啡肽、P 物质等在头痛（尤其是偏头痛及丛集性头痛）患者血液中均有明显的变化。

3. 内分泌因素　有充分的临床证据表明，头痛的发作和缓解与内分泌有关系。甲状腺功能亢进往往可引起头痛发作。青年女性或更年期妇女亦多见头痛发作，特别是偏头痛，往往在青春期开始发病。约 60% 的女性偏头痛发作与月经周期有关；80% 的女性患者在妊娠期明显缓解，甚至完全消失。紧张性头痛在月经期、更年期往往加重。糖尿病患者头痛发生率约为 3%，常呈偏头痛样发作。

4. 心理因素　长期精神紧张、抑郁可引发头痛。如长期工作、生活的压力产生精神负担，人际关系紧张所引起的忧虑、烦闷情绪，久而久之均可诱发自主神经功能紊乱，导致血管舒缩障碍而发生头痛。

此外，天气的变化、噪声、强光刺激、大气污染等也可造成少数人情绪不稳而诱发头痛。

二、临床表现

病史是诊断头痛疾病的主要依据。应着重了解头痛的部位、发生、演变、诱因，既往病史（如颅脑外伤、高血压、心脏病、毒物接触史、药物滥用史等）。头痛的性质应是询问病史的重要内容。

1. 每次头痛发作是否超过 4h。
2. 头痛是单侧还是双侧。
3. 头痛呈搏动性还是非搏动性。
4. 头痛轻重程度，有无逐渐加重现象。
5. 头痛是否会因日常活动而加重。
6. 头痛是否伴有意识障碍、视物模糊及肢体偏瘫、偏身感觉障碍等神经功能缺失。
7. 头痛是否伴有恶心、呕吐、畏光、畏声和其他自主神经症状。
8. 有无合并抑郁、恐慌、焦虑、神经过敏症等行为和精神病并发症。

三、辅助检查

1. 一般检查　神经系统的检查非常必要，应着重检查意识、瞳孔、生命体征，是否存在面舌瘫、眼球活动麻痹、肢体偏瘫和感觉障碍及病理征是否阳性，如有条件，行眼底检查或眼压检测，可排除青光眼急性发作；如伴发热或其他症状提示可能为感染性疾病的症状和体征，可酌情行腰椎穿刺检查；考虑结缔组织疾病可行血液学检查。

2. 药物试验　以诊断是否因为体内某些化学物质含量异常而引起的头痛。如组胺试验用于诊断丛集性头痛；麦角胺试验诊断偏头痛；用酚妥拉明试验诊断嗜铬细胞瘤等。

3. 神经电生理及血流动力学检查　脑电图（EEG）、脑电地形图（BEAM）、诱发电位（EP）及脑电连续监测（EEG Holter）、经颅多普勒超声（TCD）。脑电图作为头痛患者的常规检查手段帮助不大，不推荐首选脑电图来排除头痛的结构性病因，但对于诊断癫痫性头痛却很有价值，因为偏头痛患者有时可以出现放电。

4. 影像学检查 是鉴别原发性头痛、继发性头痛的重要手段。头颅 CT 平扫可以诊断出大多数因病理性原因引起的头痛，增强扫描也可以发现多数肿瘤和血管畸形。CT 在诊断骨性疾病、急性颅脑损伤及急性蛛网膜下腔出血方面优于 MRI，目前 CT 血管成像（CTA）可以获得不亚于数字减影血管造影（DSA）的颅内血管成像，对诊断颅内血管性疾病具有极大的帮助。而 MRI 的优势在于可以比 CT 更清晰地显示鼻窦、垂体、颅后窝、颅内静脉窦、颈延髓结合部等部位的变化。DSA 对于用 CT 和 MRI 难以检出的动脉瘤或静脉窦血栓等血管病变是较好的检查方法，并可以在准确、动态地显示颅内血管疾病的同时，及时进行相应的救护。

影像学检查是鉴别原发性头痛或继发性头痛的重要手段，但有回顾性研究表明，如果对神经系统检查正常的各种头痛患者均行 CT 或 MRI 检查，发现潜在引起头痛的可救护疾病的可能性只有 2.4%，其中偏头痛组更低，不到 0.5%。因此，对所有头痛患者都进一步辅助检查无疑是对医疗资源的极大浪费。

四、诊断及鉴别诊断

1. 原发性头痛的诊断 诊断原发性头痛必须除外伴有继发性头痛的任何疾病，即需满足下列其中的一项：①病史和体格检查提示不存在有可以引起继发性头痛的任何疾病；②虽然提示有患该疾病的可能，但是进一步的检查排除了此病；③虽有此疾病，但是头痛的首次发作与该病在时间上没有密切的关系。

（1）偏头痛：以下临床症状对诊断偏头痛具有重要的价值。①具搏动性；②持续 4～72h；③是否单侧头痛；④伴恶心及呕吐；⑤影响日常活动。

符合上述 4 项临床特征者即足以诊断为偏头痛，而少于 2 项者考虑为非偏头痛型头痛。

（2）紧张型头痛：是最常见的头痛类型。主要特点是双侧头部压迫感、紧缩感、非搏动性、轻中度头痛、每次头痛发作持续数十分钟至数日。与偏头痛不同，紧张型头痛不随日常体力活动而加重，头痛一般不伴恶心、呕吐，但可有食欲缺乏。光、声刺激可能使头痛加重。触诊检查时，如果压迫颅周肌肉如额肌、颞肌、咬肌、翼内外肌等，会使头痛加重，提高头痛的强度和发作频率。

（3）丛集性头痛：每次发作时间较短，一般在 15min 内达到高峰，常固定于单侧眶、眶上或颞部，但剧烈头痛可持续 15～180min，难以忍受，过后便迅速缓解。发作时患者常坐立不安，伴有眼结膜充血、流泪、鼻塞、流涕、额面部出汗、瞳孔缩小等自主神经症状。部分患者头痛发作有昼夜节律，常在固定时间段发病。阵发性偏头痛具有类似于丛集性头痛的症状，但与后者相比，其发作持续时间短，频率高，女性多于男性，吲哚美辛有特效，并可以鉴别。

2. 原发性头痛与继发性头痛的鉴别诊断　绝大多数患者的头痛是原发性头痛。如果存在下列情况有可能是继发性头痛。

（1）头痛发作在时间上与原发病关系非常密切。

（2）头痛恶化非常明显，或与原发性头痛性质不同。

（3）头痛与原发疾病在时间上一致，和／或有其他证据能够证明头痛与原发疾病的因果关系。

（4）在病因救护成功或自然缓解后，3个月内头痛明显缓解或消失。

虽然绝大多数头痛不危及生命，但要注意也存在漏诊致命的疾病，特别是蛛网膜下腔出血或颅内高压所致头痛。因此，在急诊室最重要的是要鉴别原发性头痛和继发性头痛。如怀疑是继发性头痛，就要尽快明确病因并迅速进行救护。可能为继发性头痛的表现，包括与既往不同的头痛；迄今从未经历过的头痛；进行性加重的头痛；起病就很严重的头痛；突发头痛；头痛伴颈强直；伴发热或出疹；头痛伴瘫痪、视力视野异常、意识改变或抽搐等神经系统症状和体征；既往有全身性疾病；50岁以后的新发头痛等。具有以上特点的患者应考虑继发性头痛并进行相应检查。

3. 头痛疾病的诊断策略　以头痛为症状的疾病很多，接诊患者后应从病史及体格检查入手，认真分析是否为继发性头痛，必要时行辅助检查，尤其是影像学检查，原发性头痛要在充分排除继发性头痛的基础上才能诊断。

五、救护

（一）原发性头痛

1. 偏头痛　罗非昔布（rofecoxib）25 ～ 50mg 1 次 /d，对中、重度有先兆或无先兆的偏头痛有效。选择性 5-HT 受体激动药曲普坦类，如舒马普坦（sumatriptan）每次 100mg，口服，如果在 24h 内头痛复发可重复 1 次，但至少间隔 2h，最大日剂量为 300mg；依来曲普坦（eletriptan），每次 40mg，口服，如果在 24h 内头痛复发可重复 1 次，但至少间隔 2h，最大日剂量为 80mg。后者是一种新型一线曲普坦类药物，依来曲普坦 40mg 救护偏头痛 2h 症状缓解率优于舒马普坦 100mg，且再发率更低。曲普坦类的禁忌证是高血压、肝损害、既往脑血管病及心肌梗死史、缺血性心脏疾病等，使用该类药物前应先了解患者有无以上病史。血管紧张素Ⅱ-1（AT1）受体阻滞药坎地沙坦 16mg，1 次 /d，可以明显减少偏头痛的发作次数。

2. 紧张型头痛　分为预防救护及发作期救护。发作期缓解疼痛药物包括非甾体类镇痛药、麻醉性镇痛药和肌松药 3 类，前者如阿司匹林、对乙酰氨基酚、布洛芬、萘普生等。预防用药主要使用抗焦虑抑郁药如 5- 羟色胺重摄取抑制药（SSRI）氟西汀、舍曲林、帕罗西汀（赛乐特）等，亦可选用三环类抗抑郁药如阿米替林。另外，枕颈部、额颞部肌肉按摩、热生物反馈和针灸等物理救护手段可使颈肩部肌放松达到松弛紧张肌肉、缓解疼痛的效果。

3. 丛集性头痛和三叉自主神经性头痛　吸氧（100% 纯氧 8 ～ 10L/min，10 ～ 15min），56% 的患者可完全缓解或明显缓解。选择性 5-HT 受体激动药是救护丛集性头痛的有效药物，常用如舒马曲坦 6mg 皮下注射，左米曲坦 5 ～ 10mg，喷鼻可有效迅速地缓解疼痛。麦角碱类药物在头痛初期应用有效。麦角胺 2mg，每晚睡前服用，可较满意地预防夜间至晨起时的头痛。预防手段主要有避免诱发因素、钙通道阻滞药如维拉帕米、糖皮质激素如泼尼松及二甲麦角新碱等。药物救护效果欠佳的患者可采取外科救护。

（二）继发性头痛

继发性头痛的救护方案主要根据原发性病变的性质拟定，特别是对于各种原发病引起的可能导致生命危险的颅内高压所致头痛，应引起高度重视。其他类型继发性头痛也应根据辅助检查判断可能的原发疾病并采取相应的救护。常见继发性头痛的处理原则如下。

1. 颅内压增高所致头痛（包括头颈部外伤、部分头颈部血管病变、非血管性颅内病变、部分感染性头痛）。

（1）一般处理：留院观察。密切观察神志、瞳孔、血压、呼吸、脉搏及体温的变化。抬高床头，以利颅内静脉回流，降低颅内压；吸氧。对意识障碍较重及咳痰困难者要考虑做气管切开术，以保持呼吸道通畅。呕吐频繁者暂禁食，并给予适量补液，量约 2 000ml/d，过多补液易促进颅内压增高。用轻泻药通便，不可做高位灌肠，以免颅内压骤然增高。

（2）降低颅内压：适用于颅内压增高但暂时尚未查明原因或虽已查明原因但仍需非手术救护的患者。急诊常用制剂有① 20% 甘露醇 125 ～ 250ml，快速静脉滴注，2 ～ 4 次 /d；②甘油果糖 250ml，静脉滴注，2 ～ 3 次 /d；③呋塞米 20 ～ 40mg，肌内注射或静脉滴注 1 ～ 2 次。此外，也可采用浓缩 2 倍的血浆 100 ～ 200ml 静脉注射；20% 人血清白蛋白 20 ～ 40ml 静脉注射。

（3）激素应用：地塞米松 5 ～ 10mg，静脉注射，2 ～ 3 次 /d；氢化可的松 100 ～ 200mg，静脉注射，1 ～ 2 次 /d。可减轻脑水肿，缓解颅内高压。

（4）外科救护：救护颅内占位性病变，首先应考虑行病变切除术。位于大脑非功能区的良性病变，应争取行根治性切除；不能根治的病变可行大部切除、部分切除或减压术；颅内血肿如达手术指征，应积极行手术清除救护；颅内占位性病变已引起急性脑疝时，应进行紧急抢救或手术处理。脑积水者，可择机行脑脊液分流术或脑室外引流术。蛛网膜下腔出血者应根据其病情择时行脑血管造影以明确血管病变。

（5）冬眠低温疗法或亚低温疗法有利于降低脑的新陈代谢率，减少脑组织的氧耗量，防止脑水肿的发生与发展，对降低颅内压亦起一定作用。

（6）头痛对症处理：可给予适度镇痛，可予罗通定、吲哚美辛及曲马朵等，但应尽量避免影响意识、瞳孔变化的镇痛药物（如吗啡和哌替啶等药物），以免妨碍观察病情变化，甚至抑制呼吸导致生命危险。

（7）巴比妥救护：大剂量异戊巴比妥钠或硫喷妥纳注射可降低脑的代谢、减少氧耗及增加脑对缺氧的耐受力，使颅内压降低。但需要在有经验专家的指导下应用。在给药期间，应监测血药物浓度。

（8）过度换气：目的是使体内 CO_2 排出。动脉血 $PaCO_2$ 每下降 1mmHg，脑血流量递减 2%，从而使颅内压相应下降。

（9）抗生素救护：控制颅内感染或预防感染。可根据致病菌药物敏感试验选用适当的抗生素。预防用药应选择广谱抗生素，术中和术后应用为宜。

2. 非颅内压增高所致的头痛　包括部分头颈部血管病变、部分感染性头痛、因物质或其戒断的头痛、因内环境稳态失衡的头痛、因精神疾病的头痛及脑神经痛、中枢性面痛。在明确继发性头痛的诊断后，还必须行进一步检查以明确头痛病因，然后针对不同原发性疾病采取不同的救护措施。救护头痛仅作为对症处理，原发疾病得到控制后头痛多可随之缓解。

第八章　心力衰竭救护

心力衰竭是心脏泵出的血量不能满足机体代谢需要，或者心室充盈压的不能升高到泵血需要的一种病理状态。心力衰竭是一种进展性疾病，经常以无症状性功能障碍为开始，呈进行性加重。急诊处理的心力衰竭绝大多数都是急性失代偿性心力衰竭，在本章中我们将重点讲述该病，主要讨论其发生发展机制、对当前的临床诊断和救护方法进行总结，同时也对新的进展进行展望。

一、病因和诱因

成年人心力衰竭的主要病因是冠心病、心肌病（包括扩张型心肌病、肥厚型心肌病）、心肌炎、瓣膜病、心包疾病和肺部疾病。其他较常见的原因有心肌炎、肾炎和先天性心脏病，此外，还有一些甲状腺功能亢进、贫血和脚气病等也会引起心力衰竭。

急诊就诊的心力衰竭患者一般都有一些诱发因素，常见诱因包括感染，常为呼吸道感染，女性泌尿道感染以及亚急性感染性心内膜炎等；过劳或情绪激动；钠盐摄入过多；心律失常（如快速心房颤动或心房扑动）；妊娠或分娩；输液或输血过多或过快；洋地黄用量不足或过量；使用影响心肌收缩力或水钠潴留的药物；贫血、肺栓塞、乳头肌功能不全等。

二、临床表现

传统上，急性失代偿性心力衰竭（acute decompensated heart failure，ADHF）的初始诊断主要根据病史和体格检查，以及胸部 X 线和心电图等其他一些辅助检查，一旦怀疑心力衰竭再由超声心动图、心导管或核素检查来确诊。临床表现对诊断心力衰竭既缺敏感性也无特异性。比如，颈静脉怒张的特异性为 90%，但其敏感性只有 30%，此外测量的准确性与检查人员也有很大的关系，可重复性差。第三心音奔马律是指在舒张早期心房血液快速注入心室，由于心肌张力明显减低，引起心室壁振动，它具有高度特异性，但对诊断心力衰竭的敏感性不够，在嘈杂的急诊室听诊第三心音非常困难。其他一些体征，如肺部湿啰音和哮鸣音、胸腔积液和足部水肿的敏感性和特异性都很低，单独这些体征并不能诊断和排除心力衰竭。

胸部 X 线检查一直被认为是诊断急性失代偿性心力衰竭患者的有用方法，肺部血流的再分布和肺水肿是急性失代偿性心力衰竭患者肺动脉楔压升高的特异性指标。但有几项研究证实胸部 X 线的诊断具有局限性。Mahdyoon 等对 22 名心力衰竭患者进行研究，发现终末期心力衰竭患者虽然有明显的肺动脉压升高，但在 X 线片上可能只有心脏扩大而没有任何肺充血的证据。另一项研究观察 880 名到急诊就诊的呼吸困难患者，结果发现诊断急性失代偿性心力衰竭的 X 线证据的特异性可达到 96%～99%，但敏感性只有 6%～41%。因此，X 线检查对识别心力衰竭帮助非常大，但没有这些表现也不能排除 ADHF。

如果患者的心电图出现左束支传导阻滞和左心室肥厚，存在收缩性心功能不全的可能性会增加，这对 ADHF 具有识别价值。另外，最近一项评估 128 例患者心力衰竭可能性的研究发现，QRS 波群的时限是左心室功能不全（EF < 50%）的独立预测因子。QRS 波群延长 > 0.11s 或 > 0.12s 的特异性和阳性预测值分别是 90% 和 98%，但敏感性非常低（75%～81%）。

钠尿肽是急性失代偿性心力衰竭的诊断标记物，床旁快速检测是 ADHF 简单而又客观的诊断方法。心肌受牵拉刺激时，钠尿肽以前激素原的形式合成，随后降解为激素原，继续裂解为无活性 N 末端片断（NTproANP 或 NTproBNP）及具有生物活性的 ANP 和 BNP。ANP 和 BNP 都可以作为心力衰竭的标记物进行检测，并且在急诊检测 BNP 很容易，对于快速识别 ADHF 也很有用。最早研究 BNP 识别急性失代偿性心力衰竭是在 1994 年，当时评估了 52 例急性呼吸困难的住院患者，结果发现 BNP 诊断心力衰竭的敏感性是 93%，特异性是 90%。一个多中心研究评估 1 586 例到急诊科就诊的急性呼吸困难患者，发现 BNP 预测是否存在心力衰竭比其他临床特点更为准确，以 100pg/ml 为分界点时其敏感性为 90%。

在临床上，BNP < 50～80pg/ml 基本上可以排除 ADHF；400～1 000pg/ml 以及 > 1 000pg/ml 可以认为是中度和高度 ADHF。BNP 为 80～400pg/ml 称之为诊断的"灰色地带"，也就是说 BNP 升高可能不是心力衰竭。另外，还有其他一些因素可以引起 BNP 水平升高。比如年龄增长和性别差别都可能引起 BNP 水平轻度升高（100～200pg/ml），但并不一定代表左心室功能不全；任何增加右心室压力的疾病都会引起 BNP 水平升高，包括肺栓塞、慢性阻塞性肺疾病（chronic obstructive pulmonary disease，COPD）和原发性肺动脉高压。最近发现脓毒症也出现脑钠肽（brain natriuretic peptide，BNP）水平升高。除外，有几个研究表明无心力衰竭的肾功能不全患者 BNP 水平也升高，由于 BNP 清除主要靠细胞内的内肽酶，而肾对其滤过作用很小，因此肾功能不全患者 BNP 水平明显升高可能是这些患者通常伴有容量负荷和心脏问题，而不是肾衰竭所致。

三、救护

（一）目标靶向救护

ADHF 患者初始救护的传统目标主要是缓解症状。但目前救护目标不只是为了单纯缓解症状，更重要的是要改善患者的预后。心力衰竭患者主要有 3 种生理异常：心脏功能降低、血管张力增加和液体潴留。药物救护要以上述 3 种异常为目标，下面将讨论每一种救护的优缺点。

1. 提高心肌收缩力　ADHF 患者使用正性肌力药物是假定心力衰竭的原因为心脏收缩功能障碍（收缩性功能不全）引起进行性容量负荷增加。但近来发现有将近 50% 的失代偿性心力衰竭患者并不存在收缩性问题。这些患者心功能失代偿是由于心室充盈障碍所致，即通常所说的舒张性心功能不全。对于舒张性心功能不全的 ADHF 患者，以提高心肌收缩力作为初始救护目标很难改善预后。即使是收缩性功能不全的患者，使用正性肌力药物也存在争议，因为已经表明它们能增加不良事件发生率和死亡率。所以对于 ADHF 患者，使用正性肌力药物仅限于那些合并有心源性休克的心力衰竭患者。

（1）儿茶酚胺类：儿茶酚胺类药物的作用与药物的种类和剂量及其对特异性受体的亲和力有关。儿茶酚胺通过激活心脏 β 肾上腺素能受体发挥正性肌力作用，通过激活周围血管 α 受体发挥缩血管作用。

多巴胺作为一种临床常用的儿茶酚胺类药物具有剂量依赖性的正性变力、变时、促进传导以及缩血管效应。低剂量即 $2 \sim 5mg/$（kg·min）主要作用于 β 受体，大剂量，即 $> 10mg/$（kg·min）同时作用于 α 受体和 β 受体。但是其缩血管效应能增加体循环阻力，使心脏后负荷增加和心排血量减低，这对严重收缩性心力衰竭是不利的，所以限制了其功效。此外，多巴胺的变时作用会导致心动过速并引起心肌需氧量增加，可使心室功能进一步恶化。由于存在这些问题，多巴胺通常与其他药物联合使用。

多巴酚丁胺是一种人工合成的儿茶酚胺，对心脏的 $β_1$ 受体具有相对选择性。大剂量也具有中度 $β_2$ 受体和轻度 $α_2$ 受体的亲和力。其总效应主要是很强的正性肌力作用和中度扩血管效应。虽然这两方面的作用对救护难治性收缩性心力衰竭具有吸引力，但由于其扩血管效应使它不能单独用于明显的休克患者。对那些轻度低血压的患者（收缩压 $80 \sim 90mmHg$），多巴酚丁胺可以单独作为初始救护药物来使用；如果症状性低血压持续存在，再加用多巴胺。通常多巴酚丁胺初始剂量为 $2 \sim 7mg/$（kg·min），根据血流动力学效应可逐渐增加到 $20mg/$（kg·min）。

（2）磷酸二酯酶抑制药：氨力农和米力农通过抑制磷酸二酯酶使 cAMP 水平升

高来增加钙内流,是一种强力的正性肌力药物。米力农增加心肌收缩力的作用比对氨力农强 10～20 倍,并且作用时间短、不良反应小,对难治性收缩性心力衰竭患者可以加用米力农救护,但要注意低血压和房性心律失常的发生;并且应短期使用,因为长期使用可增加死亡率。

(3)钙增敏药:左西孟旦是通过提升肌钙蛋白 C 对细胞内离子钙的敏感性来增加心肌收缩力,有望成为一种新型正性肌力药物。

2. 减轻容量负荷 已有的资料显示,利尿药减轻容量负荷是 ADHF 患者最常用的初始目标救护。但是只有在容量超负荷时,这一救护才是合理的。实际上,除了肾功能差依赖透析的患者,对单纯心力衰竭的患者来说容量超负荷是心排血量减低的结果,而不是原因。虽然使用利尿药排出体内多余的液体最终可以改善心脏功能,但这并不是一个有效的机制,不能从根本上纠正心力衰竭。尤其是晚期心力衰竭病情较复杂,可能出现肾功能不全和利尿药耐药,利尿药效果差,对减轻容量负荷改善心功能效果有限。

呋塞米(速尿)起始剂量一般为 20～80mg 静脉注射。没有用过呋塞米的患者可能对低剂量呋塞米就产生效果;如果患者最近正在口服呋塞米,可以使用与口服量相当的剂量作为起始剂量静脉注射。剂量应该根据尿量和血肌酐水平来确定。如果 30min 后仍然没有反应,可以再静脉注射 1 次。在应用袢利尿药之前 20min 给予美托拉宗(2.5～5mg)能增加呋塞米的效果。利尿药能导致低钾血症、低镁血症,所以当使用利尿药时,应监测并和及时处理电解质异常。尽管袢利尿药还有潜在的血流动力学和神经内分泌等方面的不良反应,但是目前它仍然是减轻液体负荷过重,改善心力衰竭症状的常用药物。

3. 降低充盈压 救护大多数 ADHF 患者都会有呼吸困难的症状,这是由于左心室充盈压升高传递到肺血管床所致。充盈压升高与心力衰竭患者的病死率增加相关。使用血管扩张药降低充盈压作为初始救护的目标可以使心脏更快的回复到代偿状态。在 ADHF 患者救护时使用血管扩张药降低充盈压也能够在短期内改善心力衰竭症状。目前常用于救护 ADHF 患者的血管扩张药有好几类,应根据疾病的严重程度和患者对药物的敏感性来选择药物的种类和给药途径(口服或静注)。

(1)硝酸盐类:硝酸甘油是救护 ADHF 患者最常用的血管扩张药。它能增加细胞内单磷酸鸟苷(GMP)的水平,大剂量能扩张静脉和动脉。硝酸甘油具有费用低、患者舒适和安全性好等优点。此外,对那些需要快速达到救护效果或没有建立静脉通道的患者,可以舌下含服硝酸甘油片。如果需要持续减少前负荷和后负荷,可以静点硝酸甘油并调节到有效剂量。可从 10～20μg/min 开始,根据需要每 3～5min

调节 1 次，剂量可达 200 ～ 300μg/min。如果需要降低后负荷可使用硝普钠。

硝酸盐类的不良反应包括头痛、窦性心动过速、很快产生耐受和低血压。肥厚型心肌病或重度主动脉狭窄应尽量避免使用硝酸盐，此外在灌注不良和右心室梗死的患者也要慎用。

（2）硝普钠：硝普钠是一种强有力的血管扩张药，既能扩张动脉又能扩张静脉平滑肌，所以能同时降低前负荷和后负荷，增加心排血量，改善心功能，缓解心力衰竭症状。静脉注射后 2 ～ 5min 起效，静脉输注的起始剂量为 0.1 ～ 0.2μg/（kg·min），可每 5min 上调 1 次，一般剂量为 12.5 ～ 25μg/min，但需要持续监测血压。不良反应包括冠状动脉盗血综合征（可能发生于所有的血管扩张药）；硝普钠代谢产物有氰化物，不应连续使用超过 24h，尤其是肾衰竭患者长时间使用硝普钠可出现硫氰酸盐中毒，加用维生素 B_{12} 可能有好处；继发于硝普钠扩血管作用的反射性心动过速可增加心肌氧耗。

（3）血管紧张素转换酶抑制药（angiotensin converting enzyme inhibitors，ACEI）：以往在 ADHF 患者中很少使用 ACEI，但有证据表明 ACEI 是救护 ADHF 患者的一种有效的血管扩张药。与硝酸甘油一样，ACEI 能有效降低前负荷和后负荷，并且 ACEI 有个明显的优点是作用时间更长。另外，由于有明确的证据证实 ACEI 能够降低慢性心力衰竭的死亡率，所以如果没有禁忌证每个慢性心力衰竭急性加重的患者应在住院 24h 内或出院前开始接受 ACEI 救护。

（4）奈西立肽：奈西立肽（Nesiritide）是一种人工合成的 B 型钠尿肽（BNP），多项研究都证实 BNP 对 ADHF 患者的血流动力学有益。它能降低肺动脉楔压、体循环阻力和平均肺动脉压并且呈剂量依赖性。另外，奈西立肽不增加心率，所以在改善心脏功能的同时，不增加心肌氧耗。

4. 其他药物　初步的研究显示，内皮素（ET1）的抑制药 bosentan 或 tezosentan 可改善 ADHF 的血流动力学异常，改善心功能。内皮素由血管内皮细胞和平滑肌细胞合成，是一个强有力的缩血管肽类，并且不依赖于其他神经内分泌系统而发挥作用。正常情况下，内皮素在维持血管的基本张力中起重要作用。另外，内皮素影响心肌收缩力和钠的排泄。在心力衰竭患者中内皮素明显升高，而且内皮素水平高的心力衰竭患者预后差。所以，内皮素抑制药能改善心力衰竭患者的心功能及预后。

精氨酸血管升压素（AVP）是一种强有力的血管收缩药，并且促进肾对水的重吸收。在慢性心力衰竭中 AVP 水平升高，血管升压素受体拮抗药能改善血流动力学异常，并能使尿量增加。但对 ADHF 的救护作用需要进一步研究。

中性肽内切酶是一种存在于心脏、血管和肾、能降解 ANP、BNP、血管紧张素 Ⅱ

和内皮素的酶。中性肽内切酶抑制药可增加 ANP 和 BNP 浓度，使心力衰竭患者获益。但是，临床试验证明中性肽内切酶抑制药与单用依那普利在死亡率方面没有明显差异。

此外，还有一些药物如血管紧张素 II 受体抑制药、醛固酮抑制药和 β 受体拮抗药大多只用于门诊患者的长期救护。

（二）气道问题和无创通气救护

到急诊就诊的 ADHF 患者，初始救护包括保证患者气道通畅和呼吸支持。ADHF 患者大多有呼吸窘迫，尤其是许多中到重度的 ADHF 患者，简易面罩吸氧往往很难将血氧饱和度维持在 90% 以上，这时可能更适合行无创正压通气（non-invasive positive ventilation，NIPV），严重者需要气管插管。NIPV 包括持续气道正压（continuous positive airway pressure，CPAP）、双水平正压通气（BiPAP）或压力支持通气（pressure support ventilation，PSV）。成功地应用无创通气需要患者的配合，以及密切的监护和血流动力学稳定。心力衰竭引起的呼吸窘迫通常是可以快速逆转的。这一点非常重要，因为许多患者经过无创通气和积极纠正心力衰竭，心功能能很快改善，最终可以避免气管插管。

（三）循环问题和心源性休克

在解决气道和通气问题的同时，需要快速地评估循环功能以指导初始药物救护。如前所述，根据患者是否存在淤血（通过充盈压来反映）和灌注是否充分（心脏泵血功能指标），在床旁就可以确定 ADHF 患者的血流动力学特点。对有心源性休克证据的患者，初始救护是使用正性肌力药物和升压药物来改善终末器官的灌注。急诊使用正性肌力药物的指征包括已知或怀疑的收缩功能不全、临床出现休克的证据和肺淤血的体征。对于没有肺淤血的休克患者，可能需要进行补液试验（快速静脉注射 100～250ml 液体），因为此时的心排血量减低可能是由于过度利尿或其他原因引起血容量丢失、有效循环血容量不足，而与心肌收缩力减低无关。

第九章 休 克 救 护

休克是由于各种致病因素引起有效循环血容量突然下降，使全身各组织和重要器官灌注不足，从而导致一系列代谢紊乱、细胞受损及脏器功能障碍。其临床表现为面色苍白、四肢湿冷、肢端发绀、脉搏细速、尿量减少、神志迟钝及血压下降等。休克是临床各科均可遇到的急症，应早期诊断，及时处理，同时积极查找病因，如果不及时纠正，可引起多器官功能障碍综合征（multiple organ dysfunction syndrome，MODS），最终导致死亡。

一、分类

休克可根据血流动力学状态改变的特点分为 4 种，即低血容量性休克、心源性休克、分布性休克和梗阻性休克。

1. 低血容量性休克　由于血液、体液或两者同时丢失，导致有效循环血容量减少，心室舒张末期充盈压下降，其结果是心排血量不足、低血压。

2. 心源性休克　因为心肌损伤或心脏结构异常导致心功能严重下降，心排血量和血压均下降。

3. 分布性休克　是心排血量的分配异常。周围血管扩张是该型休克的特点，血管阻力下降，心排血量正常或轻度升高，但血压降低。

4. 梗阻性休克　因为心外血管回路的血流受阻和 / 或心排血通路梗阻，导致心室舒张末期充盈不足或因为后负荷增加导致收缩功能下降，进一步引起心排血量和血压下降，如缩窄性心包炎、心脏压塞、肺栓塞等。

其他分类方法还包括病因学分类，如失血性休克、感染性休克、过敏性休克等。但在休克的治疗过程中，了解导致休克的血流动力学改变是非常重要的，在积极治疗病因的同时，根据其血流动力学变化结果选择合理的药物治疗，如液体复苏或血管活性药物的使用，才能达到最理想的治疗效果。

二、临床表现

休克程度不同，其临床表现不同，主要取决于导致休克的起始病因和机体的代偿应答。

1. MODS　休克是一种全身性的病理生理过程，各个脏器在病程中均受到累及，但受累程度不同，可以是轻微、轻度、中度甚至严重受累，出现 MODS。MODS 是休克的主要死因之一。

2. 中枢神经系统　意识水平改变是休克患者常见的临床表现之一，其程度轻者可表现为意识模糊，严重者昏迷。在休克早期，机体通过自身调节使平均动脉血压（MAP）在 60mmHg 以上，以维持脑组织的血流供应，如果 MAP 低于此水平，则脑组织随之发生缺血。酸碱失衡和电解质异常也会进一步加重神经元损伤，在脓毒症时由于炎性介质的作用也常引起相关的中枢神经功能异常。

3. 心血管系统　休克时心血管系统的相关表现是由于机体代偿性的交感神经系统兴奋引起的。心率增快是休克最敏感的指标。但心肌收缩力受正、负两个方面的影响，机体代偿性肾上腺素分泌增加导致心肌收缩力增强，而在休克中也有一些负面因素影响心肌收缩力，如脓毒症休克中释放的心肌抑制因子，低血容量和心源性休克中也有类似的抑制机制，导致心肌收缩功能障碍。当心排血量严重下降、MAP < 30mmHg 时，冠状动脉就无血流通过，心肌缺血加重。所以，在休克中心排血量下降和心肌缺血之间形成一个恶性循环，导使休克的死亡率升高。

4. 肺部　休克是导致急性肺损伤（acute lung injury，ALI）或急性呼吸窘迫综合征（acute respiratory distress syndrome，ARDS）的高危因素之一。在休克过程中，肺内炎症介质和抗炎物质之间失衡，是导致 ALI 或 ARDS 的重要原因。其次，休克过程中有效循环血量减少，V/Q 比例失调，也是导致缺氧的重要因素。患者常表现为喘憋、呼吸窘迫，随着病程进展，患者常表现为过度通气，呼吸肌疲劳，往往需要机械通气治疗。

5. 肾　急性肾衰竭是休克的主要并发症，当出现不易纠正的肾功能损害后，死亡率往往明显升高。在休克时，通常存在肾血管低灌注现象，部分原因是由于机体代偿性调节使血流优先供应大脑和心脏，在早期经过血管代偿性收缩尚可维持肾小球灌注，但当发生失代偿时，肾小球灌注下降导致急性肾小管坏死和肾衰竭。治疗过程中应注意鉴别低血容量和急性肾小管坏死导致的少尿，可以通过补液试验对两者进行鉴别。如果补足血容量后血压恢复正常，尿量增加，则支持肾前性少尿；如果低血压时间长，补液后尿量不增多者则应怀疑肾前性氮质血症已发展至急性肾小管坏死。

6. 消化系统　休克可引起急性胃黏膜损害、麻痹性肠梗阻，以及肠道黏膜屏障完整性受损，导致肠道细菌移位，细菌和毒素进入血液。肝功能损伤主要表现为转氨酶和乳酸脱氢酶的轻度增加，如果低灌注加重则肝广泛受损，转氨酶明显升高。

若休克及时得到纠正，转氨酶高峰持续为 1 ～ 3d，在 10d 左右就恢复正常，同时还可出现凝血因子和血清白蛋白下降。休克时胆红素明显升高，除了与肝功能受损有关之外，可能还和炎症介质或细菌毒素导致的胆管排泄功能不全有关。此外，休克还可引起急性胰腺炎和胆囊炎等。

7. 血液系统　失血性休克可见血红蛋白和血细胞比容明显降低，尤其是在液体复苏治疗后。许多休克患者血小板也减少，除了扩容后稀释性血小板减少外，脓毒血症休克还可出现免疫性血小板破坏，出现弥散性血管内凝血（disseminated inravascular coagulation，DIC）时血小板也因消耗而减少。在各种休克的晚期，都会出现 DIC，死亡率增加。

8. 免疫系统　在休克过程中存在广泛的免疫功能不全，尤其是在低血容量性休克时。免疫功能不全可表现为吞噬细胞、T 淋巴细胞、B 淋巴细胞和中性粒细胞功能不全，这些细胞功能异常在短期内并不对机体造成相应影响，但常会引起并加重感染，导致休克晚期死亡率明显增高。

9. 代谢　在休克早期，因为机体代偿性反应使交感 - 肾上腺素系统兴奋，糖皮质激素、胰升糖素和儿茶酚胺分泌增加，胰岛素分泌下降，导致糖原分解和糖异生增加，引起血糖水平升高（应激性高血糖），也可伴有高三酰甘油血症。在休克晚期，因为肝糖原耗竭或葡萄糖合成障碍可出现低血糖，随后因蛋白分解增加导致负氮平衡。这种蛋白质分解增加引起的负氮平衡是晚期死亡率增高的重要因素，加强营养支持治疗可改善休克患者的预后。

三、诊断

休克是一种危及生命的急症，必须及时诊断，及时正确处理，才能改善患者的预后。急诊科医师在接诊每一位可能发生休克的患者时，必须警惕该患者有无休克。危重症患者就诊时，常常容易想到休克并予以积极处理，但在某些情况下，休克往往被忽视，如对老年发热患者给予退热治疗后未及时补液，患者大汗后可出现低血容量休克。所以在临床工作中，必须认真检查就诊患者的生命体征和外周循环情况，对可能休克的患者，必须定期观察，早期诊断，早期处理。

我国于 1982 年制定了休克诊断的试行标准。

1. 有诱发休克的病因。

2. 意识异常。

3. 脉搏细速，> 100 次 /min 或不能触及。

4. 四肢湿冷，胸骨部位皮肤指压痕阳性（指压后再充盈时间 > 2s），皮肤花纹、黏膜苍白或发绀，尿量＜ 30ml/h 或无尿。

5. 收缩压＜ 80mmHg。

6. 脉压＜ 20mmHg。

7. 原有高血压者收缩压较原收缩压下降 30% 以上。符合 1，并且有 2、3、4 中的 2 项，或者 5、6 中 1 项者，可以诊断为休克。

心率和血压通常是临床上观察是否存在休克的首选指标。心率增快常为休克的第一体征，但受到患者年龄、平时基础心率和药物等因素影响，也可能在失血过量、低氧血症或低血糖等情况下出现心率下降的情况。在休克早期，有的患者因为血管阻力升高，血压可能有所升高，但重要脏器在这个时候其实已经发生低灌注了。有人认为利用休克指数（心率 / 收缩压）更有利于判断是否存在休克状态，如果休克指数持续超过 1.0，往往提示预后不良。直立性低血压有助于早期发现休克，检测方法是请患者站立 3min 后再测心率和血压，如果比卧位时心率增加 15 次 /min 以上和（或）血压下降 15mmHg 以上者，则提示有效循环血容量不足。急性失血患者如果有直立性头晕，往往提示严重出血。

尿量是代表内脏灌注的敏感指标，如果尿量在 1.0ml/（kg·h）以上，提示内脏灌注正常；如果尿量在 0.5 ~ 1.0ml/（kg·h），提示内脏灌注减少；如果尿量＜ 0.5ml/（kg·h），则提示内脏灌注明显减少。对尿量的观察必须有一个时间段，至少 30min，是临床上一个简单可行的办法。

由于组织低灌注常常发生于血压下降之前，所以血气分析可以发现血清乳酸浓度升高（＞ 4mmol/L）和碱剩余降低（＜ –4mmol/L）。

休克按严重程度可分为轻、中、重 3 度。轻度休克表现为非生命器官血流减少，如皮肤、骨骼肌等，这些组织对缺氧耐受性高，在短期内不至于造成不可逆改变；患者意识状态常正常，尿量正常或稍下降，不伴有或仅有轻度代谢性酸中毒。中度休克时心、脑以外的器官均存在不同程度的血流下降，如肝、肠或肾等器官，这些组织对缺氧的耐受性较低，临床表现为少尿，即＜ 0.5ml/（kg·h）、酸中毒，但无明显意识障碍。重度休克患者出现心脑灌注不足，表现为意识障碍、严重少尿或无尿、酸中毒和心肌损伤（表现为心电图异常、心排血量减少）。

休克是一种病理生理状态，在明确休克存在后，应积极寻找休克的病因。常见的休克病因有过敏性休克、失血性休克、心源性休克、脓毒血症休克和神经源性休克，但在临床工作中，也应注意一些少见疾病导致的休克，如希恩综合征或药物中毒导致的休克。

四、治疗

从休克的临床表现可以看出，休克可导致全身各个器官系统的缺血缺氧性损害，所以对休克的治疗要采取综合性措施，即在纠正休克状态的同时要针对病因进行有效治疗。主要包括支持生命器官的微循环灌注、改善代谢和保护器官功能等。

1. 一般处理　监测血压、心率、呼吸、血氧饱和度、神志和尿量等，同时开放静脉通路，通常需要开放两条静脉通路，以利于补液和药物治疗。休克患者均需要吸氧，以改善组织缺氧，可以使用鼻导管或面罩吸氧，必要时可以使用呼吸机辅助呼吸。

2. 针对病因的治疗　积极处理导致休克的病因是整个治疗的关键，和纠正休克状态的治疗应该是同步的。纠治病因可以避免休克进一步加重，纠正休克状态可以减少生命器官的损害，两者缺一不可。

3. 液体复苏治疗　虽然不同病因导致休克的病理生理改变不完全相同，但液体复苏是各类休克的基本治疗（心源性休克要慎重）。休克液体复苏的基本原则如下。

（1）液体种类和性质：复苏所用的液体分为晶体液和胶体液。晶体液有生理盐水、高渗盐水、复方氯化钠注射液（林格液）和平衡盐溶液；胶体液有低分子右旋糖酐、羟乙基淀粉、白蛋白和新鲜冰冻血浆。需要注意的是休克时慎用葡萄糖溶液，因为输入后不能扩容，并且进入机体后葡萄糖转化为水，大量水分进入细胞内，引起细胞水肿；同时在急性应激状态时血糖常升高，葡萄糖耐量下降，如果大量输入外源性葡萄糖，可使高血糖不易控制并加重代谢紊乱。

（2）晶体液和胶体液的选择：理论上认为，胶体液分子量较大，可以提高血浆胶体渗透压，保持血管内有效循环血容量，但在一些病理情况下，常存在血管通透性增高，大量补充胶体液可使大分子量的胶体分子漏出血管外加重组织水肿；而晶体液有向细胞外转移的弊端，可导致肺间质水肿或腹腔内水肿。但目前认为，选择胶体液或晶体液扩容同样有效，尚无优劣之分。重要的是液体量，要达到足够的充盈压以改善组织的灌注程度。

（3）输液推荐意见：最初 1h 的补液量按 10～20ml/kg 输入，补液总量应视患者的具体情况及其心、肾功能状况而定，在补液初期因补液量大、速度快，应严密观察患者血压、心率情况以避免发生心力衰竭。有条件时应行中心静脉压（central venous pressure，CVP）或肺毛细血管楔压（pulmonary capillary wedge pressure，PCWP）的监测，以避免在大量补液时发生肺水肿。

4. 纠正酸碱平衡和电解质紊乱　在休克时，由于组织低灌注导致无氧代谢引起乳酸生成增加，酸中毒时可使血管平滑肌对儿茶酚胺等血管活性药物敏感性降低。应通过定期监测血气分析了解患者酸中毒情况，并适当补充碱性液体，以改善酸中毒。电解质紊乱常常是医源性因素引起的，在治疗过程中应经常监测血电解质，必要时可同时测定尿电解质以明确肾性因素的影响。

5. 血管活性药物的使用　使用血管活性药物的目的是收缩血管，增加血管阻力，以升高血压，保证重要器官的血液灌注；扩张微血管，以解除休克时的微循环痉挛。使用血管活性药物前，应充分补充血容量，尤其是使用升压药物时，需要通过扩容将血管腔隙"灌满"。另外，进行液体复苏时，如果血压很低，应尽早给予升压药物，以防止长时间低血压引起致命性的合并症。使用升压药物在提高大血管灌注压的同时，也常使某些组织的毛细血管血流下降，尤其是肠道血管，所以升压药不要长时间使用，应尽早撤掉。血管活性药物均应从小剂量开始，根据患者血压水平逐渐调整药物剂量，使平均血压保持在 70mmHg 以上，并注意要在扩容的同时纠正酸碱平衡紊乱和电解质紊乱。在治疗过程中，需要随时调整用药的种类或联合用药，对于重症休克的患者，尤其是老年人和既往有心脏疾病的患者，应该在有监护的条件下进行补液。下文将对常见的血管活性药物进行简单地介绍。

（1）多巴胺：多巴胺是肾上腺素的前体物质，其作用具有剂量依赖性。小剂量即 < 5μg/（kg·h）时激活多巴胺能（DA1）受体，具有扩张肾、肠系膜和冠状动脉的作用，增加肾小球滤过率和肾血流，增加尿钠排出量。中剂量即 5 ~ 10μg/（kg·h）时以激活 β 受体为主，增加心肌收缩力和心率。大剂量即 > 10μg/（kg·h）时以激活 α 受体为主，使动脉收缩，血压升高。如果多巴胺剂量 > 20μg/（kg·h），则会增加右心压力和显著增快心率，所以在临床上应尽量避免超过此剂量，如果必须使用如此大的剂量，则应在严密监测血流动力学下进行。最近的一些研究表明，多巴胺可能减少多种激素的分泌，以改善患者的炎症反应，但这些效果是否对休克患者尤其是脓毒血症休克患者有利尚没有定论。

（2）去甲肾上腺素：去甲肾上腺素是一种强 α 受体激动药，并对 β 受体也有一定作用。主要作用是收缩血管，增加全身血管阻力，升高血压，但几乎不影响心率和心排血量。由于去甲肾上腺素能收缩肾血管，使肾血管阻力持续增加，肾血流减少，所以目前在临床中除了脓毒症休克外其他类型的休克已较少使用。但在经过积极补液和多巴胺治疗后效果不佳的低血压患者使用去甲肾上腺素仍具有较好的升压效果。使用去甲肾上腺素时，可以将起始剂量调整为 10 ~ 20μg/min，监测患者血压，在患者平均动脉压维持在 70mmHg 左右时逐渐减量。应注意如果输液时药物漏出血管会导致局部组织坏死，需要用酚妥拉明 5 ~ 10mg，在用 10 ~ 15ml 的生理盐水稀释后局部封闭。

（3）肾上腺素：为 α 和 β 肾上腺素能受体激动药，可以使心率增快、血压升高、心指数和每搏量增大。但肾上腺素可使内脏血流进一步减少，全身和局部乳酸浓度升高。因此，目前肾上腺素主要用于过敏性休克，但对其他类型的休克，如果患者对其他升压药物无反应时可试用肾上腺素。

（4）抗胆碱能药物：包括山莨菪碱、阿托品和戊乙奎醚（长托宁），具有周围抗胆碱能作用，能解除由乙酰胆碱分泌引起的平滑肌痉挛，尤其是能解除微循环痉挛，改善微循环；同时还具有兴奋呼吸中枢、解除支气管痉挛、抑制血小板和中性粒细胞聚集等作用。山莨菪碱和戊乙奎醚还有明显的保护细胞膜的功效，且因不良反应较阿托品小，尤其是戊乙奎醚半衰期长、不影响心率且使用方便，两者均为临床首选药物。治疗感染性休克时，山莨菪碱 10 ～ 40mg 肌内注射或静脉滴注，每 10 ～ 30min 可再给予 1 次；戊乙奎醚 1 ～ 6mg，肌内注射，每 8 ～ 12h 1 次。根据末梢循环改善情况逐渐调整用药剂量，如果病情改善，可适当延长间隔时间，直至停药。

6. 糖皮质激素的使用　糖皮质激素具有减轻炎症反应和在一定程度上稳定细胞膜及溶酶体膜的作用。目前还认为大剂量使用糖皮质激素具有更广泛的功能。

（1）增加心排血量，降低周围阻力，扩张微血管，改善组织血液灌注。

（2）维护细胞膜和溶酶体膜的完整性，降低毛细血管通透性，抑制炎症渗出反应。

（3）稳定补体系统，从而抑制毒素反应、白细胞趋化黏附和溶酶体酶的释放。

（4）抑制花生四烯酸代谢，控制脂氧化酶和环氧化酶产物的形成。

（5）抑制垂体 β 内啡肽的分泌。

（6）维持肝线粒体正常氧化磷酸化过程。目前对使用糖皮质激素顾虑最多的是削弱机体抵抗力，增加感染机会和血糖不易控制，总体来说，除过敏性休克外，其他类型的休克使用糖皮质激素弊大于利，不建议常规使用。对于脓毒血症休克的治疗，在应用足量抗生素的同时，可短期（3 ～ 5d）使用糖皮质激素（相当于氢化可的松 300mg/d）。

7. 防治 MODS　上面所述的主要是针对纠正休克状态的治疗方案。然而休克是一种累及多器官的病理生理性改变，所以在积极纠正休克的同时，应通过一系列指标的监测去判断患者各个脏器功能状态。尤其应该注意的是在临床工作中对 MODS 的预防意义远大于治疗。具体防治措施可参见相关章节。

五、常见休克类型

1. 失血性休克　当血容量丢失后，机体产生一系列代偿反应，首先表现为心率增快、心肌收缩增强及周围血管收缩，以保证血流供给重要生命器官。当失血量达 1/3 时，才表现为血压下降。对于创伤性休克，除了考虑失血因素外，必须考虑其他原因，如心脏压塞、张力性气胸、脊髓损伤等。非创伤患者主要是腹腔出血，应积极寻找主动脉瘤、消化性溃疡病和肝病的线索。

失血性休克的治疗，首先应积极治疗原发病，同时进行液体复苏。在充分补液之后若血压仍低，要尽早给予血管活性药物，推荐使用多巴胺而不宜使用去甲肾上腺素治疗。如果血红蛋白 < 70g/L 则需要输血治疗，血红蛋白在 70 ~ 100g/L 时应视病情而定。

2. 脓毒症休克 即以前所说的感染中毒性休克，是因为致病微生物进入机体后引起全身炎症反应，在细胞水平、微循环、凝血和心血管等系统产生一系列连锁反应，损伤组织器官，严重者出现低血压。脓毒症休克可发生于任何一种病原微生物感染。

病理生理改变主要有以下 3 个方面：低血容量、心血管抑制和全身炎症反应。其中低血容量通常为相对低血容量，主要是因为静脉系统容量增加，使右心充盈压下降；同时毛细血管渗漏，使血管内液体向第三间隙转移；也可能因为胃肠道丢失液体、呼吸急促导致呼吸道水分蒸发增加、出汗或因病导致补液减少。脓毒症休克患者周围血管阻力下降、心肌收缩力下降，但是由于心率增快和心室舒张末期容积增加，心排血量增加或正常，所以 90% 的患者心血管抑制表现为高排低阻型，尤其是经过充分液体复苏后的患者；而 10% 的晚期患者为低排高阻型，是由于周围血管阻力增加，心排血量下降。全身性炎症反应引起肺部毛细血管渗漏，使约 40% 的脓毒症休克患者发生 ARDS，因此脓毒症休克比失血性休克低氧血症更严重，必要时应尽早行机械辅助通气。

脓毒症休克的初始液体复苏应尽早进行，前 6h 液体复苏目标如下。

（1）中心静脉压 8 ~ 12mmHg。

（2）动脉平均压 ≥ 65mmHg。

（3）尿量 ≥ 0.5ml/（kg·h）。

（4）中心静脉（上腔静脉）或混合静脉血氧饱和度 ≥ 70% 或 65%。若中心静脉压达标而血氧饱和度未达标，应输红细胞悬液使血细胞比容（HCT）≥ 30%。

脓毒症休克的病因治疗很关键。应积极通过抗生素或手术治疗控制感染。静脉抗生素治疗要尽早开始，时间最好在 1h 内；初始经验性抗感染治疗应覆盖所有可能的病原菌，可根据当地细菌流行病学及其对抗生素的敏感性来决定，因地制宜，通常选用抗球菌和抗杆菌的抗生素联合治疗，并且对感染部位有良好的组织穿透力；经验性联合治疗建议不要超过 3 ~ 5d，应尽快根据药物敏感试验选择单药治疗，抗感染疗程 7 ~ 10d，临床反应差、无法引流的局部感染、免疫力低下包括粒细胞减少者疗程适当延长；抗感染方案应每日进行评价以保证疗效、防止耐药、减少毒性、节约费用。

其他被认为对脓毒症休克治疗有效的措施包括血管活性药物的应用，首选去甲肾上腺素或多巴胺；心功能不全时选用正性肌力药多巴酚丁胺；糖皮质激素治疗，氢化可的松 300mg/d；重组人活化蛋白 C 治疗；Hb < 70g/L 时应输红细胞悬液使 Hb 达 70～90g/L，有外科手术或有创操作应输血小板悬液使血小板 > 50×10^9/L；有 ARDS 者给予无创或小潮气量（6ml/kg）机械通气治疗，平台压 ≤ 30cmH$_2$O，PEEP > 5cmH$_2$O；强化胰岛素治疗，血糖水平应控制在 < 8.3mmol/L；肾替代治疗；纠正代谢性酸中毒使 pH ≥ 7.15；预防深静脉血栓形成；使用 H$_2$ 受体拮抗药或质子泵抑制药预防应激性溃疡；选择性肠道净化治疗等。

3. 心源性休克　因缺血、炎症、毒素或严重心肌损伤等因素导致心肌坏死超过 40%，就发生心源性休克。心源性休克主要是泵衰竭；也可能因为巨大肺栓塞堵塞肺血管导致右心室后负荷增加，左心室充盈压障碍，肺栓塞也足以导致休克，并引起明显肺通气/灌注失调，产生顽固性低氧血症。本书中有相应的章节对心源性休克的治疗进一步阐述，在此不再赘言。

4. 过敏性休克　在急诊科经常可见到过敏性休克患者，如果抢救不及时，患者可很快死亡。常见的过敏原有药物、昆虫叮咬或食物等。过敏性休克是以 IgE 为介导对过敏原的速发性变态反应。其临床表现是多系统受损，包括皮肤、眼睛、呼吸系统、心血管系统和消化系统等。一般而言，过敏性休克诊断并不困难，有 80%～90% 的患者发生在 30min 内，但有小部分患者属于迟发性反应。过敏性休克的特点是：属于以 IgE 介导的变态反应；存在多器官损伤；通常和用药有关，大部分患者在使用药物期间发生；发热与其他症状不平行。

过敏性休克的治疗，首先应立即去除过敏原，给予肾上腺素（0.5mg 皮下注射或静脉注射）、糖皮质激素、抗组胺药物，快速液体复苏和吸氧是很关键的初始治疗。如果出现因为过敏反应导致心搏骤停，肾上腺素的用量应迅速递增。应注意的是，如果患者平时使用受体阻滞药，应用肾上腺素往往无效。对于存在声音嘶哑、舌体水肿或口咽肿胀的患者，推荐早期插管治疗，以解除呼吸道梗阻，保证气道通畅。治疗好转后需要对患者进行临床观察，因为部分患者在双相期内症状可能复发，两次发作间可能没有症状。有报道称发病后双相期可能长达 36h。

六、救护

（一）补充血容量，恢复有效循环血量

1. 专人护理休克患者，病情严重者置置于重危病室，并设专人护理。

2. 建立静脉通路　迅速建立 1～2 条静脉输液通道。

3. 合理补液　先输入晶体液，后输胶体液。

4. 记录出入量，输液时，尤其在抢救过程中，应有专人准确记录。

5. 严密观察病情变化。

（二）改善组织灌注

1. 休克体位　将患者头和躯干抬高 20°～30°，下肢抬高 15°～20°。

2. 使用抗休克裤，使血液回流入心脏，组织灌流。

3. 应用血管活性药物，可提升血压，改善微循环。使用时应注意监测血压，调整输液速度。

（三）增强心肌功能

心功能不全者，遵医嘱给予增强心肌功能的药物，并注意观察心率变化及药物的不良反应。

（四）保持呼吸道通畅

1. 观察呼吸形态，监测动脉血气，了解缺氧程度。

2. 避免误吸、窒息。

（五）预防感染

1. 严格执行无菌技术操作规程。

2. 遵医嘱全身应用有效抗生素。

（六）调节体温

1. 密切观察体温变化。

2. 保暖　休克时体温降低，应予以保暖，同时防止烫伤。室内温度以 20℃ 左右为宜。

3. 库存血的复温　输血前应将库存血复温后再输入。

4. 降温　感染性休克高热时，应予以物理降温。必要时采用药物降温。

（七）预防意外损伤

对于烦躁或神志不清的患者，应加床旁护栏，以防坠床；必要时，四肢以约束带固定于床旁。

第十章　急性肾衰竭救护

一、概念

急性肾衰竭是指肾功能在短时间（几小时至几天）内突然下降而出现的临床综合征，这种下降可发生于原来肾功能正常的患者，也可在原来慢性肾疾病的基础上肾功能突然急性恶化。急性肾衰竭主要表现为血肌酐和尿素氮升高，容量超负荷，电解质和酸碱平衡紊乱，以及全身各系统并发症。根据是否有尿量减少而分为少尿型肾衰竭、无尿型肾衰竭和非少尿型肾衰竭。

在临床和大多数教科书中，急性肾衰竭的概念往往是指急性肾功能的严重下降，包括严重氮质血症合并有少尿或无尿。近年来，人们认识到轻、中度的肾功能下降也有重要的临床意义，而急性肾衰竭这一概念难以准确反映肾功能损害早期的病理生理变化，因此，研究急性肾功能不全的专家们组成急性透析质量倡议工作组，提出急性肾损伤的概念作为原来急性肾衰竭的扩展与补充，并且提出了 RIFLE 的分级诊断标准。该诊断标准根据肾小球滤过率和尿量将急性肾损伤按轻重不同分为 3 级：肾功能不全的危险、肾损伤、肾衰竭。另外，根据肾功能的最终结局补充了两个诊断：肾功能丧失和终末期肾病。

二、临床表现

不同类型、不同分级和不同分期的急性肾衰竭其临床表现不尽一致，且常常混杂着原发致病因素的临床症状，仔细询问病史和体格检查不仅有助于诊断急性肾衰竭，而且有助于判断导致急性肾衰竭的原因。急性肾衰竭的临床表现主要包括尿量异常、容量超负荷、氮质血症、酸碱失衡、电解质紊乱。

1. 尿量异常　尿量减少是最常见的特征，不足 400ml/d 或 17ml/h。尿量不足 100ml/d 则定义为无尿状态。也有患者尿量不减少，甚至增多。

2. 容量超负荷　当患者尿量减少、出入量不平衡时，就可能出现容量超负荷的表现，如胸闷、气急、呼吸困难、高血压、双肺湿啰音等心力衰竭肺水肿症状，肢体、躯干等低垂部位凹陷性水肿，神志障碍等脑水肿症状。

3. 氮质血症　所有急性肾衰竭患者均出现氮质血症，即血肌酐、尿素氮水平增高。临床上可出现食欲缺乏、恶心、呕吐、腹胀、腹泻等消化系统症状，严重者可发生消化道出血。可出现意识障碍、躁动、谵妄、抽搐、昏迷等尿毒症脑病症状。可有出血倾向及轻度贫血现象。

4. 代谢性酸中毒　主要因为肾排酸能力减低，同时又因急性肾衰竭常合并高分解代谢状态，使酸性产物明显增多。

5. 电解质紊乱　肾排泄钾减少、酸中毒、组织分解过快是高钾血症的主要原因。在严重创伤、烧伤等所致横纹肌溶解引起的急性肾衰竭，有时每日血钾可上升 $1.0 \sim 2.0$ mmol/L 或以上；水潴留过多可引起稀释性低钠血症。此外，还可有低钙血症、高磷血症，但远不如慢性肾衰竭时明显。

三、辅助检查

1. 血液检查　有轻、中度贫血；血肌酐和尿素氮进行性上升，血肌酐每日平均增加 $\geq 44.2 \mu$mol/L，高分解代谢者上升速度更快，每日平均增加 $\geq 176.8 \mu$mol/L。血清钾浓度升高，常 > 5.5 mmol/L。血 pH 常 < 7.35。碳酸氢根离子浓度多 < 20 mmol/L。血清钠浓度正常或偏低。血钙降低，血磷升高。

2. 尿液检查　尿常规检查，尿蛋白多为 $+ \sim ++$，常以中、小分子蛋白为主。尿沉渣检查，可见肾小管上皮细胞、上皮细胞管型和颗粒管型及少许红细胞、白细胞等；尿比重降低且较固定，多在 1.015 以下，因肾小管重吸收功能损害，尿液不能浓缩所致；尿渗透浓度 < 350 mmol/L，尿与血渗透浓度之比 < 1.1；尿钠含量增高，多在 $20 \sim 60$ mmol/L；滤过钠排泄分数 $= [$（尿钠 × 血肌酐）/（血钠 × 尿肌酐）$] \times 100\%$，肾前性氮质血症 < 1，急性肾小管坏死 > 2。应注意尿液指标检查须在输液、使用利尿药、高渗药物前进行，否则会影响结果。

3. 影像学检查　肾和尿路超声显像对排除尿路梗阻和慢性肾功能不全很有帮助，而肾超声多普勒则有助于探查肾血流的状况。必要时 CT 等检查显示是否存在着与压力相关的扩张，如有足够的理由怀疑由梗阻所致，可做逆行性或下行性肾盂造影。X 线检查或放射性核素检查对检查血管有无阻塞有帮助，但要明确诊断仍需行肾血管造影。

4. 肾活检　是重要的诊断手段。在排除了肾前性及肾后性原因后，没有明确致病原因（肾缺血或肾毒素）的肾性急性肾衰竭都有肾活检指征。这些包括肾小球肾炎、系统性血管炎、急进性肾炎及急性过敏性间质性肾炎。

四、诊断及鉴别诊断

根据原发病因，肾功能进行性减退，结合相应临床表现和实验室检查，对急性肾衰竭一般不难做出诊断。肾功能进行性减退一般是以血肌酐的绝对或相对值的变化为判断依据，如血肌酐绝对值每日平均增加 44.2 ～ 88.4μmol/L；或在 24 ～ 72h 血肌酐值相对增加 25% ～ 100%。

为了细化急性肾衰竭的诊断和鉴别诊断，应强调鉴别下面 4 个关键问题。

1. 急性肾衰竭还是慢性肾疾病基础上急性恶化慢性肾病，可从存在贫血、尿毒症面容、肾性骨营养不良症、神经病变和双侧肾萎缩等得到提示。

2. 肾前性少尿或氮质血症，还是急性肾小管坏死性少尿或氮质血症

（1）补液试验：发病前有血容量不足、体液丢失等病史，体格检查发现皮肤和黏膜干燥、低血压、颈静脉充盈不明显者，应首先考虑肾前性少尿，可试用输液（5% 葡萄糖溶液 200 ～ 250ml）和注射利尿药（呋塞米 40 ～ 100mg），以观察输液后循环系统负荷情况。如果补足血容量后血压恢复正常，尿量增加，则支持肾前性少尿的诊断。低血压时间长，特别是老年人伴心功能欠佳时、补液后无尿量增多者应怀疑过长时间的肾前性氮质血症已过渡为急性肾小管坏死。

（2）血浆尿素氮与肌酐（BUN/Cr）的比值：正常为（10 ～ 15）:1。肾前性少尿时由于肾小管功能未受损，低尿流速率导致肾小管重吸收尿素增加，使肾前性少尿时血浆 BUN/Cr 不成比例增加，可达 20:1 或更高。BUN/Cr 比值增加应注意排除消化道出血及其他应激伴有的尿素氮产生增多。而急性肾小管坏死患者因肾小管重吸收尿素氮的能力下降，该比值＜（10 ～ 15）:1。

3. 是否排除了尿路梗阻　尿路梗阻患者常有结石、肿瘤、前列腺肥大等病史。突然发生尿量减少或与无尿交替；肾绞痛，肋腹或下腹部疼痛；肾区叩击痛阳性，如膀胱出口处梗阻，则膀胱区因积尿而膨胀，叩诊呈浊音均提示存在尿路梗阻的可能。超声显像和 X 线检查等可帮助确诊。

4. 是否存在肾实质性疾病　肾实质性疾病可见于急进性肾小球肾炎、急性间质性肾炎，以及全身性疾病的肾损害如狼疮肾炎、过敏性紫癜性肾炎。肾病综合征偶亦可引起。此外，系统性血管炎、微血管病如溶血尿毒症综合征、恶性高血压及产后急性肾衰竭等也会引起，通常根据各种疾病所具有的特殊病史、临床表现、化验异常及对药物治疗的反应便可做出鉴别诊断。肾活检常可帮助鉴别。

五、治疗

急性肾损伤总体治疗原则是消除诱因、促进肾恢复、防治并发症、降低病死率。具体而言，RIFLE 分级中"危险"时期，应消除诱因、明确诊断、保护肾；"损伤"时期，应尽早实施血液净化治疗，预防并发症的发生；"衰竭"时期，应积极血液净

化治疗，有效治疗各种并发症，减少病死率；"丧失"时期，应避免再次出现各种诱因，积极治疗原发病，促进肾修复；"终末期肾病"时期，应定期血液净化治疗或实施肾移植。

1. 纠正可逆病因，预防额外损伤　急性肾衰竭首先要纠正可逆的病因。对于各种严重外伤、心力衰竭、急性失血等都应进行治疗，包括输血、等渗盐水扩容、处理血容量不足、休克和感染等。应停用影响肾灌注或肾毒性的药物。

应用小剂量多巴胺（每分钟 0.5 ～ 2μg/kg）可扩张肾血管，增加肾血流量以增加尿量，但循证医学没有证据表明其在预防或治疗急性肾衰竭上有效。由于使用小剂量多巴胺也会增加包括心律失常、心肌缺血、肠缺血和抑制垂体激素分泌的危险，故临床上不应常规使用。

呋塞米（速尿）是公认的有效药物，它能扩张肾血管，降低肾内血管阻力，增加肾皮质血流量，静脉注射 5min 后起效，维持 6h。关于剂量问题，目前无定论，根据医师经验而定，一般认为单次剂量超过 80mg 并不能增加利尿效果，过大剂量可致恶心、呕吐、永久性耳聋及肾间质损害等。

2. 维持体液平衡　在少尿期，应限制补液量，量出而入，每日补液量应为显性失液量加上非显性失液量减去内生水量。由于非显性失液量和内生水量估计常有困难，每日大致入液量，可按前一日尿量加 500ml 计算。发热患者只要体重不增加可适当增加入液量。在多尿期，应注意液体和电解质的及时补充。

3. 防治高钾血症　血钾＞ 6.5mmol/L，心电图表现为 QRS 波增宽等明显的变化时，应予以紧急处理。

（1）钙剂（10% 葡萄糖酸钙 10ml）稀释后静脉缓慢（5min）注射。

（2）2.5% 碳酸氢钠 100 ～ 200ml 静脉滴注，以纠正酸中毒并同时促进钾离子向细胞内流动。

（3）50% 葡萄糖溶液 50ml 加普通胰岛素 10U 缓慢静脉注射，可促进糖原合成，使钾离子向细胞内移动。

（4）口服离子交换（降钾）树脂（15 ～ 30g，3/d）。

以上措施无效时，血液净化是最有效的治疗。

4. 处理代谢性酸中毒　应及时治疗，如碳酸氢根低于 15mmol/L，可选用 5% 碳酸氢钠 250ml 静脉滴注。对于严重酸中毒患者，应立即开始透析。

5. 处理容量过负荷　可先尝试用利尿药冲击，若无效，应积极采用透析和超滤治疗。

6. 抗感染　感染是常见并发症，也是死亡的主要原因之一。应尽早使用抗生素。

根据细菌培养和药物敏感试验结果选用对肾无毒性或毒性低的药物，并按内生肌酐清除率调整用药剂量。

7. 血液净化疗法　血液净化的目的：①尽早清除体内过多的水分、毒素。②纠正高钾血症和代谢性酸中毒以稳定机体的内环境。③有助于液体、热量、蛋白质及其他营养物质的摄入。④有利于肾损伤细胞的修复和再生。⑤清除过量的炎症介质。

急性肾损伤时血液净化的适应证包括：少尿或无尿 2d 以上；出现尿毒症症状，且非手术治疗无效；肌酐清除率下降 50% 以上或在原肾功能不全的基础上又下降超过 15%，血肌酐 > 442mmol/L；血钾 ≥ 6.5mmol/L；难以纠正的代谢性酸中毒；出现肺水肿、脑水肿等症状。

急性肾损伤的血液净化治疗方式包括：腹膜透析；血液透析，主要指间歇血液透析；血液滤过和血液透析滤过；持续性肾替代治疗，对于重症患者，最常用的是持续性静脉 - 静脉血液透析滤过；血浆吸附和血浆置换。

各种血液净化方式存在各自的利弊：①间歇血液透析应用最为广泛，对小分子毒素具有高效清除作用，但对中、大分子清除差，无明显清除细胞因子等炎症因子作用；需要建立血液通路和全身抗凝；对患者血流动力学要求较高、影响较大；而且治疗过程中产生的低血压也可延缓急性肾损伤患者肾功能的恢复。因此，间歇血液透析不适合应用于伴有严重并发症（脓毒血症、休克、ARDS、MODS 等）的急性肾损伤患者。②持续性肾替代治疗具有对患者血流动力学的要求和影响很小、溶质清除效率较高、有利于水和电解质的管理、可提供充分的营养支持、对细胞因子等炎症因子具有一定的清除作用等优点，是目前治疗并发严重合并症的急性肾损伤的主要治疗方式。但治疗时间长，需在监护下进行，对意识清晰的患者将带来很大的身体和精神上的痛苦，医疗费用过高。有关急性肾衰竭的肾替代治疗方法，至今尚无足够的资料提示间隙性血液透析好还是持续性肾替代治疗更好，但在血流动力学不稳定的患者使用后者较为安全。

六、护理

1. 急性肾衰竭是急危重病之一，故应做好心理疏导，给患者以必要的心理支持，疾病相关知识指导，以减轻患者的不安情绪和恐惧感。

2. 急性肾衰竭的诊断确立后，应绝对卧床，以减轻肾负担。

3. 保持环境安静，温度、湿度适宜。做好病室的清洁。

4. 准确记录尿量，监测体重变化。

5. 急性肾衰竭少尿期应严格控制入水量，每日进水量应约为前 1 日排出量加 500ml。

6. 应给予患者高热量、高维生素、低盐、低蛋白、易消化饮食。

7. 加强对疾病的观察

（1）注意观察尿量、色、质，少尿期应每小时测量尿量，严格记录；尿失禁、昏迷患者可插尿管、接尿袋，以利标本观察、收集、化验。

（2）监测血钾，血钾高于正常值时，应禁食含钾高的食物，如橘子、香蕉、蘑菇、山楂、枣等，并密切注意患者心律、心率的变化。

（3）监测生命体征，尤其注意血压变化，如出现高血压应及时采取措施。

（4）需透析治疗的患者，按血液透析或腹膜透析的护理常规进行护理。

8. 遵医嘱给予利尿药、脱水药。注意大剂量静脉注射利尿药如呋塞米时可产生耳鸣、面红等不良反应，应注意注射速度不宜过快；并注意观察用药效果。

9. 积极预防、控制感染。满足患者基本生活需要，做好晨间护理，积极预防皮肤、口腔黏膜感染。

10. 多尿期应防止出现电解质紊乱，注意营养物质的补充。

11. 禁用库存血，需大量输血时应使用新鲜血。

第十一章　心脑肺复苏

复苏学是研究导致机体氧输送突然停止或接近停止的病理状态的流行病学、病理生理、发生机制和急救治疗的一门科学。它是急救医学的首要课题，也是危重病领域的一个重要课题。对于心脏停搏所致的全身血液循环中断、呼吸停止、意识丧失等所采取的旨在恢复生命活动的一系列及时、规范、有效的急救措施总称为心肺脑复苏。数十年来全世界医学界不遗余力地在动物实验和临床实践中总结经验，改进抢救技术，复苏的成功率有所提高，但整体成效仍不容乐观。

在发病地点没有及时复苏的患者在急诊室复苏成功的可能性微乎其微。46% 的患者在发病地点死亡，另外 16% 的患者被送到急诊室后很快被宣布死亡。心脏停搏的患者在现场和转运时是否施行生命支持的复苏术是决定预后的重要因素。心肺脑复苏技术已在全球普遍开展培训教育，尤其在发达国家已渗透到社区及家庭。

一、心脏停搏与心源性猝死

心脏停搏（cardiac arrest，CA），是指各种原因引起的心脏突然停止搏动，丧失泵血功能，导致全身各组织严重缺血、缺氧，若不及时处理，会造成脑及全身器官组织的不可逆性损害而导致死亡，是临床上最危急的情况。心源性猝死（sudden cardiac death，SCD）的定义是：在急性症状发生后 1h 内，以意识骤然丧失为特征，由心脏原因导致的自然死亡。SCD 可发生在一个相对稳定的心脏病（或尚未发现有心脏病）患者身上，且死亡的时间和方式是不可预期的。特点是在"自然的""骤然发生""快速"和"不可预期的"。

心脏停搏与心源性猝死常被混淆为同义词，这是不对的，应将二者区分。因为死亡是所有生物学功能不可逆转的停止，猝死是不能死而复生的。而心脏停搏并不代表死亡，通过紧急的治疗干预有逆转的可能，甚至不遗留任何后遗症。当患者突发心脏病症状，导致心搏、呼吸停止，此时如果及时进行心肺脑复苏使患者复苏过来，可以称心脏停搏；如果心肺脑复苏没有成功，即可称为心源性猝死。

心脏停搏在某种程度上可分为 3 类，即心室颤动、无脉电活动和心室停搏。这三者出现之一，都可以称心脏停搏。但是这三者是有区别的。心室颤动可以用电除颤救治；而无脉电活动和心室停搏是不可以电除颤解决。但是这 3 种类型都可以进

67

行心肺脑复苏。

目前专家一致认为室颤性心脏停搏后复苏存活最重要的预测因素有 5 点。

1. 心脏停搏是否被目击。

2. 开始心肺脑复苏的时间。

3. 开始除颤的时间。

4. 开始进一步生命支持的时间。

5. 心脏停搏的最初心电图表现，原发性心室颤动预后较好，心室停搏、无脉电活动预后极差。较早实行电除颤可以明显改善心脏停搏患者的预后。其理由如下。

（1）院外心脏停搏患者动态心电图监测显示 90% 以上为心室颤动。

（2）电除颤是终止心室颤动最有效的方法。

（3）随着时间的推移，成功除颤的机会迅速下降，如能在心脏停搏 1min 内电除颤存活率达 90%，4 ～ 6min 除颤存活率为 50%，每延迟 1min 除颤，除颤成功率降低 7% ～ 10%。

（4）心室颤动如不及时去除可在短时间内转为心室静止。因此，为了增加早期除颤的机会，尽量缩短除颤时间，体表自动除颤器（automatic external defibrillator，AED）应运而生。有研究报道，对院外目击心脏停搏患者心室颤动的处理，在 3 ～ 5min 提供立即心肺脑复苏和除颤，已经取得高达 49% ～ 75% 的存活率。最近应用 AED 的 7 个前瞻性荟萃研究显示，与单纯基础生命支持（BLS）比较，早期 AED 使用可明显提高存活率。

需要强调的是心肺脑复苏术针对的是"心脏停搏"，任何慢性病患者在死亡时，心脏都要停搏，这应称之为"心脏停搏"，而非"骤停"。如晚期肿瘤或各种慢性消耗性疾病致死的患者，心脏停搏是必然结果，这类患者当然不是心肺脑复苏急救的对象。而由于各种原因所致的意外的心脏停搏，患者虽处于"临床死亡"状态，但经过积极抢救，仍存在复苏并恢复健康生活的希望，"时间就是生命"在心肺脑复苏中得到最恰当的诠释。

二、心肺脑复苏的技术与方法

1992 年，美国心脏病协会（AHA）首先引入了"生存链"的概念来描述心脏停搏患者复苏时间的重要性。生存链中的任何一个环节的失败都可能会减少复苏成功的可能性。如 AHA 所述，生存链主要包括 4 个环节：①早期启动应急医疗服务体系（emergency medical service system，EMSS）；②早期基础生命支持；③早期电除颤；④早期高级生命支持。许多学者有时也把早期的事件发生前预防和事件发生后的治疗归入其中。

（一）生存链

1. 早期启动 EMSS　患者突然意识丧失，早期目击者在对其呼喊发现没有反应之后，应立即拨打急救电话寻求帮助，专业急救人员及时到来后应即刻进行心肺脑复苏。对于成年患者，在开放气道和确认昏迷后，首先拨打急救电话。在社区环境下，也应立即拨打急救电话。在医院内，应立即启动医院急救程序。早期启动急救系统可以大大减少除颤延误的时间。而快速、准确地对心脏停搏做出诊断，对早期启动 EMSS 至关重要。

（1）在现场，有 4 条简单的判断可以确定患者有无心脏停搏：患者突然神志丧失；颈动脉或股动脉等大动脉的搏动丧失；呼吸停止；瞳孔逐渐散大。

（2）外伤时判断心脏停搏，主要视呼吸是否停止，特别是大的动脉搏动是否消失。另外，要特别注意创伤抢救时，患者原出血的伤口，突然出血停止或出血的颜色由鲜红色转变为暗紫色。

（3）手术过程中，心电监护仪忽然不能测得血压和脉搏；手术时突然大动脉搏动丧失，或者出血的颜色转变为暗红色，或者伤口不再出血；胸科医师突然发现心脏停止搏动。

（4）在院内判定心脏停搏时，不要等待心电图检查，因为心电图检查最快也要等 2～3min 才能出结果；也不要刻意通过听心音来判断心脏停搏。

2. 早期基础生命支持　当发现患者没有意识后，立即启动急救系统，同时返回，给予患者基础生命支持，等待支援人员的到来。尽量选定一个位置既可以确保无须移动患者，又可使患者呼吸通畅及便于胸外按压。患者身下的地面应平坦而坚实，或在背部放置木板等以保证心脏按压有效进行。除颤器通常放在患者的左边，贴近患者的耳旁。

（1）A——开通气道：使用仰头抬颏法来开放患者的气道。施救者将一只手放在患者前额，用手掌把额头用力向后推，使头部向后仰，另一只手的示指、中指两指放在下颏骨处，向上抬颏，使下颌尖、耳垂的连线与地面呈垂直状态，以通畅气道。

如果怀疑颈椎损伤，应该采用托颌手法开放气道。然而，如果托颌手法无法开放气道，则应采用仰头抬颏手法，因为在心肺脑复苏中维持有效的气道保证通气是最重要的。

需要检查呼吸道内有无异物、分泌物、血液以及呕吐物等。如果存在，必须尽快将这些物体清除。最简单的办法就是将其头部侧偏，使口腔内的流体流出口腔。或者用手将异物抠出。

（2）B——人工呼吸：在维持气道开放的前提下，通过向下看患者的胸壁是否伴随呼吸上下起伏，同时用耳朵贴近患者的口旁听和感觉是否有气流通过来评估呼吸，整个评估过程不能超过 10s。如呼吸停止，立即给予 2 次人工呼吸，每次超过 1s，包括口对口、口对面罩、球囊面罩通气。如果通气有效，可见到胸廓膨隆。如果已经有人工气道（如气管插管、食管气管联合式导气管或喉罩），并且有 2 人进行心肺脑复苏，则每分钟通气 8～10 次，不用呼吸与胸外按压同步。在人工呼吸时，胸外按压不应停止。急救人员应熟练掌握各种通气技术。①口对口人工呼吸。打开患者的气道，捏住患者的鼻孔，形成口对口密封状。每次吹气超过 1s，然后"正常"吸气（不是深吸气），再进行第 2 次吹气。推荐"正常"的吸气而不主张深吸气主要是防止救助者的头晕发生。人工呼吸最常见的困难是开放气道，所以，如果患者的胸廓在第 1 次人工呼吸时没发生起伏，应再采用仰头抬颏手法打开气道，行第 2 次吹气。②球囊面罩通气。球囊面罩人工呼吸是一种需要相当培训才能完成的技术。救助者单人使用球囊面罩通气装置时，应同时完成提下颏动作，将面罩紧扣在患者面部，挤压球囊。救助者必须同时观察每次呼吸的胸廓起伏情况。由 2 个经过正规培训并有经验的救助者来实施球囊面罩人工呼吸是最有效的。一人开放气道，扣紧面罩，另一人挤压球囊。2 个人都应观察胸廓起伏情况。救助者应使用 1 个成年人球囊（1～2L）以便于能给予足够的潮气量使得胸廓起伏。如果气道开放并且没有漏气（如面罩和面部密闭良好），每次挤压的容量应为 1L 球囊的 1/2～2/3，或 2L 球囊的 1/3。如果患者没有人工气道，救助者实施心肺复苏的每个周期应是 30 次胸外心脏按压和 2 次人工呼吸。单人救助者进行人工呼吸时，每次呼吸超过 1s，但暂停心脏按压时间不应过长。医务人员应尽可能使用氧气（浓度为 40%，最小流量为 10～12L/min）。理想的球囊应连接 1 个贮氧袋，可以提供 100% 的氧气。③环状软骨压迫法。用力压迫患者的环状软骨，向环状韧带压迫，使气管后移压住食管开口，以减轻胃胀气致胃内容物反流和误吸的危险。只有在患者意识丧失时才应用此法。而且，只有 2 人或 3 人心肺脑复苏时才能用此法，即 1 人通气，1 人胸外按压，1 人按压环状软骨。具体操作如下：示指寻找并固定甲状腺韧带（喉节），示指沿甲状腺韧带茎部下滑并触及环状软骨下缘，拇指和示指用中等力量把环状韧带向脊柱方向后压。

（3）C——胸外心脏按压：通过检查颈动脉的搏动来评估循环。颈动脉位于气管的外侧，检查其搏动至少 10s，如果搏动存在，每 4～5s 持续给予 1 次通气，如果搏动消失，立即给予胸外心脏按压。胸外心脏按压的部位在胸骨下半部，两乳头之间。将一只手掌跟部贴在患者两乳头之间的胸骨上，另一手掌重叠放在这只手背上，确保手掌根部横轴与胸骨长轴方向一致，保证手掌全力压在胸骨上，可避免发生肋骨骨折，不要按压剑突；无论手指是伸直，还是交叉在一起，都不应离开胸壁。

抢救人员的膝部应尽可能地靠近患者，抢救者的肩、肘和手掌的根部应该与患者的胸骨呈垂直线。肘关节应保持固定，对正常形体的患者，按压幅度为 4 ～ 5cm，为达到有效的按压，可根据患者体形大小增加或减少按压幅度，最理想的按压效果是可触及颈动脉或股动脉搏动。但按压力量以按压幅度为准，而不仅仅依靠触及脉搏。按压应有节律，按压与放松的时间应是相等的，按压手始终不应离开胸壁。按压频率为 100 次 /min。如果给予患者气管插管，按压与通气的比例应该是 30∶2。一旦气道被建立，通气和胸外按压不应同步进行。

　　为了防止按压者疲劳和按压质量与频率下降，每 2min 更换按压者。在按压中要尽可能减少中断按压的时间，尽量不超过 10s。

　　基础生命支持的并发症：通气最主要的并发症是胃扩张。强迫进入胃内的空气会导致胃膨胀，胃内容物反流，减少肺的容积，降低胸外心脏按压的有效性，并可引起吸入性肺炎。胸外按压的并发症较多，包括肋骨骨折、气胸、血胸、肺挫伤、心包积血、心脏压塞、肝脾破裂等，但只要遵循正确的操作方法，是可以大大减少的，甚至能避免的。

　　气道异物梗阻的清除：气道异物梗阻的识别是关键，应与其他情况鉴别，包括昏迷或其他可能引起突然呼吸抑制、发绀或意识丧失的情况。异物可能引起或轻或重的气道梗阻。救助者应该在窒息患者出现严重气道梗阻症状时采取措施。这些症状包括低气体交换和呼吸费力，例如无声的咳嗽、发绀，或无法说话与呼吸。患者可能会抓住颈部，努力表明窒息的体征。应该立刻询问，"你呛着了吗？"如果患者点头示意"是"但不能说话，即表明非常有可能是严重的气道梗阻。

　　当气道异物引起严重的气道梗阻症状时，救助者必须立刻清除异物。如果患者为轻微的梗阻，会用力地咳嗽，救助者不要对患者的自主咳嗽和呼吸进行干预；如果梗阻的症状严重，应尝试清除异物；如咳嗽变得安静，呼吸困难加重并伴有喘鸣，开始失去反应，应立刻启动 EMS 系统。

　　有关窒息的临床资料很多都是回顾性的，缺乏对照的。病例报道显示对成年人或 1 岁以上儿童窒息患者采取用力叩背、腹部冲击（Heimlich 法）和胸部冲击是方便而有效的。但是一项 229 例窒息病例报道表明，接近 50% 的气道梗阻用单一的技术不能解除，联合使用上述 3 种方法成功率比较高。

　　腹部冲击法（即 Heimlich 法）适用于意识清醒的哽噎患者。急救者站在患者身后，双臂环绕着患者腰部，一手握拳，握拳的拇指侧紧抵患者腹部，位置处于剑突下脐上的腹中线部位，用另一手抓紧拳头，用力快速向内、向上冲击腹部，并反复多次，直到把异物从气道内排出来。腹部冲击法也可以通过患者自己将腹部顶在椅背上得以完成。但是 < 1 岁的婴幼儿不推荐使用腹部冲击法，因为可能导致其损伤。

胸部冲击法应用于患者比较肥胖，救助者无法环抱其腹部。如果窒息患者处于妊娠晚期，应采用胸部冲击法。

3. 早期电除颤　早期除颤对于救活心脏停搏患者至关重要，因此除颤联合心肺脑复苏术称为关键性联合。电除颤是对心室颤动时的一种干预方法。当一定水平的能量经过心肌细胞时，心室发生除极，这给予窦房结或其他起搏点重新恢复节律的机会。如果条件允许的话，患者在心脏转复之前应给予充分的镇静和镇痛。电极板位置分别置于右胸上部锁骨下区域和左乳头外侧腋前线胸壁即心尖区。

（1）除颤波形和能量选择：波形表示着除颤器 2 个电极板之间的能量的流动。单向波是指能量向一个方向流动，老式的除颤器一般都是单向波。而双向波是指能量向一个方向流动然后再返回，可以利用较少的能量即可完成 1 次除颤，因此需要更少的电池，这个技术被应用到自动体外除颤。同单向波相比，双向波在同样的除颤能量下对心肌损伤更小，但这并没有在临床试验中得以证实。

如果使用单向波除颤仪，则所用电击能量均应为 360J。如果 1 次电击就终止心室颤动，但后来又出现心脏停搏，那么以后的电击应选择先前成功除颤的能量值。

现已明确，采用双向波除颤仪进行除颤时，低能量和高能量都是有效的，然而，由于不同除颤仪在波形和电击成功方面存在着差异，因此仍不能为所有设备的首次和后续电击能量水平给出一个确定的标准。建议在采用双向方形波首次电击时可选择 150 ~ 200J，或者采用直线双向波第 1 次除颤时选择 120J。

（2）自动体外除颤：自动体外除颤器（automated external defibrillator，AED），是一种便携式、易于操作，稍加培训既能熟练使用，专为现场急救设计的急救设备。从某种意义上讲，AED 不仅是一种急救设备，更是一种急救新观念，一种由现场目击者最早进行有效急救的观念。AED 有别于传统除颤器，可以经内置电脑分析和确定发病者是否需要予以电除颤。在除颤过程中，AED 的语音提示和屏幕显示使操作更为简便易行。AED 非常直观，对多数人来说，只需几小时的培训便能操作。美国心脏病协会（AHA）认为，学用 AED 比学心肺脑复苏（心肺脑复苏）更为简单。这使无论哪类的急救人员（急诊医师、消防人员、警察等）都可以使用自动体外除颤器成为现实。许多资料表明，随着 AED 的使用，医院内复苏成功率得到明显提高。

AED 使用步骤：①开启 AED。打开 AED 的盖子，依据视觉和声音的提示操作（有些型号需要先按下电源）。②给患者贴电极。在患者胸部适当的位置上，紧密地贴上电极。通常而言，两块电极板分别贴在右胸上部和左胸左乳头外侧，具体位置可以参考 AED 机壳上的图样和电极板上的图片说明。也有使用一体化电极板的AED，如 ZOLL AED Plus。③将电极板插头插入 AED 主机插孔。④开始分析心律，在必要时除颤。

按下"分析"键（有些型号在插入电极板后会发出语音提示，并自动开始分析心率，在此过程中请不要接触患者，即使是轻微的触动都有可能影响 AED 的分析），AED 将会开始分析心率。分析完毕后，AED 将会发出是否进行除颤的建议，当有除颤指征时，不要与患者接触，同时告诉附近的其他任何人远离患者，由操作者按下"放电"键除颤。

（3）公众启动除颤：随着 AED 的成功使用，公众启动除颤的概念也逐渐被提出。AED 应放置在那些心脏病高发的地点，如运动场、商店、飞机场等。一般来说，放置 AED 的地方应符合以下条件，即心脏停搏事件的发生率预计为 1 次 /5 年；求救 EMS 后，急救人员 5min 内无法到达现场；社区 EMS 系统内经培训的非专业救护人员，能在收到呼救后 5min 内赶到现场，判断心脏停搏情况，拨打急救电话，并能实施心肺脑复苏和电除颤。公众使用 AED 的优点远远大于由于使用错误所带来的副作用。AED 的失效主要继发于缺乏维护。许多 AED 的生产商已经建立了日常自检功能来减少这一风险。公众启动 AED 除颤需要医疗指导。

4. 早期高级生命支持　如果患者对于最初的心肺脑复苏和电除颤没有任何反应，应该需要进一步的治疗。随着早期的治疗的成功，恢复窦性心律的患者仍然需要进一步的治疗（高级生命支持）来进一步改善其预后。

（1）高级气道处理：高级气道技术主要包括气管内插管、喉或面罩气道的使用、双腔管的使用。气管内插管是开放气道最好的方法；然而，气管插管仅仅可以由有经验的熟练操作者进行。插管的位置也应由呼气末 CO_2 检测仪、食管检测仪或更多的技术确定。操作者应选择合适型号的气管插管，由于喉镜常常不能很好地暴露声门，在气管插管时经常遇到困难，可通过伸屈颈部和抬头寻找暴露声门的最佳位置。当患者气道不能开放或者不能应用球囊面罩通气，有经验的操作者应立即实施气管切开术。

（2）药物治疗：复苏用药首选静脉给药，在理论上应选择离心脏近的中心静脉，主要原因是中心静脉穿刺成功率高，给药进入心脏时间更短，但中心静脉穿刺可能会中断心肺脑复苏，因此在大多数复苏时不必中心静脉注射。成年人周围给药比中心静脉给药时的药物峰浓度更低、循环时间更长，但周围静脉通道建立时不必中断心肺脑复苏。如果从周围静脉注射复苏药物，则应在用药后再静脉推注 20ml 液体，给药后抬高肢体 10 ～ 20s 有助于药物更快到达中心循环。

骨内中空的未塌陷的静脉丛，能起到与中心静脉给药相似的作用。以儿童和成年人为对象的两个前瞻性试验和 6 项其他试验资料表明，骨内给药对液体复苏、药物输送、血标本采集是安全有效的，而且对各年龄组均可行。如果静脉通道无法建立，可以考虑骨内注射。

肾上腺素、阿托品和利多卡因可通过气管内使用，但最佳气管用药剂量未知，建议是静脉用量的 $2 \sim 2.5$ 倍。①肾上腺素。肾上腺素是 α 和 β 受体激动药。到目前为止，仍为最重要的心脏复苏药物。肾上腺素的优势主要是它的 α 肾上腺素能效应能在心肺脑复苏时增加冠脉和脑的灌注压，另外其 β 肾上腺素能效应可增加心肌耗氧和减少心内膜下心肌灌注，但可增加心率、心肌收缩力和传导速度，使心室颤动波更易于电除颤成功，因此 β 肾上腺素能效应尚存争议。②血管加压素。人血管加压素含有精氨酸，又称精氨酸加压素（arginine vasopressin，AVP），是天然的内源性激素。它是一种已知的抗利尿激素，也是一种非肾上腺素能周围血管升压药物，能引起皮肤、骨骼肌、空腔器官血管的持续收缩，但很少引起冠状动脉、脑、肾血管的收缩。在经心肺脑复苏后存活患者的血中内源性 AVP 浓度要比未存活者高，该结果提示在心脏停搏复苏时外源性 AVP 可能有益。③去甲肾上腺素。去甲肾上腺素主要是 α 受体激动效应，但同样也具有许多 β 受体激动作用。低剂量可产生 β 受体激动效应，使心肌收缩力增加，但升高心率不明显；大剂量时具有 α 受体兴奋作用，导致动静脉血管收缩。④胺碘酮。胺碘酮主要是 Ⅲ 类抗心律失常药物（钾离子通道阻断），但是它也有许多 Ⅰ 类（钠离子通道阻断）、Ⅱ 类（β 受体拮抗）和 Ⅳ 类（钙离子通道阻断）抗心律失常药物的特性。⑤多巴胺。多巴胺属于儿茶酚胺类药物，是去甲肾上腺素的化学前体，既有 α 受体又有 β 受体激动作用，还有多巴胺受体激动作用。大剂量的多巴胺很少被应用，如果要升高血压以保持最佳的灌注压，可以考虑多巴胺和肾上腺素。⑥多巴酚丁胺。多巴酚丁胺主要是 β1 受体激动和少许的 β2 受体激动或者 α 受体激动效应，其主要特点是增加心肌收缩力和心排血量。对于收缩压低于 $70 \sim 100mmHg$ 和无征象休克的患者，它是主要的选择。⑦阿托品。阿托品具有拟副交感神经作用，应用于逆转胆碱能性心动过缓、血管阻力降低、血压下降。可治疗窦性心动过缓，并对发生在交界区的房室传导阻滞或室性心脏停搏、无脉性电活动可能有效。对于缓慢心律失常，给药剂量是 $0.5 \sim 1mg$ 静脉注射，对于无脉的电活动 $1.0mg$ 静脉注射，均可在 $3 \sim 5min$ 重复给药，总剂量为 $3mg$。⑧利多卡因。利多卡因是 ⅠB 类抗心律失常药物，主要治疗室性心律失常，包括稳定和不稳定的。它具有相对弱的减慢传导的特性，在常规剂量下对心室肌收缩影响小。⑨溶栓药。已证明或高度怀疑由肺动脉栓塞导致人心脏停搏时，成年人患者考虑用溶栓药。对其他原因所导致的心脏停搏，无足够的资料支持或拒绝使用溶栓药。

（3）脑复苏措施：使患者恢复正常的脑功能和其他器官功能是心肺脑复苏的基

本目标。在恢复自主循环阶段，脑组织在经过最初短暂的充血后，由于微循环障碍，脑血流量下降（无复流现象），即使脑灌注压正常亦可发生。对无知觉患者应维持正常的或轻微增高的平均动脉压，降低增高的颅内压，以保证最好的脑灌注压。因为高温和躁动可以增加需氧量，所以必须考虑亚低温治疗以治疗高热。一旦发现抽搐，必须立即采用抗惊厥药加以终止和控制。①亚低温治疗。实验和临床均已证实 $32 \sim 34℃$ 全身亚低温有益于脑复苏。亚低温治疗的作用机制可能与降低大脑氧代谢率、减轻再灌注损伤、降低颅压、减轻脑水肿、延缓 ATP 耗竭等有关。正常脑组织中，脑温度 $> 38℃$ 时，每降低 $1℃$，脑氧代谢率（$CMRO_2$）减少 6%；轻度低温能抑制许多与再灌注损伤相关的化学反应：包括自由基的产生、兴奋性氨基酸的释放、造成线粒体损害和细胞凋亡的钙离子内流、DNA 损伤和炎症反应等，这些反应可导致海马和小脑等缺血易损区神经元死亡。但亚低温治疗也可能产生不良反应，如心律失常、周围血管阻力增加、高血糖、肺炎和凝血障碍等。国内外学者推荐头部降温的关键时刻是脑缺血缺氧的最初 10min。一般采用外部降温法，其方法简单易行但降温速度较慢，如冰帽、降温毯，或在腹股沟、腋下和颈部放置冰袋，以及用湿毛巾湿敷或风扇等。最近研究提示，用 30min 静脉输注 $4℃$ 的类晶体 30ml/kg 能显著降低体温而不引起肺水肿。腹膜和胸膜灌洗也可以降温。尽早开始亚低温治疗能改善心脏停搏患者的预后。②抗凋亡治疗。2003 年德国学者 Vogel 等用 p35 转基因鼠进行心肺脑复苏实验，发现 p35 蛋白表达（一种广谱 caspase 抑制剂）能提高大鼠存活率（85%，对照组 52%）。③溶栓。恢复自主循环（ROSC）后溶栓治疗可能会改善脑微循环灌注。对除颤无效或不稳定的心脏停搏，使用溶栓已引起临床关注。④电刺激。德国学者 2004 年用电刺激治疗复苏后脑损伤 2h 的大鼠，发现 48h 后海马损伤区域明显减少。

（二）复苏后的稳定治疗

复苏后的治疗重点应放在恢复重要器官的有效灌注上。多项大型临床研究表明，大多数经心肺脑复苏恢复自主循环的患者死于 72h 内。这暴露了复苏后管理的缺陷。绝大多数心脏停搏患者存在冠状动脉疾病，但我们一直缺乏标准化的措施来解决这一根本问题。

心脏停搏患者自主循环恢复（ROSC）后，需要持续性的评估和处理。首要需要收集的资料包括患者的病史、潜在的状况和近期的身体状况。患者病史的收集主要来源于患者的朋友、家人、目击者和院前急救人员。从病史和物理检查来评估患者心脏停搏前的身体状况。通过体格检查、实验室和放射学检查和持续的血流动力学检测来评估患者的状况。常规的复苏后检查包括全血分析、电解质、葡萄糖、心肌酶谱、动脉血气分析、血乳酸和胸部 X 线片等。进一步的检查可能包括超声心动、肺动脉造影、心脏导管造影和计算机断层摄影术等。首要的治疗措施是保证血流动力学的稳定，这个环节最主要的目标是恢复外周器官，特别是肾和脾的足够灌流。液体复苏时需要监测尿量、血压、心率，有条件时监测胃黏膜 PCO_2（$PgCO_2$）；另外需要开放静脉通路（如中心静脉穿刺术）和保证气道通畅，必要时可给予机械通气等。

复苏后低血压的患者可首先用小剂量的晶体溶液给予补液，及时评估和发现低血压的原因，如气胸、心外压塞等。如果液体复苏治疗失败，应该立即给予血管收缩药，首选多巴胺，此外也可选用肾上腺素和去甲肾上腺素。

应该避免高体温，因为体温升高可以增加脑的血流，导致氧供和消耗失衡，从而可能导致缺氧细胞的坏死，激发全身炎症反应。相反，低体温对于患者是有益处的，亚低温（32～34℃）与患者复苏后的预后的改善有密切关系。

（三）复苏终止

如果在复苏过程中，患者对于持续性的治疗没有反应，我们应该终止复苏，比如对于除颤、血管收缩药和抗心律失常药物治疗 20～30min 没有反应的弥散性节律。低体温性心脏停搏是个例外，它可能发生在溺水和暴露在低温环境时。由于低体温的保护效应，许多低体温所致的心脏停搏患者在适当延长复苏时间后，同样取得良好的中枢系统恢复。如果患者的中心体温自行降到 30～32℃ 时，应该终止复苏。

三、护理

1. 保持气道通畅，做好人工呼吸的准备。确认患者年龄、姓名。清洁口腔，立即行面罩吸氧。为充分通气可行气管插管，潮气量 700～1 000ml. 为了避免因人工通气造成胃胀气，最好在气管插管前插入胃管，亦可预防呕吐引起吸入性肺炎。应边确认氧饱和度边上呼吸机，同时需备简易呼吸器以便复苏后在移动患者时使用方便。

2. 心脏按压　根据患者情况，成人心脏按压为 100 次 /min，心脏按压与人工呼吸的比例为 30∶2。

3. 呼吸的管理　利用人工呼吸机进行呼吸管理，低氧血症可使脑缺氧加重，需进行血气分析，对 SAT 和 CO_2 等进行监测，以便正确给氧。由于咳嗽反射消失能造成排痰困难。气管插管后痰不能咳出易并发肺炎，因此正确地吸痰和净化气道是非常重要的。

4. 输液和营养管理　应根据患者状态，早期通过鼻饲给予相应的营养。为了预防消化道出血可给予适当的胃黏膜保护剂和 H_2 受体阻滞药。

5. 应给予患者家属更多的理解及支持。

第十二章　急性肠梗阻救护

一、病因

引起急性肠梗阻的 3 种主要病因是粘连、腹外疝和肿瘤。肿瘤引起的肠梗阻多在结肠,很少累及小肠,而粘连和腹外疝引起的肠梗阻多发生在小肠。

近年来还有学者注意到肿瘤与肠梗阻的关系,这一方面是因为各种肿瘤手术后易发生肠梗阻,其中直肠癌行腹会阴联合切除癌肿术后肠梗阻发生率可达 10% ～ 12%,且多为黏连性;另一方面许多肠梗阻就是肿瘤本身造成的,特别是结肠癌。这两种情况均易使患者发生肠管绞窄、坏死,且死亡率很高。

随着老年人口的增多,老年人肠梗阻日益增加,特别是急性肠缺血引起的肠梗阻,先出现肠系膜动脉缺血,而后发生肠梗阻症状,绞窄坏死肠段范围较广泛,不易诊断,死亡率高达 70% ～ 80%。另外,主动脉夹层亦极易引起肠系膜动脉受压缺血,造成绞窄性肠梗阻。心血管疾病等原因引起的肠系膜动脉栓塞,脾切除术后引起的肠系膜静脉栓塞,也常引起绞窄性肠梗阻。最近 Paes 报道 38 例肠梗阻病例中,动脉栓塞和血栓形成占 34 例,静脉栓塞占 4 例,手术死亡率达 52.9%。

二、临床表现

(一)症状

不同原因导致的肠梗阻临床表现有所不同,但其共同点都是肠内容物通过受阻,因此,其主要临床表现都是腹痛、呕吐、腹胀和停止排便、排气。这些症状的出现与梗阻发生的急缓、部位的高低、肠腔堵塞的程度有关。

1. 腹痛　腹痛是机械性肠梗阻的最先出现的症状,是由于肠管内容物不能通过梗阻段的肠腔向下运行,引起肠管强烈蠕动所致,呈阵发性剧烈绞痛。在腹痛发作时,患者自觉有肠蠕动感,伴有肠鸣,有时还可出现移动性包块。腹痛可呈全腹性或仅局限在腹部一侧。在高位肠梗阻时,腹痛发作的同时可伴有呕吐。

单纯性肠梗阻的腹痛是由轻逐渐加重,再由重减轻的过程。腹痛减轻可能是梗阻有所缓解,肠内容物可以向远段肠管运行,但也有可能是由于梗阻完全,肠管高度膨胀,腹腔内有炎性渗出或腹膜炎,肠管进入麻痹状态。这时,腹痛虽减轻,但全身症状加重，特别是毒性症状明显。

单纯性结肠梗阻的腹痛可以不明显，但在绞窄性或闭袢性肠梗阻时，也可有阵发性胀痛。

绞窄性肠梗阻由于有肠管缺血和肠系膜嵌闭，腹痛往往呈持续性并伴有阵发性加重，疼痛也较剧烈。绞窄性肠梗阻也常伴有休克及腹膜炎症状。

麻痹性肠梗阻的肠壁肌肉呈瘫痪状态，无收缩性蠕动，因此无阵发性腹痛，只有持续性胀痛不适。听诊肠鸣音减少或消失。

2. 呕吐　呕吐是机械性肠梗阻的主要症状之一。高位梗阻的呕吐出现较早，常在梗阻后短期内即发生。早期多为反射性呕吐，呕吐物为食物或胃液，其后为胃液、十二指肠液和胆汁。低位小肠梗阻的呕吐出现较晚，初期呕吐物为胃内容物，静止期较长，后期的呕吐物为积蓄在肠内的、经发酵和腐败呈粪样、带臭味的肠内容物。如肠系膜血管有绞窄，呕吐物为含有血液的咖啡色、棕色，偶有新鲜血液。在结肠梗阻时，少有呕吐的现象，如有呕吐，一般在晚期出现。麻痹性肠梗阻时，呕吐多呈溢出性。

3. 腹胀　梗阻发生一段时间后出现，腹胀的程度与梗阻部位和严重程度有关。高位小肠梗阻时腹胀不明显，但有时可见胃型。低位梗阻则表现为全腹膨胀，常伴有肠型。麻痹性肠梗阻时全腹膨胀显著，但不伴有肠型。闭袢型肠梗阻可以出现局部膨胀，隆起不对称，叩诊呈鼓音。结肠梗阻时，如回盲瓣关闭良好，梗阻以上肠袢可呈闭袢，可出现腹周膨胀显著。

4. 停止排便排气　完全性梗阻一般均有停止排便排气。在梗阻发生早期，由于肠蠕动增加，梗阻以下部位残留的气体和粪便仍可排出，所以，早期少量的排气排便不能排除肠梗阻的诊断。在某些绞窄性肠梗阻如肠套叠、肠系膜血管栓塞或血栓形成，可自肛门排出血性液体或果酱样便。

5. 全身性变化　在梗阻早期可无明显的全身变化，随着病情加剧，可出现休克症状。

（二）体征

早期单纯性肠梗阻患者，全身情况无明显变化，后因呕吐、脱水、电解质紊乱，可出现脉搏细速、血压下降、面色苍白、唇舌干燥、眼球凹陷、皮肤弹性减退、四肢发凉等中毒和休克征象，尤其绞窄性肠梗阻更为严重。

腹部体征视诊：机械性肠梗阻常可见肠型和蠕动波；肠扭转时腹胀多不对称；麻痹性肠梗阻腹胀均匀。触诊：单纯性肠梗阻肠管膨胀，有轻度压痛；绞窄性肠梗阻，可有固定压痛和腹膜刺激征，少数患者可触及包块；蛔虫性肠梗阻常在腹部中部触及条索状团块。叩诊：当腹腔有渗液时，可出现移动性浊音。听诊：绞痛发作时，肠鸣音亢进，有气过水声、金属音；麻痹性肠梗阻时，则肠鸣音减弱或消失。

低位梗阻时如果行直肠指检触及肿块，可考虑为直肠肿瘤、肠套叠套头或肠腔外的肿瘤。

三、辅助检查

（一）实验室检查

肠梗阻的早期，实验室检查对诊断意义不大，脱水、血液浓缩时，白细胞计数、血红蛋白、血细胞比容均有增高，尿比重也增加。查血气分析和血清 K^+、Na^+、Cl^-、尿素氮及肌酐的变化，可了解电解质紊乱、酸碱失衡和肾功能的情况。高位梗阻，呕吐频繁，大量胃液丢失可出现低钾、低氯与代谢性碱中毒。在低位肠梗阻时，则可有电解质普遍降低与代谢性酸中毒。腹胀明显，膈肌上升影响呼吸时，亦可出现低氧血症与呼吸性酸或碱中毒，可随患者原有肺部功能而异。当有绞窄肠梗阻或腹膜炎时，血象、血液生物化学测定指标等改变明显；行呕吐物和粪便检查，可有大量红细胞或潜血阳性。尿量在肠梗阻早期可无明显变化，但在晚期，如无适当的救护，可出现尿量减少、尿比重增加甚至出现急性肾功能不全。

（二）诊断性腹腔穿刺检查

对疑有移动性浊音或影像学检查提示有液性暗区的患者，该检查对绞窄性肠梗阻的诊断有一定意义。穿刺液如为血性，可临床诊断绞窄性肠梗阻。如穿刺液肉眼检查为非血性，可将其离心后染色镜检，如发现白细胞和细菌，也须高度怀疑肠管可能发生绞窄。

（三）X 线检查

腹部 X 线片检查对诊断有帮助，摄片时最好取直立位，如体弱不能直立可取左侧卧位。在梗阻发生 4～6h 或以后即可出现变化，可见到有充气的小肠肠袢。小肠完全梗阻时结肠内气体减少或消失。梗阻部位不同，X 线表现各有特点：空肠黏膜的环状皱襞在空肠充气时呈"鱼骨刺"样；回肠扩张的肠袢多可见阶梯状液平面；结肠胀气位肠周边，可见结肠袋形。

钡灌肠可用于疑有结肠梗阻的患者，它可显示结肠梗阻的部位与性质。但在小肠梗阻时忌用胃肠造影的方法，以免加重病情。

（四）CT 检查

CT 检查是一项可为肠梗阻定性和定位的工具。CT 检查可精确显示腹内疝的部位和内容物。对肠扭转引起的闭袢性肠梗阻，CT 可显示局限性肠曲扩张，充盈的肠腔内积液或者积血和相伴随的附近腹水。在肠套叠时，CT检查可早期显示系膜环绕的包块，以后出现具有特征性的分层状包块，常会有3层肠壁出现（有套入部）或2层肠壁出现（无套入部）。CT还能协助诊断成年人肠套叠的病因如肿瘤等。

在急性闭袢性肠梗阻发生绞窄时，CT检查的要点有：①孤立成团的扩张充气肠袢；②固定的倒U形扩张肠袢；③肠壁增厚肠袢；④肠管外积液等。有时还可见肠壁内气体和肝门静脉或肠系膜上静脉内气体。

CT检查对诊断肠梗阻的优点有：①当使用稀钡对比剂时，可观察到肠梗阻部位和判断是否完全性梗阻；②了解梗阻病变的原因，特别可确诊恶性肿瘤；③可以协助诊断其他腹部同时存在的或并发的病变，如转移癌灶、腹水和肝的实质性占位病变等。需要指出的是：CT检查与X线片相辅相成，不能互相代替。

（五）MRI检查

通过此技术可减少由于肠蠕动导致的放射性检查的局限性，在对梗阻的原因与定位上可能比CT更准确。

（六）超声检查

在急性肠梗阻时，超声显像能实时而直观地显示梗阻部位肠管管腔狭窄或闭锁情况，并可协助判断引起梗阻的病因，且不受病情的限制。其典型表现是肠管内充液，肠管内充气则无明显临床意义。超声检查可见肠管扩张，肠腔充满内容物，包括液体、食物残渣等，并且来回移动。在肠套叠引起的肠梗阻时，肠管呈现多层同心圆形结构，套叠的一端肠管可出现扩张，扩张肠管内有肠内容物潴留。

四、诊断和鉴别诊断

（一）诊断

腹部阵发性绞痛、呕吐、腹胀、停止排便排气、肠型、肠鸣音亢进、气过水声是诊断肠梗阻的依据，X线检查可以证实临床诊断。因此，详细地询问病史及发病过程，系统地体格检查极为重要。但在某些病例中这些典型症状不可能完全表现出来，可能与其他一些疾病混淆，如重症急性胰腺炎、输尿管结石、卵巢囊肿蒂扭转等。确定肠梗阻的诊断后，需再进一步明确梗阻的类型、性质、部位、原因等。必须明确以下几个问题。

1. 是否有肠梗阻存在 根据腹痛、呕吐、腹胀、肛门停止排便和排气，以及肠鸣音变化与X线检查，肠梗阻的诊断一般不难。但在临床上仍有将内科疾病（急性胃肠炎、暴发性食物中毒、心绞痛、过敏性紫癜等）误诊为机械性肠梗阻而施行手术导致患者死亡的情况。

2. 是机械性梗阻还是动力性梗阻　机械性肠梗阻是常见的肠梗阻类型，具有典型的腹痛、呕吐、肠鸣音增强、腹胀等症状，与麻痹性肠梗阻有明显的区别，后者是持续性腹胀，但无腹痛，肠鸣音微弱或消失，且多是与腹腔感染、外伤、腹膜后感染、血肿、腹部手术、肠道炎症、脊髓损伤等有关。虽然机械性肠梗阻的晚期可因腹腔炎症而出现与动力性肠梗阻相似的症状，但在发作的早期，其症状较为明显。腹部 X 线片对鉴别这两种肠梗阻甚有价值，动力性肠梗阻出现小肠与结肠均有明显充气。不同的体征与 X 线检查能准确地分辨这两类肠梗阻。

3. 是单纯性肠梗阻还是绞窄性肠梗阻　两者鉴别的重要性在于，绞窄性肠梗阻预后严重，必须手术救护，而单纯性肠梗阻则可先用非手术救护。有下列临床表现者应怀疑为绞窄性肠梗阻：①腹痛剧烈，发作急骤，在阵发性疼痛间歇期，仍有持续性腹痛；②病程早期即出现休克，并逐渐加重，或经抗休克救护后，改善不显著；③腹膜刺激征明显，体温、脉搏和白细胞计数有升高趋势；④呕吐出或自肛门排出血性液体，或腹腔穿刺吸出血性液体；⑤腹胀不对称，腹部可触及压痛的肠袢；⑥腹部 X 线检查见孤立胀大肠袢；⑦经非手术救护无效，症状、体征无明显改善。

4. 是小肠梗阻还是结肠梗阻　因为结肠梗阻可能为闭袢性，救护上胃肠减压效果多不满意，需尽早手术，鉴别甚为重要。高位小肠梗阻，呕吐出现较早而频繁，水、电解质与酸碱平衡失调严重，腹胀不明显。低位小肠梗阻，呕吐出现晚，一次呕吐量大，常有粪臭味，腹胀明显。结肠梗阻以腹胀为主要症状，腹痛、呕吐、肠鸣音亢进均不及小肠梗阻明显。体检时可发现腹部有不对称的膨隆，借助腹部 X 线片上出现充气扩张的一段结肠袢，可考虑为结肠梗阻。钡灌肠检查或结肠镜检查可进一步明确诊断。

5. 是部分性肠梗阻还是完全性肠梗阻　完全性肠梗阻呕吐频繁，如为低位梗阻则腹胀明显，完全停止排气、排便。X 线检查见梗阻以上肠袢充气扩张明显，梗阻以下结肠内无气体。不完全梗阻呕吐、腹胀较轻，X 线检查肠袢充气扩张不明显。结肠内有气体。

6. 是什么原因引起的梗阻　有时难以确定，应根据年龄、病史、症状、体征、辅助检查等综合分析。新生儿肠梗阻，多为先天性肠道畸形所致；2 岁以下幼儿，肠套叠常是梗阻原因；儿童有排虫史、腹部可摸到条索状团块者，应考虑为蛔虫性肠梗阻；青年人在剧烈运动后诱发的绞窄性肠梗阻，可能是小肠扭转；老年人的单纯性梗阻，以结肠癌或粪块堵塞多见。此外，应详细检查疝的好发部位，看有无嵌顿性疝；曾有手术、外伤或腹腔感染史者，多为粘连性肠梗阻所引起；有心脏病者，应考虑肠系膜血管栓塞。

（二）鉴别诊断

急性肠梗阻与许多常见的急腹症相似，特别在疾病早期，症状不甚典型，体征又不明显，极易与以下疾病混淆，需加以鉴别。

1. 急性胰腺炎　多有暴饮暴食、酗酒史或胆石症史。上腹痛起病急骤，腹痛剧烈，常为持续性，且向腰背部放射。早期症状常重于体征，后期也会出现腹胀。X 线检查也有肠麻痹征象，但血和尿淀粉酶常升高，CT 和超声检查可见胰腺肿胀，内有不规则暗区，周围有渗液征象。

2. 急性胆囊炎　具有典型的 Charcot 三联征，但腹痛集中在右上腹部，并常在右上腹触及肿大的胆囊，超声显像常见胆囊有结石影。

3. 急性溃疡穿孔　腹痛剧烈，始于上腹部，后遍及全腹，一开始腹膜刺激征就十分明显。既往常有溃疡病史，后期也会出现肠麻痹体征。

4. 急性坏死性肠炎　全腹有阵发性或持续性剧痛，病发后即有发热、寒战和全身中毒症状，并会相继出现休克、肠梗阻或腹膜炎。

5. 卵巢囊肿蒂扭转　有腹部持续剧痛，但在下腹部，腹胀常不明显，妇科检查可触及肿物，超声检查可见卵巢肿物呈囊性。

五、救护

肠梗阻的救护原则：纠正因肠梗阻所引起的全身生理紊乱、解除梗阻。救护方法的选择要根据肠梗阻的原因、性质、部位、全身情况以及病情严重程度而定。

（一）基础救护

1. 禁食、胃肠减压　是救护肠梗阻的主要措施之一，现在多采用鼻胃管（levin 管）减压，导管插入位置调整合适后，先将胃内容物抽空再行持续低负压吸引。抽出的胃肠液应观察其性质，以帮助鉴别有无绞窄与梗阻部位。胃肠减压的目的是减轻胃肠道的积留的气体、液体，减轻肠腔膨胀，有利于肠壁血液循环的恢复，减少肠壁水肿，使某些原有部分梗阻的肠襻因肠壁肿胀而导致的完全性梗阻得以缓解，也可使某些扭曲不重的肠襻得以复位，缓解症状。胃肠减压还可以减轻腹内压，改善因膈肌抬高而导致的呼吸与循环障碍。对低位肠梗阻，有用 Miller Abbott 管者，其下端带有可注气的薄膜囊，借肠蠕动推动气囊将导管带到梗阻部位减压，但操作困难，难以达到预期的目的。现在也有用相似的长三腔减压管。

2. 纠正水、电解质紊乱和酸碱失衡　水、电解质与酸碱失衡是急性肠梗阻最突出的生理紊乱，应及早给予纠正。血液生化检查结果尚未获得前，可先给予平衡盐液（乳酸钠林格液）。待测定结果出来后，再纠正电解质失衡与酸碱紊乱。在无心、肺、肾功能障碍的情况下，最初输入液体的速度可稍快一些，但需要进行尿量监测，必要时进行中心静脉压（CVP）监测，以防止液体过多或不足。而在单纯性肠梗阻晚期和绞窄性肠梗阻，尚须输入血浆、全血或血浆代用品，以补偿丢失到肠腔或腹腔内的血浆和血液。

3. 防治感染和毒血症　肠梗阻后，肠壁循环障碍，肠黏膜屏障功能受损而有肠道菌群移位，或是肠腔内细菌直接穿透肠壁至腹腔内产生感染。肠腔内细菌亦可迅速繁殖。同时，膈肌升高影响肺部气体交换与分泌物的排出，易发生肺部感染。因而，肠梗阻患者应给予抗菌药物以预防或救护肺部或腹部感染。

4. 严密监测　在肠梗阻的发病过程中，从单纯性肠梗阻到绞窄性肠梗阻，从部分性肠梗阻到完全性肠梗阻并没有严格的界限，必须严密监测病情变化，提高警惕，及时发现和诊断完全性或绞窄性肠梗阻。监测的内容除血压、脉搏、呼吸、体温外，应特别注意腹部体征和血流动力学变化，应每小时检查 1 次；配合必要的 X 线、CT 和超声检查，以及诊断性腹腔穿刺。

5. 其他　救护腹胀影响肺的功能，患者宜吸氧。为减轻胃肠道膨胀可给予生长抑素以减少胃肠液的分泌。降低肠腔内压力以改善肠壁循环，水肿消退，使部分单纯性肠梗阻患者的症状得以改善。对一些伴发病，如老年患者的心脏病、呼吸道感染、糖尿病和肾脏疾病等，必须积极救护。此外，还可应用镇静药、解痉药等一般对症救护，止痛药的应用则遵循急腹症救护的原则。

（二）解除梗阻

1. 手术救护　手术是救护肠梗阻的一个重要措施，大多数情况下肠梗阻需要手术解决。

有研究认为，符合以下条件者，应尽早手术救护：①单纯性肠梗阻经非手术救护 24h 仍无效者；②持续性腹痛不缓解者；③出现腹膜炎者；④有固定肠型，并不随时间和体位改变者；⑤出现休克征象者。

手术的目的是解除梗阻，去除病因；手术的方式可根据患者的情况与梗阻的部位、病因加以选择。

（1）单纯解除梗阻的手术：包括粘连松解术，去除肠扭曲，切断粘连束带；肠切开去除粪石、蛔虫等；肠扭转、肠套叠的肠袢复位术。

（2）肠切除吻合术：对肠管肿瘤、炎症性狭窄或局部肠袢已经坏死失活者，应进行肠切除吻合术。

对于绞窄性肠梗阻，如腹股沟疝、肠扭转、胃大部切除术后绞窄性内疝，应争取在肠坏死之前解除梗阻，恢复循环。绞窄解除后，血供有所恢复，但肠袢活力的判断至关重要。当不能肯定小段肠袢有无血运障碍时，以切除吻合较为安全。但当有较长段肠袢尤其全小肠扭转，贸然切除将影响患者将来的生存。判断方法有：①肠管的颜色转为正常，肠壁保持弹性且可见肠系膜边缘动脉搏动说明肠管有生机；②应用超声多普勒沿肠管对肠系膜缘探查是否有动脉搏动，而非探查肠系膜的血管根部，准确性在80%以上；③从周围静脉注入荧光素，然后以紫外线照射疑有循环障碍的肠管部，如有荧光出现，表示肠管有生机，Buckley 等报道，其准确率可达100%，甚至仅 $0.5mm^2$ 的缺血区也可被显示出来；④肠管已明显坏死，切除缘必须有活跃的动脉出血。

相反，如有以下表现，则说明肠管已无生机：肠壁呈紫黑色并已塌陷；肠壁失去张力和蠕动能力，肠管扩大，对刺激无收缩反应；相应的肠系膜终末小动脉无搏动。

（3）肠短路吻合：当梗阻的部位切除有困难，如肿瘤向周围组织广泛侵犯，或是粘连广泛难以剥离，但肠管无坏死现象，为解除梗阻，可分离梗阻部远近端肠管作短路吻合，旷置梗阻部，但应注意旷置的肠管尤其是梗阻的近端不宜过长，以免引起盲袢综合征。

（4）肠造口术或肠外置术：肠梗阻部位的病变复杂或患者的情况差，不允许行复杂的手术，可在膨胀的肠管上，即在梗阻部的近端肠管行肠造口术以减压，解除因肠管高度膨胀而带来的生理紊乱。小肠可采用插管造口的方法，可先在膨胀的肠管上切一小口，放入吸引管进行减压，但应注意避免肠内容物污染腹腔及腹壁切口。肠插管造口管宜稍粗一些如 F16、F18 以防堵塞，也应行隧道式包埋造口，以防止有水肿的膨胀肠管愈合不良而发生瘘。结肠则宜进行外置造口，结肠内有粪便，插管造口常不能达到有效减压，因远端有梗阻，结肠造口应采用双口术式。有时，当有梗阻病变的肠袢已游离或肠袢已有坏死，但患者的情况差不能耐受切除吻合术，可将该段肠袢外置，关腹。立即或待患者情况好转后再在腹腔外切除坏死或病变的肠袢，远、近两切除端固定在腹壁上，近端插管减压、引流，以后再行二期手术，重建肠管的连续性。

（5）肠排列术：对于复发性粘连性肠梗阻，特别是多次腹腔内手术而发生广泛紧密粘连时，即使多次松解粘连，也无法克服因再度粘连引起的肠梗阻，此时可考虑将小肠有序地固定排列，减少复发肠梗阻的发生，特别是减少绞窄性肠梗阻的危险。

急性肠梗阻都是在急诊或半急诊情况下进行，术前的准备不如择期手术那样完善，且肠袢高度膨胀有血液循环障碍，肠壁水肿愈合能力差，手术时腹腔已有感染或手术时腹腔为肠内容物严重污染，术后易有肠瘘、腹腔感染、切口感染裂开等并发症。在绞窄性肠梗阻患者，绞窄切除后循环恢复，肠腔内的毒素大量被吸收入血液循环中，出现全身中毒症状，有些晚期患者还可能发生 MODS。绞窄性肠梗阻的手术死亡率为 4.5% ～ 31%，而单纯性肠梗阻仅为 1%，因此，肠梗阻患者术后的监测及救护仍很重要，胃肠减压、维持水电解质及酸碱平衡、加强营养支持、抗感染等必须予以重视。

2. 非手术救护　主要适用于单纯性粘连性（特别是不完全性）梗阻、麻痹性或痉挛性肠梗阻、蛔虫或粪块堵塞引起的梗阻、肠结核等炎症引起的不完全肠梗阻、肠套叠早期等。在救护期间，必须严密观察，如症状、体征不见好转或反有加重，即应手术救护。非手术救护除上述基础疗法外，还包括中医中药救护、口服或胃肠道灌注生植物油、针刺疗法以及腹部按摩等各种复位法。乙状结肠扭转可试用纤维结肠镜检查、复位。回盲部肠套叠可试用钡剂灌肠或充气灌肠复位。对麻痹性肠梗阻，要针对病因进行救护，辅以药物促进胃肠蠕动，如新斯的明、红霉素、多潘立酮、莫沙必利和西沙必利等。

第十三章　急性胆囊炎和胆石症救护

一、急性胆囊炎

急性胆囊炎（acute cholecystitis）是胆囊的急性炎症性病变，通常由胆囊结石引起，占 90%～95%。其他原因尚有局部缺血、化学损伤，以及细菌、原虫、寄生虫等感染、胶原病、过敏反应等。急性胆囊炎是一种常见的外科急腹症，在腹痛患者中 3%～10% 为急性胆囊炎，发病率仅次于急性阑尾炎居第 2 位。

（一）病因

1. 胆囊管梗阻、胆汁排出受阻　其中 80% 是由胆囊结石引起的，尤其小结石易嵌顿在胆囊颈部引起梗阻。其他原因有胆囊管扭转、狭窄等。梗阻后胆汁排出受阻，使胆汁滞留、浓缩，受压的局部黏膜释放炎症因子，包括溶血卵磷脂、磷脂酶 A 及前列腺素等，引起急性腹痛。

2. 细菌感染　致病菌可通过胆道逆行侵入胆囊，也可经血液循环或淋巴途径入侵。致病菌主要为 G⁻ 杆菌、厌氧菌等。并且，一旦胆囊管梗阻或胆囊内胆汁排出不畅时，胆囊的内环境则更有利于细菌繁殖和生长。

（二）病理

急性胆囊炎病理上主要表现为黏膜充血水肿，上皮细胞变性、坏死脱落，管壁内不同程度的中性粒细胞浸润。常表现为卡他性胆囊炎，病变继续发展可成为蜂窝织炎性胆囊炎，浆膜面常有纤维素和脓性渗出物覆盖。如胆囊管阻塞，可引起胆囊积脓、痉挛、水肿、阻塞以及淤胆等，导致胆囊壁的血液循环障碍，可发生坏疽性胆囊炎，甚至发生穿孔，引起胆汁性腹膜炎。

（三）临床表现

1. 症状

（1）腹痛：突发右上腹阵发性绞痛是本病的典型症状。多在进食油腻食物后突然发作。早期腹痛可发生于中上腹部，后转为右上腹疼痛。疼痛常呈持续性、膨胀样或绞痛性，可放射至右肩部、肩胛部和背部。呼吸和改变体位常常能使疼痛加重，因此患者多喜欢右侧静卧，以减轻腹痛。部分患者，特别是急性非结石性胆囊炎，起病时可能没有明显的胆绞痛，而是为上腹部及右上腹部持续性疼痛。由于老年人对疼痛的敏感性降低，可无剧烈腹痛，甚至可无腹痛的症状。

（2）恶心和呕吐：患者常伴恶心、呕吐、厌食等消化道症状，可引起电解质紊乱。严重时可呕吐胆汁，呕吐后腹痛不缓解。

（3）发热：大多数患者伴有 38℃ 左右的发热，通常无畏寒。当发生化脓性胆囊炎时可有寒战、高热、谵妄等。

2. 体征 右上腹可有不同程度、不同范围的压痛、反跳痛及肌紧张。莫菲（Murphy）征阳性，是急性胆囊炎的特征性表现。Murphy 征阳性的特异性为 79% ～ 96%。有时由于病程较长，肿大的胆囊被大网膜包裹，在右上腹部可触及边界不清楚的炎性肿块。另外，部分患者可出现黄疸症状。

（四）辅助检查

1. 实验室检查 对于急性胆囊炎目前尚没有特异性的血液检测指标。白细胞计数和 C 反应蛋白有助于证实炎症的存在。此时，C 反应蛋白及白细胞计数增高，白细胞计数为（10 ～ 15）×10⁹/L，分类见中性粒细胞增高。严重感染时，白细胞计数可达 20×10⁹/L。血小板计数、BUN、血肌酐、胆红素，以及 PT 值也可用来评估疾病的严重程度。合并胰腺炎时还可出现血淀粉酶增高。

2. 影像学检查

（1）腹部 B 超：可发现胆囊增大、囊壁增厚水肿，呈现"双边"征，以及胆囊内结石光团。此法简便易行，无论操作者是专门技术人员还是急诊医师都能获得满意证据，故对于所有怀疑急性胆道感染的患者均应行腹部超声检查。

（2）腹部 X 线片：在少数患者胆囊区可见结石影，并发气肿性胆囊炎时可见胆囊壁及胆囊周围有积气。

（3）胆道造影：急性胆囊炎一般均有胆囊管梗阻。如果胆管显影而胆囊不显影支持急性胆囊炎的诊断。

（4）CT 或 MRI：可以见胆囊区胆囊胀大及结石影。CT 可获得与 B 超相似的效果，前者在证实胆道扩张和胆道积气时更具优势。

（五）诊断及鉴别诊断

1. 诊断 根据典型临床表现，结合实验室及影像学检查，典型的急性胆囊炎临床上较容易诊断，但一些轻症病例或发病早期容易误诊。诊断时应注意与消化性溃疡穿孔、急性胰腺炎、高位阑尾炎、肝脓肿、结肠肝曲肿瘤或憩室穿孔，以及右侧肺炎、胸膜炎和肝炎等疾病鉴别。

2. 鉴别诊断

（1）消化性溃疡穿孔：大多数患者有 1 ～ 5 年或以上胃或十二指肠溃疡病史，有少数患者无溃疡病史而以溃疡穿孔为首发症状，尤其以老年患者多见。溃疡急性穿孔后，胃、十二指肠消化液及食物流入腹腔，强烈刺激腹膜，出现典型的腹膜刺激征。腹部 X 线检查、腹腔穿刺和 B 超有助于诊断本病。

（2）急性胰腺炎：该病可继发于急性胆囊炎和胆管炎，腹痛较急性胆囊炎剧烈，呈持续性，范围较广并偏向腹部左侧，压痛范围也较为广泛，并可向腰背部放射。血与尿淀粉酶一般均明显升高。

（3）急性阑尾炎：高位急性阑尾炎常被误诊为急性胆囊炎，鉴别主要在于详细询问病史和认真体格检查。Rovsing 征（按压右下腹阑尾压痛点可引起疼痛）有助于鉴别。急性胆囊炎患者年龄多在中年以上，过去常有反复发作史，疼痛性质为阵发性绞痛，可向右肩放射，并伴有轻度黄疸。

（4）肝脓肿：位于肝右叶前下方的脓肿，触诊时易把肿大的肝脏误认为炎性肿大的胆囊。

（5）胆道蛔虫病：发病突然，腹痛在剑突下呈阵发性钻顶样疼痛，呕吐频繁，常有呕吐蛔虫史，腹痛可自行缓解。早期上腹部压痛不明显，无腹肌紧张。

（6）冠状动脉粥样硬化性心脏病：凡 50 岁以上患者有腹痛症状，而同时又有心悸、心律失常、血压过高者，应检查心电图和心肌酶以资鉴别。

（六）并发症

急性胆囊炎并发症的发生率为 7.2% ～ 26%。

1. 胆囊穿孔　临床上出现胆囊明显肿大、局部腹膜刺激征明显、高热、白细胞计数显著增高时，高度提示胆囊穿孔的可能。胆囊穿孔引起胆汁性腹膜炎时死亡率较高，特别是年老的患者。穿孔有以下几种形式。

（1）游离性穿孔：最少见且最为严重。可引起弥漫性胆汁性腹膜炎，预后差。

（2）局限性穿孔：穿孔后被周围组织包裹粘连，形成胆囊周围脓肿。

（3）穿破肝脏胆囊床形成肝脓肿。

（4）胆囊结石通过瘘管进入肠腔，常形成胆囊、十二指肠、结肠或胆管瘘。

2. 胆囊积脓　因持续性胆囊管梗阻引起。患者表现为右上腹剧痛、全身中毒症状明显，右上腹可触及肿大伴明显压痛的胆囊，白细胞计数及中性粒细胞明显增高。

3. 气肿性胆囊炎　为罕见而严重的并发症。常与产气细菌感染有关，如梭状芽孢杆菌、大肠埃希菌、厌氧链球菌等。腹部 X 线片可见胆囊壁增厚积气、胆囊积气、胆囊周围积气等征象。

（七）救护

1. 非手术救护

（1）一般救护：禁食；呕吐严重者行胃肠减压以减少胆汁分泌；纠正水、电解质紊乱和酸碱平衡失调；营养支持。

（2）解痉、镇痛：可使用阿托品、山莨菪碱、盐酸戊乙奎醚、哌替啶等。

（3）抗生素的应用：应选择在血中和胆汁中浓度较高的抗生素，如氨苄西林、克林霉素、氨基糖苷类、喹诺酮类等，并尽量选择肝毒性小的药物。

非手术救护对大多数（为80%～85%）早期急性胆囊炎的患者有效，症状多可缓解，之后可行择期手术以防复发。在非手术救护期间，必须密切观察病情变化，如病情进展，应及时手术救护。特别是老年人和糖尿病患者，病情变化较快，更应注意。

2. 手术救护

（1）手术时机：对于确诊且无禁忌证的急性胆囊炎患者，目前主张早期手术。即患者在入院后经过一段时期的非手术救护和术前准备，并同时应用 B 超或 CT 检查进一步确诊后，在发病 72h 内进行的手术。早期手术不增加手术的死亡率和并发症发生率，而且具有手术时间短、失血少、住院天数少等优点。但有下列情况时，经对症救护后，应施行紧急手术：①临床症状重，不易缓解，胆囊肿大，且张力较大有穿孔可能者。②急性胆囊炎在非手术救护下症状未能缓解或病情恶化，腹部压痛明显，腹肌强直，腹膜刺激症状明显，或在观察救护过程中，腹部体征加重者。③有寒战、高热、白细胞明显升高，在 $20 \times 10^9/L$ 以上者。④黄疸加深者。⑤ 60 岁以上老年患者，胆囊容易发生坏疽及穿孔，如果症状较重应及早手术。⑥并发重症急性胰腺炎。

（2）手术方法

1）胆囊切除术：是急性胆囊炎的最佳手术方式。在急性期，胆囊周围组织水肿，解剖关系常不清楚，操作须谨慎，以免误伤胆管和邻近组织。有条件时，可用术中胆管造影以发现胆管结石和可能存在的胆管畸形。越来越多的临床证据表明，对于无并发症的急性胆囊炎患者，腹腔镜胆囊摘除术与开腹胆囊摘除术有一样的救护效果，并且前者更安全，住院时间短，恢复快。

2）胆囊造口术：主要应用于一些老年患者，一般情况较差或伴有严重的心肺疾病，估计不能耐受胆囊切除手术者。对于急性期胆囊周围解剖不清而致手术操作困难者，也可先作胆囊造口术。胆囊造口手术可在局部麻醉下进行，其目的是采用简单的方法引流胆囊内炎性液体，使患者度过危险期，待患者一般状况稳定后，一般是在胆囊造口术后 3 个月，再进行胆囊切除以根治病灶。对胆囊炎并发急性胆管炎者，除进行胆囊切除术外，还须同时进行胆总管切开探查和 T 形管引流。

（八）预后

急性胆囊炎的死亡率为 5%～10%，多发生于老年人并发化脓性感染以及伴有其他严重的基础疾病者。

二、胆石症

胆石症（cholelithiasis）是指发生在胆道系统（包括胆囊和胆管）内的结石。其临床表现取决于结石的部位，以及是否有胆道梗阻和感染等因素。

（一）流行病学

胆石症的发病率在西方和亚洲人群中分别为 10%～12% 和 3%～4%，发病率不仅有年龄、性格、职业、肥胖和地区的差异，而且与环境、遗传以及某些疾病和药物有关。胆石症的危险因素有 5F，即 Female（女性）、Faty（肥胖）、Forty（40 岁）、Fertile（多产妇）、Family（家族史）。

随着年龄增加，胆石的发病率有明显增加的趋势。在老年人中，胆囊结石的发病率可达 20%。

胆囊结石在不同的人种中发病率差别很大，遗传因素是造成这种差异的主要原因。一项来自瑞典的 43 411 例双生子研究显示胆石症的发病因素中 25% 表现为遗传作用。

除上述因素外，胆石症的发病亦与肝硬化、糖尿病、高脂血症、胃肠外营养、手术创伤和应用某些药物有关。

（二）胆石症的分类

1. **按化学成分分类**　可分为两大类，即胆固醇类结石和胆色素结石。根据我国对胆石标本分析结果表明，胆囊结石中，胆固醇类结石占 70%，胆色素结石占 23.8%，其他为混合性结石。

（1）胆固醇类结石：以胆固醇为主要成分，其中纯胆固醇结石可为单发或多发，球形，呈皂白色或黄色，剖面可见放射状结晶，核心可有少量胆色素，胆固醇含量＞90%。

（2）胆色素类结石：以胆色素为主，胆固醇含量＜45%，呈红褐色或黑褐色，形状不定，呈现块或呈泥样，也可为小沙砾样，较大结石剖面可见年轮样层状结构。

（3）混合性结石：由胆红素、胆固醇、钙盐等多种成分混合而成，根据所含的成分多寡而呈现不同的色泽和性状。

（4）少见的结石：主要由脂肪酸、脂肪酸胆红素、多糖类、蛋白质等组成。

2. **按胆结石所在部位分类**　①胆囊结石。多为胆固醇类结石。②肝内胆管结石。绝大多数为多发，均为胆色素混合结石。③肝外胆管（或胆总管）结石。多为原发性结石，多为胆色素混合结石。

（三）病因

1. **胆汁化学性状的改变**　正常胆汁中的胆红素多与葡糖醛酸结合成酯类，而游离胆红素浓度增高可与胆汁中的钙结合形成不溶性的胆红素钙而析出。肠道细菌大肠埃希菌中的葡糖醛酸酶就有分解上述酯类使胆红素游离出来的作用。胆汁如胆固醇含量过多呈过饱和状态则易析出形成胆固醇结石。某些肠疾病丢失胆盐则促进胆固醇的析出形成结石。

2. 胆汁淤滞　胆汁中水分被过多吸收，胆汁过度浓缩，可使胆色素浓度增高、胆固醇过饱合，均可促进胆石形成。

3. 感染胆道　感染时的炎性水肿和慢性期的纤维增生可使胆道壁增厚，从而引起胆汁淤滞。炎症时渗出的细胞或脱落上皮、蛔虫残体及虫卵等也可作为结石的核心，促进胆石形成，常为多个。

第十四章　急性阑尾炎救护

一、临床表现

急性阑尾炎的诊断主要依靠病史及体征，其误诊率为 4% ～ 28%，包括急性阑尾炎诊断为其他疾病及其他疾病诊断为急性阑尾炎。

（一）症状

1. 腹痛　典型的腹痛发作始于脐周和上腹部，开始疼痛并不严重，位置不固定，呈阵发性，这是阑尾阻塞后，管腔扩张和管壁肌收缩引起的内脏神经反射性疼痛。数小时（6 ～ 8h）后，腹痛转移并固定在右下腹部，痛呈持续性加重，这是阑尾炎症侵及浆膜，壁腹膜受到刺激引起的体神经定位疼痛。此过程的时间长短取决于病变发展的程度和阑尾的位置。有 70% ～ 80% 急性阑尾炎具有这种典型的转移性腹痛的特点，但也有一部分病例发病开始即出现右下腹痛。不同位置的阑尾炎，其腹痛部位也有区别，如盲肠后位阑尾炎疼痛在侧腰部；盆腔位阑尾炎痛在耻骨上区；肝下区阑尾炎可引起右上腹痛；极少数左侧腹部阑尾炎呈左下腹痛。不同病理类型阑尾炎的腹痛亦有差异，如单纯性阑尾炎是轻度隐痛；化脓性呈阵发性胀痛和剧痛；坏疽性呈持续性剧烈腹痛；穿孔性阑尾炎因阑尾管腔压力骤减，腹痛可暂时减轻，但出现腹膜炎后，腹痛又会持续加剧。

2. 胃肠道症状　发病之初可能有厌食，以恶心、呕吐最为常见，但程度较轻，早期的呕吐多为反射性，常发生在腹痛的高峰期，晚期呕吐则与腹膜炎有关。约 1/3 的患者有便秘或腹泻的症状，腹痛早期排便次数增多，可能是肠蠕动增强的结果。盆腔位置阑尾炎时，炎症刺激直肠和膀胱，引起排便里急后重和排尿痛。并发弥漫性腹膜炎时可导致肠麻痹则出现腹胀、持续性呕吐及排气排便减少。

3. 全身症状　早期有乏力、头痛，炎症加重时可出现发热、心率加速等全身中毒症状，体温多为 37.5 ～ 39℃。化脓性、坏疽性阑尾炎并发阑尾穿孔或腹膜炎时可出现畏寒、高热，体温超过 39℃。并发门静脉炎时除畏寒、高热外还可出现轻度黄疸。

（二）体征

1. 右下腹压痛　是急性阑尾炎常见的重要体征，压痛点通常在麦氏点，可随阑尾位置变异而改变，但压痛点始终在一个固定的位置上。病变早期腹痛尚未转移至右下腹时，压痛已固定于右下腹部。当阑尾穿孔炎症扩散到阑尾以外时，压痛范围也随之扩大，可波及全腹，但仍以阑尾部位压痛最为明显，压痛的程度与病变的程度相关。一般老人对压痛的反应较轻。

2. 强迫体位　患者来诊时常见弯腰行走，且往往以双手按在右下腹部。在床上平卧时，其右髋关节常呈屈曲位。可嘱患者左侧卧位体查效果会更好，必要时可叩诊提高诊断率。

3. 腹膜刺激征　有腹肌紧张、反跳痛（Blumberg 征）和肠鸣音减弱或消失等，这是壁腹膜受到炎性刺激的一种防御反应，常提示腹膜炎范围扩大，阑尾炎已发展到化脓、坏疽或穿孔的阶段。但小儿、老人、孕妇、肥胖、虚弱患者或盲肠后位阑尾炎时，腹膜刺激征象可不明显。若右下腹扪及边界不清、固定的压痛性包块应考虑阑尾周围脓肿。

4. 其他体征

（1）结肠充气试验（rovsing 试验）：用一手压住左下腹部降结肠部，再用另手反复压迫近侧结肠部，结肠内积气即可传至盲肠和阑尾部位，引起右下腹痛感者为阳性。

（2）腰大肌试验：左侧卧位后将右下肢向后过伸，引起右下腹痛者为阳性，说明阑尾位置较深或在盲肠后位靠近腰大肌处。

（3）闭孔内肌试验：仰卧位，将右髋和右膝均屈曲 90°，并将右股向内旋转，如引起右下腹痛者为阳性，提示阑尾位置较低，靠近闭孔内肌。

（4）直肠指检：当阑尾位于盆腔或炎症已波及盆腔时，直肠指检有直肠右前方的触痛。如发生盆腔脓肿时，可触及痛性肿块。

5. 皮肤感觉过敏　早期（尤其阑尾腔有梗阻时）可出现右下腹皮肤感觉过敏现象，范围相当于第 10 ～ 12 胸髓节段神经支配区，位于右髂嵴最高点、右耻骨嵴及脐构成的三角区，也称 Sherren 三角，它并不因阑尾位置不同而改变。如阑尾坏疽穿孔，则该三角区皮肤感觉过敏现象消失。

二、辅助检查

（一）血常规检查

多数急性阑尾炎患者的白细胞计数及中性粒细胞比例增高，如炎症已侵及腹腔时，白细胞计数常升至（10 ～ 20）× 10^9/L 以上；但升高不明显不能否定诊断，应反复检查，如逐渐升高则有诊断价值，部分患者白细胞计数可无明显增高，多见于单纯性阑尾炎及老年人。

（二）尿常规检查

尿常规检查一般无阳性发现，但阑尾炎可刺激邻近的右输尿管或膀胱，以致尿中出现少量红细胞和白细胞。若出现明显的血尿则说明存在泌尿系统的原发病变。

（三）粪便常规检查

盆位阑尾炎和穿孔性阑尾炎合并盆腔脓肿时，粪便中也可发现血细胞。

（四）X 线检查

胸腹 X 线片应列为常规检查。典型的影像学表现可见盲肠扩张和液气平面，偶尔有钙化的粪石和异物影，急性单纯性阑尾炎在腹部平片上也可出现阳性结果。据统计有 5% ～ 6% 的患者右下腹阑尾部位可见 1 块或数块结石阴影，1.4% 患者阑尾腔内有积气。急性阑尾炎合并弥漫性腹膜炎时，为除外溃疡穿孔、急性绞窄性肠梗阻等，立位腹部 X 线片是必要的，如出现膈下游离气体，基本上可以排除阑尾炎诊断。

（五）腹部 B 超检查

B 超可见阑尾增粗水肿，直径常＞ 7mm；阑尾壁增厚，管腔扩张，腔内积液，黏膜层光带呈锯齿状；阑尾囊实性包块伴周围积液；阑尾腔闭塞或粪石影。病程较长者应行右下腹 B 超检查，了解是否有炎性包块存在。在决定对阑尾脓肿切开引流时，B 超可提供脓肿的具体部位、深度及大小，便于选择切口。

（六）CT 扫描及 MRI 检查

可显示阑尾周围软组织影及其与邻近组织的关系，多用于阑尾周围脓肿的诊断，因价格昂贵，仅用于必要时辅助诊断。

（七）诊断性腹腔穿刺

可用于诊断阑尾炎穿孔和腹膜炎等，并与其他急腹症区别。阑尾周围脓肿，可在超声引导下腹腔穿刺。但当腹腔内有广泛粘连、严重腹胀、麻痹性肠梗阻时，为避免损伤肠管，应禁忌腹腔穿刺。

（八）腹腔镜检查

对可疑患者进行此项检查，并可同时行腹腔镜阑尾切除术。

三、救护

救护方面，在未明确诊断之前，慎用大包围式的救护，特别是镇痛药的应用，会掩盖患者的症状和体征而拖延诊治时间。如果过分地强调诊断明确后才能行手术救护的话，很容易导致穿孔。因此，在密切观察患者症状无好转或加重时，又难以确诊不能除外的急腹症，应尽早剖腹探查，国外强调急性阑尾炎早期手术，切除正常阑尾率为 15%，认为 20% ～ 50% 的阴性探查率是可以接受的。

（一）非手术救护

仅适用于单纯性阑尾炎、急性阑尾炎的早期阶段及阑尾脓肿、妊娠早期和后期阑尾炎、高龄或合并其他严重器质性疾病及有手术禁忌证者，此类患者由于客观条件不允许手术救护。主要措施为根据病情适当卧床休息、控制饮食、选择有效的抗生素抗感染救护、补液和对症处理。中药救护以消炎缓泻为主。可进行右下腹部热敷或理疗以促使炎症吸收和减轻疼痛。

（二）手术救护

1. 手术原则　急性阑尾炎诊断明确后，应早期外科手术救护，既安全，又可防止并发症的发生。早期手术系指阑尾还处于管腔阻塞或仅有充血水肿时手术切除，此时操作简易。如化脓或坏疽后再手术，操作困难且术后并发症显著增加。

2. 手术选择　各种不同临床类型急性阑尾炎的手术方法亦不相同。

（1）急性单纯性阑尾炎：行阑尾切除术，切口一期缝合。亦可采取腹腔镜手术切除阑尾。

（2）急性化脓性或坏疽性阑尾炎：行阑尾切除术；如腹腔内已有脓液，可清除脓液后关闭腹膜，切口置乳胶片进行引流。

（3）阑尾周围脓肿：如无局限趋势，行切开引流，视术中具体情况决定是否可切除阑尾；如阑尾已脱落，尽量取出，闭合盲肠端，以防止造成肠瘘；如脓肿已局限在右下腹，病情又平稳时，不要强求进行阑尾切除术，给予抗生素救护，并加强全身支持救护，以促进脓液吸收、脓肿消退。

3. 特殊情况下的阑尾切除术　①阑尾在腹膜后并粘连固定，不能按常规方法勉强切除，而宜进行逆行切除方法，即先在根部切断阑尾，残端包埋后再分段切断阑尾系膜，切除整个阑尾。②盲肠炎性水肿严重，不能按常规将阑尾残端埋入荷包缝合内，可在阑尾根部切断阑尾，用间断丝线浆肌层内翻缝合方法埋入阑尾残端。如仍无法埋入时，则用阑尾系膜或四周的脂肪结缔组织覆盖残端。③阑尾炎性水肿很重，脆弱易于撕碎，根部又无法钳夹结扎时，可用荷包缝合，将未能结扎的阑尾残端内翻埋入盲肠腔内，外加间断丝线浆肌层内翻缝合。

4. 传统手术方法　一般采用硬脊膜外麻醉。切口宜选择在右下腹部压痛最明显的部位，一般情况下采用右下腹斜切口（McBurney切口）或右下腹横斜切口。对诊断不明的探查性手术，宜选用右下腹直肌旁切口，且切口不宜太小。开腹后沿三条结肠带向盲肠顶端追踪寻找阑尾，寻到阑尾后，分离粘连，切断阑尾系膜和血管至阑尾根部，并牢固结扎。在阑尾根部盲肠壁上予荷包缝合，将阑尾残端包埋入荷包缝合内结扎，使残端完全包埋入盲肠壁内，如粘连较重不易分离时，可先切除阑尾根部，进行逆行阑尾切除术，对盲肠后位或因纤维粘连固定于盲肠后壁的阑尾，可先切开外侧腹膜，将盲肠游离并翻向内侧，进行切除。未穿孔的阑尾炎或仅有少量脓液，则将脓液吸净，腹腔内不必放置引流物，但如为穿孔性阑尾炎或脓液较多时，则应引流腹腔。

第十五章　心血管疾病救护

第一节　心律失常

一、快速心律失常

（一）房性期前收缩

1. 临床表现　房性期前收缩（也称"房早"），起源于窦房结以外心房的任何部位。房早可见于正常人以及心房增大、心肌炎、心肌病、心肌缺血、甲状腺功能亢进等患者。

2. 辅助检查　心电图特点：①提前出现的 P′ 波。② P′ 波形态与窦性 P 波不同。③ P′-R 间期 ≥ 0.12s。④ QRS 波群可正常或畸形。畸形 QRS 波称为房性期前收缩（早搏）伴室内差异性传导。未下传房早时 P 波后无 QRS 波。在同一导联上，P′ 的形态及配对间期不同，称为多源性房早。⑤不完全的代偿间歇。

3. 救护　若无症状通常无须救护。触发室上性心动过速、心房颤动者可给予镇静药、β 受体拮抗药、钙通道阻滞药、普罗帕酮、莫雷西嗪等。

（二）房性心动过速

1. 分型　房性心动过速（也称"房速"），根据发生机制与心电图表现的不同，可分为自律性房性心动过速、折返性房性心动过速与混乱性房性心动过速 3 种。自律性房性心动过速与折返性房性心动过速常可伴有房室传导阻滞。

（1）自律性房性心动过速：常发生于严重器质性心脏病和洋地黄中毒的患者，发作短暂或持续数月。当房室传导比率变动时，心律不恒定，第一心音强度发生变化。可见颈静脉的 a 波数目超过听诊心搏次数。

心电图特征：①心房率 150 ～ 200 次 /min；② P 波形态和心房激动顺序不同于窦性心律，Ⅱ、Ⅲ、aVF 导联常直立；③常出现房内传导阻滞或房室结传导阻滞，但不影响心动过速的存在；④刺激迷走神经和腺苷不能终止心动过速；⑤心房刺激不能诱发、拖带和终止心动过速，但可被超速起搏所抑制。

（2）房内折返性房性心动过速：本型少见。

心电图特征：① P 波形态和心房激动顺序不同于窦性心律；②心房程序刺激和

分级刺激能诱发和终止心动过速；③出现房室结传导阻滞不影响心动过速的存在；④部分心动过速能被刺激迷走神经和腺苷所终止；⑤心房心内膜标测及起搏可判断折返环的部位、激动方向与顺序。

（3）触发活动引起房性心动过速心电图特征：①P波形态和心房激动顺序不同于窦性心律；②心房程序刺激和分级刺激能诱发心动过速，且不依赖于房内传导和房室结传导的延缓；③起搏周长、期前刺激的配对间期直接与房速开始的间期和心动过速开始的周长有关，具有刺激周长依赖的特点；④心动过速发生前，单相动作电位上有明显的延迟后除极波；⑤心房刺激能终止或超速抑制心动过速；⑥部分心动过速能被刺激迷走神经和腺苷所终止。

2. 救护

（1）洋地黄引起者：①立即停用洋地黄；②如血清钾不升高，首选氯化钾可口服或静脉给药；③高血钾者，可选用普萘洛尔、普鲁卡因胺与奎尼丁。心室率不快者，仅需停用洋地黄。

（2）非洋地黄引起者：①口服或静脉注射洋地黄；②如未能转复窦性心律，可应用奎尼丁、丙吡胺、普鲁卡因胺、普罗帕酮或胺碘酮。

3. 起源部位　通过对成功消融靶点的X线影像定位，心内超声及三维电磁导管定位系统（CARTO）运用，发现绝大多数房速的起源部位集中在心房的某些特殊解剖区域内：房间隔、右心房界脊、冠状静脉窦口、右心房耳和三尖瓣环、左心房肺静脉口、左心房耳和二尖瓣环。

体表心电图P波可大致判定房速的起源部位：①V1-I导联的正向P为左房房速。②aVL导联的双相或正向P波为右房房速。③Ⅱ、Ⅲ和aVF导联的正向P波，提示房速位于心房的上部，如右房耳、右房高侧壁、左房的上肺静脉或左房耳；反之，则提示房速位于心房的下部，如：冠状静脉窦口、下肺静脉等。

（三）心房扑动

心房扑动，简称房扑，可发生于无器质性心脏病者和各种心脏病患者以及甲状腺功能亢进、酒精中毒、心包炎等。

1. 临床表现　房扑有不稳定的倾向，可恢复窦性心律或进展为心房颤动，但亦可持续数月或数年。心房保存收缩功能，栓塞发生率较心房颤动为低，按摩颈动脉窦能减慢心室率，停止按摩后又恢复原水平。患者通过运动增加交感神经张力或降低迷走神经张力的方法，可改善房室传导使心室率明显加速。房扑伴有极快的心室率时可诱发心绞痛与充血性心力衰竭。体格检查可见快速的颈静脉扑动。当房室传导比率发生变动时，第一心音强度亦随之变化，有时能听到心房音。

2. 辅助检查　心电图特征：①心房活动呈现规律的锯齿状扑动波，扑动波之间的等电线消失，Ⅱ、Ⅲ、aVF 或 V1 导联最为明显，常倒置。心房率通常为 250～300/min。②心室率规则或不规则，取决于房室传导比率是否恒定。③QRS 波群形态正常，当出现室内差异传导或原先有束支传导阻滞时，QRS 波群增宽、形态异常。

3. 救护

（1）直流电复律是最有效终止房扑的方法。

（2）控制心室率，钙通道阻滞剂维拉帕米或地尔硫䓬，β 受体拮抗药可减慢心室率，静脉给药可使新发房扑转复窦性心律。无效时可用较大剂量地高辛或毛花苷 C，或联合 β 受体拮抗药或钙通道阻滞药。

（3）ⅠA（如奎尼丁）或ⅠC（如普罗帕酮）类抗心律失常药能有效转复房扑并预防复发。可事先用洋地黄、钙通道阻滞药或 β 受体拮抗药减慢心室率。

（4）如合并冠心病、充血性心力衰竭时，选用胺碘酮。

（5）如房扑持续发作，Ⅰ类与Ⅲ类药物不应继续应用，救护以减慢心室率，保持血流动力学稳定。

（6）射频消融适用于药物救护无效的顽固房扑患者。

（四）心房颤动

心房颤动简称房颤，可发生于正常人和各种心脏病和肺部疾病患者以及甲状腺功能亢进、心包炎、心内膜炎等。

房颤发生在无心脏病变的中、青年，称孤立性房颤。

1. 临床表现　心室率超过 150 次 /min，可出现心绞痛与充血性心力衰竭。房颤有较高的发生体循环栓塞的危险。特点：心脏听诊第一心音强度不一，心律极不规则，脉搏短绌，颈静脉搏动 a 波消失。

2. 辅助检查　心电图表现：①P 波消失，心房除极混乱，呈小而不规则的基线波动，形态与振幅均变化不定，称为 f 波；频率为 350～600 次 /min。②心室率极不规则，通常在 100～160 次 /min。③QRS 波群形态通常正常，发生室内差异性传导时 QRS 波群增宽变形。

3. 救护

（1）急性心房颤动：房颤初发在 24～48h，对于症状显著者，转复心律，首选胺碘酮，其次普罗帕酮。药物转复无效伴有血流动力学改变者用电转复。减慢室律，静脉注射洋地黄、β 受体拮抗药或钙通道阻滞药，使安静时心率保持在 60～80 次 /min。必要时，洋地黄可与 β 受体拮抗药或钙通道阻滞药合用。

（2）慢性心房颤动：可分为阵发性、持续性与永久性 3 类。①阵发性房颤常能自行终止，当发作频繁或伴随明显症状时，可口服普罗帕酮、氟卡尼或胺碘酮，减少发作的次数与持续时间。②持续性房颤一般不能自行复律，应给予至少一次复律救护机会，普罗帕酮、氟卡尼、索他洛尔与胺碘酮均可供选用。药物无效者选用电复律救护。③永久性房颤，主要控制心室率，预防心力衰竭，首选地高辛，也可与β受体拮抗药或钙通道阻滞药合用。

（3）预防栓塞并发症：慢性房颤患者有较高的栓塞发生率。有栓塞病史、严重瓣膜病、高血压、糖尿病、老年患者、左心房扩大、冠心病等为危险因素。应接受长期抗凝救护。口服华法林，使国际标准化比值（INR）维持在 2.0 ～ 3.0，可安全有效预防脑卒中。不能用华法林的患者，以及无以上危险因素的患者，可改用阿司匹林。

房颤超过 2d，复律前接受 3 周华法林救护，心律转复后继续抗凝 4 周，紧急情况静脉肝素抗凝。

（4）射频消融：经导管肺静脉电隔离术可以有效地控制房颤的发作，成功率 60% ～ 70%，复发率较高。

（5）外科迷宫术：即 Wolf 微创迷宫手术，是美国 Randall Wolf 医生于 1999 年提出并逐渐完善的微创心脏外科手术方式，其主要适应人群为阵发性房颤和孤立性房颤，主要特点是快速、有效、方便而且安全。该手术是在患者双侧肋间各做 3 个微小切口，在胸腔镜监视下，在跳动心脏的表面，采用双极射频装置对房颤的发源地，如双侧肺静脉前庭区域进行射频隔离救护，从而消除房颤的发作，成功率 70% ～ 80%。

（五）非阵发性房室交界区性心动过速

非阵发性房室交界区心动过速的发生机制与房室交界区组织自律性增高或触发活动有关。自主神经系统张力变化可影响心率快慢。如心房活动由窦房结或异位心房起搏点控制，可发生房室分离。洋地黄过量引起者，经常合并房室交界区文氏型传导阻滞，使心室律变得不规则。心动过速开始发作与中止时心率逐渐变化，有别于阵发性心动过速，故被称为"非阵发性"。心率 70 ～ 150 次 /min 或更快，心律通常规则。QRS 波群正常。

最常见的病因为洋地黄中毒。其他为下壁心肌梗死、心肌炎、急性风湿热或心瓣膜手术后，亦偶见于正常人。

救护主要针对基本病因。本型心律失常能自行消失，如患者耐受性良好，仅需密切观察和救护原发疾病。已用洋地黄者应立即停用，且不施行电复律。洋地黄中毒引起者，可给予钾盐、利多卡因、苯妥英钠或普萘洛尔救护。其他患者可选用 IA、IC 与Ⅲ类（胺碘酮）药物。

（六）阵发性室上性心动过速

1. 临床表现　阵发性室上性心动过速（paroxysmal supraventricular tachycardia，PSVT）的特点是无器质性心脏病，诱因多为情绪激动、体位突然改变、用力过猛、劳累或饱餐。90% 以上为房室结折返性心动过速（AVNRT）和房室折返性心动过速（AVRT），其他还有窦性和房性心动过速。房室结折返性心动过速由房室交界区性存在传导速度快慢不同的双径路形成连续的折返激动，心脏病和药物可诱发。折返性心动过速发生于预激综合征。

2. 辅助检查　心动过速突发突止，症状轻重取决于心室率的快慢、持续时间和有无原发心脏病。轻者感心悸、胸闷，重者因血流动力学障碍而出现头晕，甚至意识丧失。发作时心率一般150 ~ 250 次 /min，节律规整；QRS 波群形态时限正常（如 QRS 波群宽大畸形为房室正路逆传型 AVRT），可有 ST 段压低和 T 波倒置；P 波形态不同于窦性 P 波，或位于 QRS 波之后，或与 T 波重叠，不易辨认。临床电生理检查可确定心动过速时折返运动的部位。每次发作持续时间不一，持续数秒、长则数小时，甚至数天，自动或经救护后终止，可反复发作。

3. 救护

（1）刺激迷走神经终止发作。压迫颈动脉窦（有脑血管病者禁用）、压迫眼球（青光眼、深或高度近视患者禁用）、深吸气后屏气（Valsalva 法）、刺激咽喉引起恶心或呕吐。多用于偶发、无心脏病者。

（2）药物疗法。常静脉用维拉帕米、普罗帕酮、三磷腺苷（ATP）、洋地黄类药物等，但预激综合征旁路前传心室的（QRS 增宽）患者应慎用或禁用洋地黄。维拉帕米 5mg 稀释后缓慢静脉推注，无效间隔 10min 可追加，一般总量不超过 15mg，有心力衰竭者首选毛花苷 C，首剂 0.4mg，稀释后缓慢静脉推注，无效时 2h 后追加 0.2mg，24h 总量不超过 1.2mg。快速静脉推注 ATP 6 ~ 12mg 可终止室上速，但老年人及病窦综合征者禁用。普罗帕酮 1 ~ 2mg/kg 或胺碘酮 150mg 静脉注射亦可终止室上速发作。

（3）同步直流电复律。药物救护无效时用，能量在 100 ~ 200J 为宜。洋地黄过量或低血钾者慎用。

（4）食管或右心房超速调搏，可终止心动过速。药物无效时可用。

（5）射频消融救护是目前最有效、最彻底的救护方法，可根治室上性心动过速。

（七）预激综合征

预激综合征是指心房冲动提前激动心室的一部分或全体，或心室冲动提前激动心房。临床上有心动过速发作。预激综合征发作房室折返性心动过速，最常见类型为通过房室结前向传导。5%为逆向房室折返性心动过速，QRS波群增宽、畸形极易与室性心动过速混淆。

1. 临床表现 预激本身不引起症状。具有预激心电图表现者，心动过速的发生率为1.8%，并随年龄增长而增加。其中约80%心动过速发作为房室折返性心动过速，15%～30%为心房颤动，5%为心房扑动。频率过快的心动过速（特别是持续发作心房颤动），可导致充血性心力衰竭、低血压甚至死亡。

2. 辅助检查 典型房室旁路预激心电图表现：①窦性心搏的PR间期<0.12s。②QRS波群≥0.12s，QBS波群起始部分粗钝（称delta波），终末部分正常。③ST T波继发性改变，与QRS主波方向相反。④A型胸前导联QBS波主波向上，预激区在左室后壁基底部；B型QBS主波V1向下，V5V6向上，预激区在右室侧壁邻近前壁区。

3. 救护

（1）预激综合征患者发作正向房室折返性心动过速，可参照房室结内折返性心动过速处理。

（2）预激综合征患者发作心房扑动与颤动时伴有晕厥或低血压，应立即施行电复律。

（3）射频消融是目前根治预激综合征的最佳救护方法。

（4）外科手术现已很少应用。

（八）室性期前收缩

室性期前收缩，是一种最常见的心律失常。正常人可发生室性期前收缩，其发生机会随年龄的增长而增加。常见于冠心病、风湿性心脏病、心肌病、二尖瓣脱垂患者。心肌炎、缺血、缺氧、麻醉、手术和左心室假腱索可使心肌受到机械、电、化学性刺激而发生室性期前收缩。电解质紊乱、精神不安、过量烟、酒、咖啡亦可以诱发室性期前收缩。

1. 临床表现 心悸不适。室性期前收缩频发或呈二联律，可致心排血量减少，如已有左室功能减退者，室性期前收缩频繁发作可引起晕厥。发作持续时间过长，还可引起心绞痛与低血压。

2. 辅助检查 听诊时，室性期前收缩后出现较长的停歇，第二心音强度减弱或仅能听到第一心音。桡动脉搏动减弱或消失。颈静脉可见正常或巨大的α波。

心电图的特征：①提前发生的QRS波群，时限通常>0.12s、宽大畸形，ST段与T波的方向与QRS波群主波方向相反。②室性期前收缩与其前面的窦性搏动之间期恒定。③室性期前收缩很少递传到心房，窦房结冲动发放未受干扰，完全性代偿间歇。④室性期前收缩的类型。室性期前收缩可孤立或规律出现。二联律是每个窦搏后跟随一个室性期前收缩，连续 3 个或以上室性期前收缩称室性心动过速。
⑤室性并行心律，心室的异位起搏点规律地自行发放冲动，并能防止窦房结冲动入
侵。其心电图特征为异位室性搏动与窦性搏动的配对间期不恒定；长异位搏动间距
与短的异位搏动间距呈整数倍关系；可有室性融合波。

3. 救护

（1）无器质性心脏病，如患者症状明显，以消除症状为目的，减轻患者焦虑与
不安，避免诱发因素。药物宜用 β 受体拮抗药或美西律、普罗帕酮、莫雷西嗪。

（2）急性心肌缺血，心肌梗死 24h 内，如出现频发性室性期前收缩＞ 5/min；多
源（形）性室性期前收缩；成对或连续出现的室性期前收缩；室性期前收缩落在前
一个心搏的 T 波上（R on T）时，首选利多卡因，其次普鲁卡因胺。

（3）慢性心脏病变，心肌梗死或心肌病应当避免应用 I 类，特别是 IC 类药物，
胺碘酮有效，β 受体拮抗药能降低心肌梗死后猝死发生率。

（九）室性心动过速

室性心动过速（也称"室速"），常发生于各种器质心脏病患者。最常见为冠心
病，特别是曾有心肌梗死的患者，其次为扩张型或肥厚型心肌病患者。

1. 临床表现

（1）非持续性室性期前收缩多无症状，持续性室速，临床症状包括低血压、少
尿、晕厥、气促、心绞痛等。

（2）听诊心律轻度不规则，第一、二心音分裂，收缩期血压可随心搏变化。如
发生完全性房室分离，第一心音强度经常变化，颈静脉间歇出现巨大 α 波。当心室
搏动逆传并持续夺获心房，心房与心室几乎同时发生收缩，颈静脉呈现规律而巨大
的 α 波。

（3）心电图特征为：3 个或以上的室性期前收缩连续出现；QRS 波群形态畸形，
时限＞ 0.12s；STT 波方向与 QRS 波群主波方向相反；心室率通常为 100 ～ 250/min；
心律规则或不规则；房室分离；偶有或所有心室激动逆传夺获心房；通常发作突然
开始；心室夺获与室性融合波。这也是确立室性心动过速诊断的最重要依据。

2. 辅助检查

（1）室性融合波。

（2）心室夺获。

（3）房室分离，若心室搏动逆传心房，可出现 1∶1 室房传导或 2∶1 室房传导阻滞。

（4）QRS 波群电轴左偏，时限＞ 0.12s。

（5）QRS 波群形态，当表现为右束支传导阻滞时呈现以下的特征：V1 导联呈单

相或双相波（R > R′），V6 导联呈 qR 或 QS；当呈左束支传导阻滞时：电轴右偏，V1 导联负向波较 V6 深，Rv1 > 0.04s，V6 导联呈 qR 或 QS。

（6）全部心前区导联 QRS 波群主波方向呈同向性，即全部向上或向下。以上心电图表现提示为室性心动过速。

3. 救护　无器质性心脏病患者发生非持续性室速，无须进行救护；持续性室速发作和有器质性心脏病的非持续性室速均应救护。

（1）终止室速发作：室速患者如无显著的血流动力学障碍，首选药物复律。静脉注射利多卡因或普鲁卡因胺、普罗帕酮。心肌梗死或心力衰竭患者可选用胺碘酮。Q-T 间期延长者选用 I B 类如美西律，β 受体拮抗药。维拉帕米仅应用于维拉帕米敏感性室速患者。症状明显者，迅速行直流电复律。洋地黄中毒引起的室速，不宜用电复律。

（2）预防复发：①救护诱发及使室速持续的可逆性病变，如缺血、低血压、低血钾等；②单一药物救护无效时，可联合应用；③抗心律失常药物与埋藏式心室或心房起搏装置合用，救护复发性室性心动过速；④置入式心脏复律除颤器（ICD）；⑤特发性单源性室性心动过速导管射频消融疗效甚佳；⑥目前唯一被证实 β 受体阻滞药能减少心肌梗死后心律失常事件的发生率和死亡率，毒副作用少，几乎无促心律失常作用，但是对室速抑制作用并不强。

二、缓慢性心律失常

凡是四级起搏点（窦房结、心房、房室交界区及心室）功能减退导致自律性受抑制或传导系统障碍或二者兼而有之，都可以发生缓慢性心律失常（Bradyarhythmia，BAR）。以心室率低于60/min 评定之。BAR 的心室率"慢"是其特征，常常造成血流动力学障碍并伴有一系列症状。症状的显示及其严重与能否维持正常血液循环相关，也与 BAR 持续时间、发作频度、心律（率）的骤变、有无心脏病背景相关。

急症性 BAR 属严重或致死性心律失常的范畴，其中致命的有心搏骤停、高血钾致缓慢窦室节律或缓慢的心室自主心律；潜在致命的（指发作时不致命，但易演变为致命性）有病态窦房结综合征（SSS）、二度（或三度）房室传导阻滞（AVB）所致过缓的逸搏心律或不稳定节律（如双结病变、三支阻滞、二度 II 型以上的 AVB）。

以下将对常见的急症性 BAR 从病因、临床表现、诊断、救护等各个方面进行详细叙述。

（一）病态窦房结综合征

病态窦房结综合征（sick sinus syndrome，SSS）是指窦房结及其邻近组织病变引起窦房结起搏功能和 / 或冲动传出障碍而导致的一系列心律失常。患者可在不同时间出现一种以上心律失常。常同时合并心房自律性异常，表现为心动过缓 - 心动过速综合征（慢快综合征）。本综合征常可发生于任何年龄，但以老年人多见。

1. 临床表现　轻者可无明显临床症状而易漏诊，重者可发生猝死。SSS 主要以脑、心、肾等重要脏器供血不足为主要症状。脑供血不足症状如乏力、头晕、记忆力减退等，严重者可发生黑矇、晕厥、短暂意识丧失和抽搐（阿 - 斯综合征）。如有心动过速发作可出现心悸、心绞痛的症状。其他表现有全身酸痛、食欲缺乏、胃肠功能失调及少尿、无尿等。

2. 临床分型　窦房结功能损害的部位和严重程度不同，SSS 的心电图表现不同，临床上常根据心电图表现将 SSS 分为以下类型。

（1）一型：严重而持久的窦性心动过缓。最为常见，占 75% ～ 80%，也常为 SSS 的早期表现。其窦性频率低至 30 ～ 40/min，且白昼及活动前后无明显变化。

（2）二型：窦房传导阻滞。严重窦性心动过缓患者常伴有窦房传导阻滞，其中以二度窦房传导阻滞最为常见。

（3）三型：窦性停搏。当窦房结功能进一步恶化，造成周期性窦性激动形成障碍，导致窦性停搏。其心电图表现为 P 波脱落和较长时间的窦性静止。其间歇时间与基础窦性周期无倍数关系。这点在与二型窦房传导阻滞鉴别时非常重要。

（4）双结病变：当病变累及房室结时出现双结病变，心电图表现为在以上 3 型的基础上，不能及时出现交界区逸搏（逸搏周期＞ 1.5s）或逸搏频率＜ 40/min。

（5）慢快综合征：是指在一、二、三型的基础上，反复出现阵发性室上性心动过速、心房扑动或心房颤动。其中以心房颤动最为常见。

（6）全传导系统病变：病变累及多个传导系统时表现为窦房结传导阻滞、房室结传导阻滞及心室内传导阻滞。为 SSS 的特殊类型。

3. 辅助检查

（1）心电图检查：心电图表现见上（临床分型）。

（2）阿托品试验：静脉注射阿托品 0.03mg/kg，在用药的 0min、1min、3min、5min、7min、10min、15min、20min、30min 时描记心电图。若心率不能达到 90 次 /min 者为阿托品试验阳性。而由迷走神经张力过高引起的心动过缓者，在注射完阿托品后心率多可增加到 90 次 /min 以上。

（3）异丙肾上腺素试验：用于鉴别是由于交感神经兴奋性不足，还是由于窦房结器质性病变所致的 SSS。方法为静脉滴注异丙肾上腺素 1 ～ 4mg/min，若窦性心律＞ 100 次 /min 提示可能是交感神经兴奋性不足引起的，反之提示有窦房结器质性病变可能。目前本试验的可信性尚存争议。

（4）动态心电图（Holter）检查：对间歇性出现的SSS有诊断价值。同时可记录到患者的ST-T改变。

（5）窦房结恢复时间（SNRT）与窦房结传导时间（SACT）测定：多采用食管心房调搏方法，为无创性心脏电生理检查，方法简便易行。必要时可应用心内电生理技术。

食管心房调搏法测定SNRT，成年人正常高限为1 450ms，老年人高限1 500ms，SNRT≥20s可诊断为SSS，应接受心脏起搏救护。但是SNRT受自身心率影响较大，单纯窦性心动过缓者SNRT也较长，为克服这一影响，可用校正窦房结恢复时间（CSNRT），CANRT=SNRT自身心动周期长度。正常成年人CSNRT高限为550ms，老年人高限为600ms。

经食管心房调搏者，脉冲信号与左心房以及左心房与右心房上部之间均有一传导时间差。因此，食管心房调搏法测定的SACT较心内电生理法的测得值长，成年人以<160ms为正常。此外SACT随年龄增长而延长，老年人以>180ms为异常。

4. 诊断　SSS的诊断主要依据心电图检查及食管电生理检查。对于可疑SSS患者经心电图检查未能确诊时，可行阿托品试验协助诊断，必要时行食管电生理检查确定诊断。

5. 救护

（1）病因救护：积极救护原发病，如冠心病、心肌炎等；避免使用一切减慢心率的药物，如维拉帕米、胺碘酮、洋地黄等。

（2）药物救护：①阿托品，解除迷走神经对心脏的抑制，口服每次0.3mg，3～4次/d，皮下注射、静脉推注每次1～2mg。②氨茶碱：对抗腺苷受体，提高窦性心律，改善心脏传导。口服每次100mg，3次/d，必要时静脉滴注。③异丙肾上腺素：一般用于紧急情况时，1～2mg加入5%葡萄糖或生理盐水500ml中静脉滴注，1～4μg/min，维持有效心率。

（3）心脏起搏器救护：①对于因急性心肌梗死、急性心肌炎等引起的暂时性窦房结功能紊乱可采用临时人工起搏器救护。②一般来说，严重的SSS药物救护效果不理想，符合以下情况之一者应安装永久起搏器：a. SSS伴有阿-斯综合征发作或虽无症状但心电图示窦房传导阻滞或窦性停搏≥3.0s；b. SSS因心动过缓而伴有心力衰竭或心绞痛发作；c. 慢快综合征伴有阿-斯综合征或晕厥先兆症状；d. SSS合并二度Ⅱ型以上的AVB有阿-斯综合征或晕厥先兆；e. 潜在性SSS合并各种顽固性心动过速需要长期药物救护。

（二）房室传导阻滞

房室传导阻滞（atrioventricular block，AVB）是指房室交界区脱离了生理不应期后，冲动从心房传到心室的过程延长或不能到达心室。其阻滞部位可以在房室结、希氏束或希氏束远端等不同的部位。AVB 可以为短暂性、间歇性或呈永久性。

1. 临床表现

（1）一度 AVB：患者常无症状。如果听到第一心音明显减弱，要想到本病的可能。

（2）二度 AVB：症状轻重不一，轻者可引起心悸或心跳间歇，重者可出现短暂头晕、眩晕、晕厥、心绞痛、心力衰竭等。二度 I 型 AVB 常无症状，很少发展成高度的 AVB。二度 II 型 AVB 常是病理性的，症状较重，常发展成为完全性 AVB。

（3）三度 AVB（完全性 AVB）：症状取决于心室率和基础心脏情况。心室率过缓特别是并发于急性广泛心肌梗死或严重心肌炎者，症状较重，可出现心力衰竭或脑供血不足症状，若心室停顿时间超过 15s 以上就可因脑缺血而出现暂时性意识丧失，甚至抽搐，称为 Adamas-Strokes 综合征（阿 - 斯综合征），严重者可猝死。听诊心室率缓慢而规则，第一心音强弱不等，可闻及大炮音。

2. 临床分型及心电图表现　根据 AVB 的阻滞部位及程度不同，临床上常分为 3 度。

（1）一度 AVB：只有房室传导时间延长，所有心房冲动均能传到心室。传导延迟多发生在房室结内，很少部位发生在希氏束。心电图仅表现为 P-R 间期延长超过 0.20s。

（2）二度 AVB：部分心房传导不能下传到心室，因而出现心室漏搏。二度 I 型（文氏型）：多发生在房室结和希氏束近端水平，偶尔发生在希氏束内。心电图 P-R 间期逐渐延长，直至 P 波下传受阻无后继 QRS 波群。

（3）三度 AVB：全部心房激动均不能传导至心室，又称完全性房室传导阻滞。可由房室结水平、希氏束内或希氏束 - 浦肯野纤维组织引起，多发生于希氏束内或希氏束远端阻滞。心电图 P 波与 QRS 波群没有固定关系，P 波频率较 QRS 波群频率快；QRS 波群的间距规则，心室率常 < 45/min。

3. 辅助检查

（1）心电图检查：心电图表现同上（临床分型及心电图表现）。

（2）希氏束检查：可明确阻滞的部位。①阻滞部位在房室结时，希氏束电图出现 A-H 间期延长（> 120ms），而 HV 间期正常。②阻滞部位在希氏束以内或以下，则表现为 H 波时限延长、H 波分裂或 HV 间期延长。注意在窦性心律时出现暂时性

PR 间期延长或交替出现长或短的 PR 间期时还应考虑有房室结双径路的可能。

4. 救护

（1）病因救护：一度至二度 I 型 AVB，心室率不是很慢，对血流动力学无影响者，主要针对病因救护。

（2）药物救护：常用于二度 II 型以上 AVB，心室率过慢伴有血流动力学障碍或心、脑供血不足者的紧急处理。①阿托品：口服每次 0.3 ~ 0.6mg，每 4h 1 次；0.5 ~ 2mg 静脉注射，可提高房室阻滞的心室率。本类药物适用于希氏束以上阻滞者，尤其是迷走神经张力增高者。②异丙肾上腺素：1 ~ 4μg/min 持续静脉滴注维持有效心室率在 60 ~ 70 次 /min 即可。适用于任何部位的房室传导阻滞，但急性心肌梗死者慎用，因其用量过大可增加心肌耗氧量，易产生室性心律失常。

（3）心脏起搏救护：急性高度或完全 AVB，药物救护无效者，可紧急安装临时心脏起搏器。慢性或永久性高度、完全 AVB，伴有心、脑供血不足症状或有阿 - 斯综合征发作者，安装永久性心脏起搏器是唯一长期可行的方法。

第二节 急性冠脉综合征

急性冠脉综合征（acute coronary syndrome，ACS）是指在冠状动脉粥样硬化的基础上，斑块破裂，其表面出现破损或裂纹，继而血管痉挛，血小板黏附聚集，局部血栓形成，导致冠状动脉血流显著减少或完全中断而引发的一组急性或亚急性心肌缺血的临床综合征。包括不稳定型心绞痛（unstable angina，UA）、非 ST 段抬高性心肌梗死（non ST segment elevation myocardial infarction，NSTEMI）和 ST 段抬高性心肌梗死（ST segment elevation myocardial infarction，STEMI）。

一、临床表现

对于 ACS 中的 UA 患者主要临床表现就是典型的心绞痛症状。下面主要对于 STEMI 及 NSTEMI 患者的临床表现进行详细描述。

（一）前驱症状

30% ~ 60% 的急性心肌梗死患者于心肌梗死前数日内有前驱症状，少则不到 24h，多则达 4 周左右。其表现如下：①最常见的先驱症状是不稳定型心绞痛，包括初发劳力性心绞痛、恶化劳力性心绞痛等。疼痛性质与一般心绞痛相同，但发作频繁，每次发作持续时间较长，多在休息或睡眠中发作，含服硝酸甘油疗效差。②其他前驱症状包括突然严重的心绞痛发作；心绞痛时伴有恶心、呕吐、大汗、明显心动过缓；老年人突发心力衰竭，严重心律失常、昏厥或原有高血压而血压突然下降；心电图示 ST 段短暂性上升或降低，T 波倒置或高耸，或出现心律失常。

（二）症状

1. 胸痛 大多数患者疼痛剧烈甚至难以忍受，有濒死感，持续时间超出 30min，多为数小时，甚至数日，休息和服用硝酸酯类药物不能缓解。疼痛可为束缚的、压榨的、阻塞的、钳紧样的，亦可为刀割、针刺和烧灼样，常位于胸骨后、心前区或前胸部两侧，向左肩或左前臂尺骨端放射，在左手腕部甚至手指亦可产生刺痛感或麻木感，亦可放射至食管、上腹部、颈部、上腭及肩胛区或左肩胛骨等部位。某些患者，尤其是老年人，可无胸痛而表现为急性左心衰竭，胸部紧缩感或极度虚弱等症状。

2. 其他系统的症状 50% 以上的透壁性心肌梗死和有严重胸痛的患者出现恶心和呕吐，偶尔有腹泻，尤其多见于下壁心肌梗死者。其他尚有大汗淋漓、虚弱无力、眩晕、心悸等症状。脑栓塞或其他部位的栓塞可作为心肌梗死首发症状，但属罕见。

3. 无痛性心肌梗死 约占 20%，尤其多见于糖尿病、老年人或服 β 受体拮抗药者，也可发生于手术后，大多数合并心源性休克、心力衰竭或严重心律失常，并可引起猝死。不典型者约占 10%，疼痛可被充血性心力衰竭、脑血管意外、恐惧和精神紧张、躁狂、晕厥、极度虚弱、急性消化不良和周围动脉栓塞等症状所掩盖。还有疼痛部位不明确，疼痛性质和程度较既往的心绞痛无明显改变。

（三）体征

1. 一般情况 多数患者有焦虑、压抑、精神萎靡不振、极度虚弱、表情痛苦、烦躁不安、面色苍白、大汗淋漓、有窒息或濒死感等表现。休克时伴发低血压、皮肤湿冷和常伴烦躁不安。潮式呼吸是不祥之兆。呼吸急促见于左心室衰竭和肺水肿。

2. 心血管系统 脉率可增快或减慢、节律可规则或不规则，多数最初表现为快而不规则，疼痛或烦躁不安缓解时，脉率可恢复正常。除急性心肌梗死最早期血压可增高外，几乎所有患者都有不同程度的血压降低。起病前有高血压者，60% 血压可降至正常，20% 低于正常，约 20% 低于原高血压水平，但仍高于正常。起病前无高血压者，约 50% 患者血压可降至正常以下，但不一定出现休克症状与体征。大面积心肌梗死的患者，则因左心衰竭而使动脉血压急剧下降，甚至出现心源性休克。

轻型患者可无异常心脏体征，即使心肌有广泛性损害或症状较为严重，心脏体征亦可不明显。心浊音界可轻度至中度增大。左心室顺应性降低时，心前区可触及收缩前搏动。左心室功能不全时则可于舒张早期触及左心室外象搏动。第一心音低钝甚或难以闻及，随着病情的恢复亦将逐渐增强。出现第四心音奔马律，提示左心室顺应性减低，是由于左心室舒张末期压升高、左心房收缩增强和左心舒张功能减退所致。左心衰竭、左束支传导阻滞或梗死后心绞痛的患者，可有第二心音反常分裂。乳头肌功能不全或乳头肌部分断裂、室间隔破裂时，可听到心尖部全收缩期杂音，强度易变，可短暂或呈持续性，沿胸骨左缘或右缘传导，常伴有全收缩期震颤。可出现心包摩擦音，提示透壁性心肌坏死达心外膜后引起的纤维素性心包炎，多在第2天至第3天出现。可有各种心律失常。

二、辅助检查

（一）静息心电图

1. 不稳定型心绞痛　不稳定型心绞痛发作时20%～60%的患者心电图可能正常，换言之，有40%～80%的患者心绞痛发作时伴有心电图改变。除极少数患者可出现一过性Q波外，绝大多数表现为ST段的抬高或压低以及T波的改变。①T波倒置：胸痛发作时T波改变可表现为振幅下降、T波低平也可能倒置，倒置T波的形态可呈"冠状T波"。伴有明显的ST段改变时，"冠状T波"可能变得不典型。T波倒置反映急性缺血，通常出现在2个导联以上，仅有心电图T波倒置者预后较好。②ST段改变：不稳定心绞痛患者心电图ST段的改变常见而且重要，可表现为抬高或压低。抬高或压低又有多种形态，而且动态变化大。一过性ST段的抬高提示冠状动脉痉挛，一过性ST段的压低提示为"心内膜下心肌缺血"，而新近出现的、显著而持续的抬高则提示可能发生了急性心肌梗死。

2. 无ST段抬高的急性心肌梗死　无ST段抬高的急性心肌梗死发生时心电图主要表现为ST-T的改变，包括ST段不同程度的压低和T波低平、倒置等改变。这种ST-T改变与过去所谓的心内膜下心肌梗死和非Q波性心肌梗死的心电图表现几乎一样。上述心电图改变和不稳定型心绞痛心电图的改变完全相同，因而单凭心电图图形的改变不能区分两者，二者区分主要依据心肌坏死标志物的检测。当ST段压低的心电图导联≥3个或压低幅度≥0.2mV时，发生心肌梗死的可能性增加3～4倍。

3. ST段抬高的急性心肌梗死　心电图特征性改变有：①ST段抬高呈弓背向上，在面向坏死区周围心肌损伤区的导联上出现。②病理性Q波，面向透壁心肌坏死区的导联上出现宽而深的Q波。③T波倒置，在面向损伤区周围心肌缺血区的导联上出现。

ST段抬高的急性心肌梗死心电图的动态改变有：①超急性期，发病数小时内，可无异常或出现异常高大两支不对称的T波。②急性期，数小时后，ST段明显抬高，弓背向上，与直立的T波连接，形成单向曲线，1～2d出现病理性Q波，同时 R 波减低，病理性 Q 波或 QS 波常持久不退。③亚急性期，ST 段抬高持续数日至 2 周，逐渐回到基线水平，T 波变为平坦或倒置。④恢复期，数周至数月后，T 波呈 V 形对称性倒置，可永久存在或在数月至数年后恢复。

（二）血清标记物

1. 常规检查

（1）血细胞计数：1～2d 后白细胞可增至（10～20）×10⁹/L，中性粒细胞增多，嗜酸性粒细胞减少或消失。

（2）血细胞沉降率：红细胞沉降率增快，可持续 1～3 周。

2. 心肌损伤标志物

（1）心肌酶谱：谷草转氨酶（AST）、乳酸脱氢酶（LDH）以及肌酸激酶（CK）3 项组成血清酶谱对诊断急性心肌梗死和心肌损伤起过重要的作用。随着新的更为特异和敏感的标记物应用，传统的 CK、LDH 和 GOT 已经逐渐被取代。

（2）肌酸激酶同工酶（CKMB）及其亚型：测定 CKMB 既可以用于早期确定急性心肌梗死的诊断，也可以用于判断梗死范围是否扩大或再梗死，近年还用于评估急性心肌梗死溶栓再通的非创伤指标。急性心肌梗死胸痛发作后 4h 内增高，16～24h 达高峰，36～48h 恢复至正常。症状发作后 12～24h 的标本，用 CK-MB 质量法测定诊断急性心肌梗死的临床敏感性高达 96.8%。

（3）肌红蛋白（Mb）：肌红蛋白广泛而丰富地存在于横纹肌、心肌、平滑肌，分子量仅 17.8kD，非常容易释放入血，到目前为止，它是在急性心肌梗死发生后最早的可测指标。急性心肌梗死患者胸痛后 2h 升高，6～9h 达高峰，24～48h 内恢复至正常水平。

（4）肌球蛋白轻链（MLC）和重链蛋白（MHC）：肌球蛋白存在于横纹肌、心肌和平滑肌，是肌肉收缩蛋白的主要部分。急性心肌梗死症状发作 3～6h 即可测到 MLC，MLC 在快速升高后，接着持续升高呈长的平缓峰，第 4 天达高峰，可持续 10d 左右。血清 MLC 升高及升高幅度对诊断急性心肌梗死和估计其预后很有价值，MLC 升高幅度与心肌梗死的范围高度相关。不稳定型心绞痛患者 MLC 可升高，具有非常重要的危险分层作用，但不能作为判断急性心肌梗死溶栓后血管是否再通的指标。

（5）糖原磷酸化酶 BB（glycogenphosphorylase BB，GPBB）：是一种糖原降解酶，也是糖原磷酸化酶的同工酶，主要存在于心脏和肝脏。心肌缺氧、缺血时，位于心肌肌质网 SR 上的 GPBB 随糖原加速降解进入胞质，透过细胞膜进入循环。GPBB 被认为是诊断急性心肌梗死最敏感的指标之一，胸痛 2～4h 开始升高，它的特异性与 CKMB 相似。

（6）脂肪酸结合蛋白质（fatty acid binding protein，FABP）：是小分子量（15kD）胞质蛋白，20世纪90年代起开始作为早期诊断急性心肌梗死的指标之一，FABP用于评估再灌注的成功率极有价值，在溶栓后15min即可观察到，60min准确率最高。FABP将来可能成为早期诊断急性心肌梗死的标记物，尤其是在急诊室筛选和将胸痛患者分类的重要工具。

（7）心肌肌钙蛋白 T（cardiac troponin T，cTnT）：是收缩蛋白中调节蛋白的部分，与肌钙蛋白 C（cTnC）、肌钙蛋白 I（cTnI）组成复合体。心肌损伤后3～4h内血中即出现cTnT，呈一个比较偏低的峰。由于心肌缺血坏死，存在不可逆病理改变，与肌纤维和肌凝蛋白呈结合状态的cTnT复合成分持续释放入血，出现第2个峰，这个峰通常是在胸痛发作后24～48h，10～14d降至正常，具有诊断时间窗口长的优点。近年应用cTnT对不稳定患者监测可以发现一些轻度和小范围心肌可逆性损伤，这对急性冠脉综合征危险度分层具有十分重要的意义。

（8）心肌肌钙蛋白 I（cardiac troponin I，cTnI）：cTnI分子量比cTnT小，只有22kD，也有报道19～24kD。心肌损伤后3～4h释放入血，可以是游离形式的，也可以是与cTnT呈复合形式。心肌缺血症状发作后11～24h达高峰，与血中CK、CKMB高峰出现时间相似。持续7～10d，部分病例到14d时仍可测到cTnT。既可敏感地测出小灶性可逆性心肌损伤存在，也可以反映发生严重的大范围心肌梗死患者的预后。

3. 炎症反应标记物 冠状动脉粥样斑块的不稳定性与炎性反应相关。所以测定这一病理生理过程的有关化学标志物即可为 ACS 的发病提供有关实验室依据，并有助于 ACS 的诊断与救护。

（1）C反应蛋白（CRP）：是一种能与肺炎链球菌荚膜C多糖物质起反应的急性期反应蛋白，目前主张测定高敏CRP（high sensitive C reactive protein，hsCRP），因其在临床上应用日益广泛，诊断价值更大。hsCRP已被确认为粥样斑块内急性炎症反应的敏感性标志物和独立危险因素。当其血清浓度 > 30mg/L（3 000μg/L）时，提示患者有明显的心肌缺血与血栓形成（一般炎症时大多为500～1 000μg/L）并且其增高程度与 ACS 的病死率呈明显正相关。

（2）其他新的标志物：IL6、IL8、组织因子、白细胞弹性蛋白酶、基质金属蛋白酶、食糜酶与组织型纤溶酶原激活剂等，均能反映粥样斑块的不稳定性与炎症反应，可用于对 ACS 患者的病情评估与预后判断。但它们在临床应用的可行性与实际价值有待进一步研究。

（三）冠状动脉造影与血管内超声

冠状动脉造影（DSA）及血管内超声是诊断 ACS 的黄金指标。对于中、高危的 ACS 患者应该做冠状动脉造影明确冠状动脉病变情况以指导救护。血管内超声可在冠状动脉造影的基础上，识别直径 < 50% 的狭窄冠脉内斑块的稳定性，并有助于采取相应的救护对策。

（四）冠状动脉 CT 血管成像

冠状动脉 CT 血管成像（CT angiography，CTA）是近年来才出现的新技术，特别是 64 层多螺旋 CT 出现后被广泛地应用于临床。这种方法是从手臂的静脉里输入对比剂，几乎没有创伤性，非常安全，所用时间也短。对于诊断冠状动脉狭窄具有重要价值，有助于冠心病患者真阴性的排除和真阳性的诊断。CTA 检查费用低，为 DSA 冠状动脉造影 1/3。所以，CT 冠状动脉造影非常适合进行冠心病的筛查或复查，甚至体检，因为部分冠状动脉狭窄的患者临床无症状。

（五）电子束 CT

电子束 CT（electron beam computed tomography，EBCT）又称超高速 CT，由美国 Boyd 博士于 1983 年发明并应用于临床。EBCT 使用电子枪及环绕患者安置的静止钨靶环和检测器环取代常规 CT 的 X 线管和检测器旋转机架，应用电子束扫描技术产生旋转的 X 线束，因无机械运动部件，扫描速度极快，动态分辨明显提高，可有效消除心脏搏动的影响，获取清晰的心血管图像，实现 CT 电影成像，扩展了心血管疾病 CT 检查的适应范围和诊断能力，是 CT 技术的又一进步。应用 EBCT 扫描速度得到的高时间分辨率兼有高密度分辨率及足够的空间分辨率，可以清楚地显示心脏及冠状动脉的解剖结构、病理改变，能动态观察室壁运动，又可定量评价心功能及心肌、冠状动脉血流灌注，在冠心病的诊断中有重要价值。电子束 CT 检查也可对冠状动脉钙化程度和范围作出无创性检查和评价。

（六）超声心动图

超声心动图有助于了解心室壁的运动及左心室功能，同时可以发现并诊断并发症如心脏破裂、室壁瘤、乳头肌功能失调等。

（七）放射性核素检查

放射性核素显像可以显示心肌坏死的部位和范围，有助于对 ACS 患者进行严重程度的评价，更好地作出个体化的救护方案。

（八）其他检查

应从冠心病的二级预防着眼，对患者进行血脂、血糖、肝功能、肾功能等常规检查，以加强控制危险因素与并发症，进行全面综合救护。

三、救护

急性冠脉综合征（ACS）的总体救护原则是改善和恢复心脏灌流，调整氧供／氧需比例，改善异常的血流动力学，遏制心脏电活动的紊乱，消除促发因素，稳定冠状动脉斑块，纠正高凝状态，缓解临床症状，终止血栓发展，将冠心病由不稳定的急症状态转变为稳定状态。

（一）ACS 的救护手段

大致可以分为 3 大类：药物救护、介入救护和外科救护

1. 药物救护　属于微创和无创疗法，主要包括静脉或冠状动脉内溶栓和普通药物的应用。

（1）溶栓药物救护：溶栓疗法对 UA 及 NSTEMI 患者不适用；但对于顽固性心绞痛患者可试用小剂量溶栓救护，如尿激酶 30 万～ 50 万 U 静脉滴注。对确诊 STEMI 的患者应尽快采用再灌注溶栓救护。适应证：①持续性胸痛 ≥ 30min，含服硝酸甘油症状不缓解。②相邻 2 个或更多导联 ST 段抬高在肢体导联 ≥ 0.1mV、胸导 ≥ 0.2mV，且至少在一个对应导联上有对应性 ST 段下移＞ 0.05mV。应除外早期复极综合征的 ST 段抬高。③发病 ≤ 6h 者。若患者来院时已是发病后 6 ～ 12h，心电图 ST 段抬高明显伴有或不伴有严重胸痛者仍可溶栓。④年龄 ≤ 75 岁。年龄 ≥ 75 岁以上的高龄 AMI 患者，应根据梗死范围，患者一般状态，有无高血压、糖尿病等因素，因人而异慎重选择。近年已将发病时间放宽到 24h，年龄放宽到 80 岁，但应视具体情况而定。

时间就是生命，1h 内为黄金时间，一般 2 ～ 3h 为最佳时间。溶栓前常规检查血常规、血小板、出凝血时间和血型，配血备用。国内常用：①尿激酶 30min 内静脉滴注 150 万～ 200 万 U；或冠状动脉内注入 4 万 U，0.6 万～ 2.4 万 U/min 的速度注入，血管再通后用量减半，继续注入 30 ～ 60min，总量 50 万 U 左右。②链激酶皮试阴性后用 150 万 U 静脉滴注，在 60min 内滴完；冠状动脉内给药先给 2 万 U，继以 0.2 万～ 0.4 万 U/min 注入共 30min，总量 25 万～ 40 万 U。③重组组织型纤维蛋白溶酶原激活药（rt-PA）100mg 在 90min 内静脉给予：先静脉注射 15mg，继而 30min 内静脉滴注 50mg，其后 60min 内再静脉滴注 35mg，冠状动脉内给药量减半。用 rtPA 前先用低分子量肝素 5 000U 静脉滴注，继以低分子量肝素 700 ～ 1 000U/h 持续静脉滴注 48h 后改为皮下注射 5 000U，每 12h 1 次，连用 3 ～ 5d。

（2）普通药物救护：①抗血小板药物。阿司匹林：通过抑制环氧合酶，减少血栓素 A2 介导的血小板聚集。首剂量 300mg，维持量 75 ～ 150mg/d。氯吡格雷和噻氯吡啶：为二磷酸腺苷拮抗药的代表药物，通过抑制 ADP 受体介导的血小板聚集

而起到抗凝作用，作用较强，可与阿司匹林联合应用。阿西单抗：为血小板Ⅱb/Ⅲa（GP）受体拮抗药，在强烈的促凝因素的作用下，阿司匹林的作用可被削弱，如此时发生斑块破裂，极易发生血小板聚集形成血栓，而GPⅡb/Ⅲa则可通过抑制Ⅱb/Ⅲa受体发挥重要的抗凝作用，尤其适用于PCI术后的抗凝救护。双嘧达莫：抗血小板作用轻，疗效缺乏足够证据。②抗凝药物，通过抑制凝血酶活性，防止血栓形成和血管再梗死。常用普通肝素或低分子量肝素，可与阿司匹林联合使用，降低ACS患者的病死率。应用普通肝素时应将ACT或APTT维持在正常对照的1.5～2倍。有研究表明，低分子量肝素效果优于普通肝素，其血浆半衰期长，且不需要检测出、凝血时间，因而使用更方便、安全，不伴有出血事件增加。③硝酸酯类药物，目前主张静脉用药，主要用硝酸异山梨酯（消心痛）。口服用药主要用单硝酸异山梨酯。硝酸甘油由于静脉应用时输液器的吸附作用、口服制剂快速失效，目前已不主张常规使用。应用这类制剂时应避免产生耐受性，每日应有8h的间歇期。对下壁梗死尤其是伴有血容量不足、主动脉瓣狭窄者应慎用，右心室梗死患者应尽量避免使用。④β受体阻滞药，可减慢心率，降低血压及心肌耗氧量，提高室颤阈，抗心律失常，防止心源性猝死。目前认为只要患者没有禁忌证，可常规给予β受体阻滞药。主要禁忌证为缓慢心律失常、低血压、中重度心力衰竭、哮喘等。⑤钙通道阻滞药，短效的双氢二吡啶类钙通道阻滞药不应单独应用。对于急性心肌梗死患者，一般不主张应用。对不能耐受β受体阻滞药及顽固性心绞痛患者，可试用地尔硫草静脉滴注。⑥血管紧张素转换酶抑制药（ACEI），在急性心肌梗死中可防止心室重构、改善心功能、减少心血管事件、降低病死率。这些作用不仅来自降压作用，还有抗炎作用。⑦调脂药物，贝特类调脂药：对脂质、脂蛋白的影响是通过激活过氧化物酶体增殖物激活受体-α（PPAR-α）而介导，这类药物可升高HDL-C，激活PPA-α后，通过改变脂蛋白的结构和功能影响血脂质的构成和水平，增加HDL-C对动脉粥样硬化的保护作用，还可降低其他冠心病的危险因素。他汀类药物：通过抑制HMG-CoA还原酶而抑制胆固醇合成，此类药物除有降脂作用外，还有增强斑块稳定性、改善内皮功能、抑制炎症反应及血管平滑肌增殖、改善血液流变学等作用，其可能对ACS的作用更大。

2. 介入救护　经皮冠状动脉介入术（percutaneous coronary intervention，PCI）属于有创疗法，将专用的导管从动脉系统插入到患者的冠脉中，首先进行冠脉造影确认"罪犯"血管，然后采取各种手段开通堵塞的冠状动脉，较常用的方法是经皮冠状动脉腔内成形术、冠状动脉内支架置入术、冠状动脉内溶栓术等。

（1）直接PCI：指对AMI患者未行静脉溶栓救护而行PCI，直接PCI具有更高的成功率和较早的胸痛缓解率，并减少心肌缺血的复发率。直接行 PCI，可以早期发现高危患者而行冠状动脉搭桥术（CABG），而溶栓组由于未行冠状动脉造影不能了解冠状动脉病变的特点；另外，冠状动脉造影还可以发现那些血栓再通自溶者，而这部分患者既不需要直接 PCI，也不需要溶栓救护。适应证：① ST 段抬高和新出现左束支传导阻滞（影响 ST 段的分析）的 AMI；② ST 段抬高性 AMI 并发心源性休克；③适合再灌注救护而有溶栓救护禁忌证者；④非 ST 段抬高性 AMI，但梗死相关动脉严重狭窄，血流 ≤ TIMI Ⅱ 级。应注意：①发病 12h 以上者不宜施行 PCI；②不宜对非梗死相关的动脉施行 PCI；③要由有经验者施术，以免延误时机；④有心源性休克者应该先行主动脉内球囊反搏术，待血压稳定后再施术。

（2）补救性 PCI：是指对溶栓救护失败者进行紧急 PCI。溶栓失败患者早期病死率较高，对这些患者进行补救性 PCI 可以尽早的恢复再灌注，挽救存活心肌。

（3）即刻 PCI：溶栓成功后大多数患者残留有严重的局限性狭窄，溶栓成功后进行即刻 PCI 可减少梗死血管的残余狭窄、减少心肌缺血的发生。

（4）延期 PCI：是指溶栓后 2 ～ 7d 对具有残余狭窄病变进行的 PCI。目的是减少日后反复心肌缺血，恢复左心室功能。延期 PCI 是安全的，并能改善左心室功能。

（5）易化 PCI（facilitated PCI）：指在对 AMI 患者施行 PCI 前，有意识地应用一些药物，希望改善 PCI 的效果和临床预后。常用的药物有大剂量肝素、半量或全量的溶栓药物、血小板膜表面Ⅱb/Ⅲa 受体拮抗药等。溶栓和早期冠状动脉介入干预结合作为一种易化 PCI 仅仅是 90 年代末提出的一个新思路，初步的研究显示有较好的疗效。新近国外文献报道，溶栓和早期冠状动脉介入干预结合可实现静脉内溶栓救护和 PCI 有机结合，达到优势互补的目的，使急性心肌梗死的梗死相关血管开通更为提前，进一步改善患者预后。

3. **外科救护**　是指通过手术进行冠状动脉旁路移植（CABG），俗称冠状动脉搭桥术。主要针对那些血管病变弥漫，无法行介入救护且有外科手术适应证的患者。因其创伤较大，术后恢复时间较长，加之随着介入救护经验的积累，技术的提高和器械的改进，一些以前只能外科手术救护的患者也能采用介入救护得到满意疗效。

搭桥术、介入和药物疗法各有利弊，前两者开通血管的疗效较好，但需要在较大的医院才能完成，同时需要较长的准备时间、复杂的技术设备和高昂的医疗费用。药物救护的效果虽然逊于上述两种方法，但它简便易行，费用相对较低，可以在任何场所实施。药物疗法的最大好处是它的时间优越性，ACS 发生后患者得到救护的时间越早受益越大。此外，药物疗法有其不可替代性，即使接受冠状动脉搭桥术的患者也必须长期接受药物救护。

（二）ACS 救护措施的选择

目前对 ST 段上抬型 ACS 的主要救护策略是及时采取再灌注疗法，这是由于该型 ACS 的血管完全被以红细胞为主的红色血栓堵塞，且患者又缺乏侧支循环，因此是溶栓或介入疗法的适应证，应尽快为患者实施现场溶栓，有条件时或溶栓失败可以采取介入救护。由于导致非 ST 段上抬型心肌梗死和不稳定型心绞痛的血栓属于以血小板为主的白色血栓，该类血栓对溶栓药物不敏感，且溶栓可以启动机体的凝血机制，对患者的影响弊大于利，故对这类患者采取的救护策略是抗栓而不溶栓，主要采用普通药物疗法。

选择救护措施的另一条重要依据是患者的病情和先前救护的结果，美国心脏病学院（ACC）、美国心脏联合会（AHA）联合提出了关于非 ST 段上抬型 ACS 早期有创救护的适应证，UA 和 NSTEMI 患者具有下列高危因素之一者，宜行早期有创救护：①强化抗缺血救护后仍有静息或低活动量诱发的心绞痛和心肌缺血者；②复发性心绞痛、心肌缺血伴充血性心力衰竭症状、S3 奔马律、肺水肿、肺底湿啰音增多或新出现或恶化的左房室瓣关闭不全；③无创负荷试验有高危表现；④左室收缩功能障碍；⑤血流动力学不稳定；⑥存在明确的缺血所致的持续性室性心动过速；⑦6 个月内曾做过冠脉介入救护；⑧既往做过冠状动脉旁路移植术，cTnT、cTnI 浓度升高；⑨缺乏这些表现时，没有血供重建术禁忌的住院患者行早期有创或早期药物救护都是可取的。下述情况可以选择冠脉搭桥术：冠脉主干或左冠状动脉前降支、回旋支和右冠状动脉 3 支系统内 2 支以上重度狭窄；经过普通药物救护、溶栓或介入救护效果不明显或救护后再发的心绞痛；患者在行冠状动脉造影及介入救护过程发生并发症（如冠状动脉撕裂、血栓脱落或冠状动脉痉挛等）；血流动力学不稳定及合并心源性休克的 ACS 患者。如果患者病情过重或有严重并发症，不能耐受麻醉、手术及体外循环则可视为手术禁忌证。此外存在广泛的冠脉远端狭窄性病变的患者也不适合进行冠脉搭桥术。

第三节　心 力 衰 竭

心力衰竭（heart failure）是各种心脏病的终末阶段，此时心脏不能泵出足够的血液以满足组织代谢需要。通常它是由于心肌收缩力下降即心肌衰竭所致的一种临床综合征。临床上以肺循环和 / 或体循环淤血以及组织血液灌注不足为主要特征，又称充血性心力衰竭（congestive heart failure）。以血流动力学而言，由于心肌舒缩功能障碍，使心腔压力高于正常（左室舒张末期压 > 18mmHg，右室舒张末期压＞10mmHg）即为心肌衰竭，亦称心功能不全（cardiac insufficiency）。

心肌衰竭、心力衰竭和循环衰竭不是同义词，严重的心肌衰竭，常引起心力衰竭，但心力衰竭未必伴有心肌衰竭。当心腔突然超负荷如继发于急性感染性心内膜炎的急性主动脉瓣反流可在正常心肌功能状态时引起心力衰竭。在三尖瓣狭窄和限制性心包炎时可影响心脏充盈，没有心肌衰竭时也能引起心力衰竭。同样心力衰竭常引起循环衰竭，而循环衰竭不一定伴有心力衰竭，因为许多非心脏因素，如血容量不足性休克，能引起循环衰竭，但其心脏功能却正常或仅有轻度受损。循环衰竭是指某些循环组分如心脏、血容量、动脉血氧和血红蛋白浓度或周围血管床异常导致心排血量不相适应的异常状况。

一、慢性心力衰竭

（一）临床表现

1. 左心衰竭　以肺淤血及心排血量降低为主要表现。

（1）症状

1）呼吸困难。①劳力性呼吸困难：是左心衰竭最早出现的症状，引起呼吸困难的运动量与心力衰竭程度负相关。②夜间阵发性呼吸困难：即心源性哮喘。夜间发作，突然憋醒，有窒息感和恐惧感，迅速坐起需30min或更长时间缓解，常伴有两肺哮鸣音。主要由于卧位间质液体重吸收和回心血量增加，睡眠时迷走神经张力增高，小气管痉挛，膈肌上抬，肺活量减少等。③端坐呼吸：肺淤血到一定程度，患者不能平卧。端坐体位能减轻呼吸困难，能缓解症状的坐位越高左心衰程度越严重。④急性肺水肿：是心源性哮喘的进一步发展，是左心衰呼吸困难最严重的形式。

2）咳嗽、咳痰、咯血。咳嗽、咳痰是肺泡和支气管黏膜淤血所致，开始常于夜间发生，坐位或立位时咳嗽可减轻，多为白色浆液性泡沫状痰，偶可见痰中带血丝。长期慢性淤血肺静脉压力升高，血浆外渗入肺泡出现粉红色泡沫痰。如支气管黏膜下形成扩张的血管一旦破裂可引起大咯血。

3）乏力、疲倦、头晕、心悸，这些症状是由于心排血量不足，导致器官、组织灌注不足及代偿性心率加快所引起的。

4）少尿及肾功能损害。左心衰竭血流再分配早期夜尿增多。严重时肾血流减少出现少尿、血尿素氮和血肌酐增高等肾功能损害的症状。

（2）体征

1）一般体征。呼吸困难、发绀、面色苍白、脉率增快等交感神经系统活性增高的症状。

2）肺部体征。肺底湿性啰音；夜间阵发性呼吸困难两肺干、湿啰音；急性肺水肿时两肺满布湿啰音和哮鸣音。

3）心脏体征：慢性左心力衰竭的患者一般有心脏扩大，肺动脉瓣区的第二心音亢进及心尖区舒张期奔马律（S3 奔马律）。

2. 右心衰竭 主要以体内静脉淤血为主的表现。

（1）症状：①消化道症状是右心衰竭最常见的症状。胃肠道及肝淤血引起腹胀、食欲缺乏、恶心、呕吐、体重增加；长期肝淤血引起肝区疼痛，心源性肝硬化。②肾脏症状，肾脏淤血引起肾功能减退，尿少、夜尿增多，少量蛋白尿、管型，血尿素氮可升高。③呼吸困难：在左心衰竭基础上发生的右心衰竭，呼吸困难较左心衰竭时减轻，单纯性右心衰竭为分流性先天性心脏病或肺部疾病引起，会有不同程度的呼吸困难。

（2）体征：①水肿为对称性可压陷性水肿，但区别于肾性水肿，是见于身体低垂部位的重力性水肿。②肝颈静脉反流征。颈静脉充盈、怒张，肝颈静脉反流征阳性。有助于鉴别心力衰竭和其他原因引起的肝肿大。③肝大、压痛。肝因淤血肿大、常伴压痛，持续慢性右心衰竭可致心源性肝硬化，晚期可出现黄疸及大量腹水。④心脏体征。胸骨左缘 3～4 肋间舒张期奔马律（S4 奔马律），右心室扩大时剑突下可见明显搏动，右心室扩大显著时可闻及三尖瓣关闭不全的反流性杂音。⑤胸腔积液和腹水。胸腔积液多为双侧，单侧时多在右侧。多由于水钠潴留和静脉淤血，毛细血管压升高所致。腹水和心源性肝硬化有关。

3. 全心衰竭 右心衰竭继发于左心衰竭而形成的全心衰竭，此时右心排血量减少，阵发性呼吸困难等肺淤血症状反而减轻。扩张型心肌病表现为左、右心室同时衰竭者，肺淤血往往不很严重。

（二）辅助检查

1. 一般检查

（1）常规检查：血常规以排除心力衰竭常见诱因贫血或感染；尿常规及肾功能；水、电解质和酸碱平衡的检测；肝功能有助于门脉性肝硬化水肿的鉴别。

（2）心电图：可提示心房、心室肥大；心肌缺血、心肌梗死的部位范围；V1ptf < −0.03mm/s 提示左房负荷过重或早期左心衰竭。

（3）超声心动图：可测定左心室舒张末容积、心排出量、射血分数（EF）以及二尖瓣口流速曲线（舒张早期和晚期流速峰值之比即 E/A，正常 E/A ≥ 1.2），舒张功能减退时，E 峰降低，A 峰增高，E/A 比值降低。

（4）X 线检查：可发现心影增大、肺淤血征象，肺门影增大可见蝴蝶状影，间质肺水肿显示 KerleyB 线，严重时有胸腔积液。

（5）放射性核素检查：判断心室腔大小，计算 EF 值，通过放射活性时间曲线计算左心室最大充盈速率反映心脏舒张功能。

（6）心肺吸氧运动试验：应用于慢性稳定性心力衰竭患者。①最大耗氧量（VO_2max，单位是 ml/（min·kg），心功能正常时 $VO_2max > 20$；轻、中度心力衰竭时 $16 \sim 20$；中、重度 $10 \sim 15$；极重度 < 10。②无氧阈值，即呼气中 CO_2 的增长超过了氧耗量的增长，标志无氧代谢的出现。心功能正常时此值 $> 14ml/$（min·kg），此值愈低心功能愈差。

2. 生化指标　血浆去甲肾上腺素、血管紧张素 Ⅱ、ANP 和 BNP。近年来研究发现脑钠肽（BNP）是最早提示心力衰竭的生化指标。

3. 有创性血流动力学检测　Swan-Gan 漂浮导管和温度稀释法进行心脏血管内压力和心排血功能等血流动力学各参数的测定，评价心脏泵功能和指导用药。正常时，心脏指数（CI）$> 2.5L/$（min·m^2）；PCWP $< 12mmHg$。

（三）救护

1. 救护目的　提高运动耐量，改善生活质量；防止心肌损害的加重；降低死亡率。

2. 救护方法

（1）去除基本病因，消除诱因。

（2）减轻心脏负荷

1）休息，限制体力活动，不主张完全卧床休息，防止静脉血栓形成。

2）控制钠盐摄入。

3）利尿药的应用。①噻嗪类利尿药：以氢氯噻嗪为代表，为中效利尿药，轻度心力衰竭时首选。作用于肾远曲小管，抑制 Na^+ 的再吸收。Na^+-K^+ 交换也使 K^+ 的吸收降低，可导致低血钾。可抑制尿酸的排泄，引起高尿酸血症，还可以干扰糖及胆固醇代谢，长期应用注意监测。②袢利尿药，以呋塞米为代表，为强效利尿药。作用于髓袢的升支，在排钠的同时也排钾。主要不良反应为低血钾，注意补钾。③保钾利尿药：螺内酯，常用，作用于肾远曲小管，干扰醛固酮的作用，使 K^+ 吸收增加，同时排钠利尿，但利尿效果不强。在与噻嗪类或袢利尿药合用时能加强利尿并减少钾的丢失。氨苯蝶啶：直接作用于肾远曲小管，排钠保钾，利尿作用不强。常与排钾利尿药合用，起到保钾作用。阿米诺利（amiloride）：作用与氨苯蝶啶相似，但利尿作用较强，可引起高钾血症。一般与排钾利尿药联合应用时，很少发生高血钾，但不宜同时服用钾盐。④合理应用利尿药：急性心力衰竭或肺水肿时首选呋塞米，伴有心源性休克时则不宜；轻度心力衰竭首选噻嗪类，中度加保钾利尿药，无效时用袢利尿药；重度心力衰竭选用袢利尿药和保钾利尿药，效果不佳加用噻嗪类，间断呋塞米肌内注射或静脉注射，或布美他尼口服。⑤注意事项：容易引起电解质紊乱如低钾、低镁、低钠血症，应随时监测。血管紧张素转换酶抑制药有较强的保钾作用，与不同类型利尿剂合用时应特别注意。排钾利尿药宜间歇使用，保钾利尿药宜持续应用。排钾和保钾利尿药合用可不必补充钾盐。肾衰竭时，禁用保钾利尿药，选择袢利尿药。⑥注意药物之间的相互作用，如吲哚美辛可对抗呋塞米的作用。

（3）增加心排血量

1）洋地黄类药物。地高辛可明显改善症状，提高运动耐量，减少住院率，增加心排血量，但不提高远期生存率。

作用机制：①正性肌力作用。主要是通过抑制心肌细胞膜上的 Na^+-K^+-ATP 酶，使细胞内 Na^+ 浓度升高，K^+ 浓度降低，Na^+ 与 Ca^{2+} 交换增加，细胞内 Ca^{2+} 浓度升高而使心肌收缩力增加。而细胞内 K^+ 浓度降低，成为洋地黄中毒的主要原因。②电生理作用。一般救护剂量洋地黄可抑制心脏传导系统，对房室交界区的抑制最为明显，使房室交界区有效不应期延长，减慢心房扑动、心房颤动的心室率。大剂量时可提高心房、交界区及心室的自律性，当血钾过低时，更易发生各种快速性心律失常。③迷走神经兴奋作用。对迷走神经系统有直接兴奋的作用，减低窦房结自律性，减慢窦性心律。可对抗交感神经兴奋的不利影响，降低 RAS 活性，减轻水钠潴留，但不足以取代 β 受体拮抗药的作用。

适应证：适用于中、重度以收缩功能不全为主，尤其心脏扩大、窦性心动过速、室上性心动过速或快心室率的心房颤动者。

禁忌证：对于代谢异常的心力衰竭如贫血性心脏病、甲状腺功能亢进、维生素 B_1 缺乏性心脏病及心肌炎、心肌病等病因所致心力衰竭，洋地黄救护效果欠佳。肺源性心脏病导致右心衰竭，常伴低氧血症，洋地黄效果不好且易于中毒，应慎用。肥厚型心肌病主要是舒张不良，洋地黄属于禁忌。合并心房颤动时小心应用。窦性心律的单纯二尖瓣狭窄不用，伴有心房颤动可适用。心包缩窄所致心力衰竭无效。高度房室传导阻滞、病态窦房结综合征禁用，在人工起搏器下可应用。一般主张急性心肌梗死发生后 24h 内不用洋地黄，必要时慎用。

洋地黄制剂的选择：①地高辛适用于中度心力衰竭的维持救护。半衰期 1.5d，0.25～0.5mg/d，5～7d 达稳态。如与胺碘酮、维拉帕米、硝苯地平、地尔硫䓬合用时，地高辛血药浓度增高，应减量。②洋地黄毒苷临床上已少用。③毛花苷 C 为静脉注射制剂，每次 0.2～0.4mg 稀释后注射，10min 起效，1～2h 达高峰，24h 总量 0.8～1.2mg，维持量 0.2～0.4mg/d。适用于急性或慢性心力衰竭加重时，特别适用于心力衰竭伴快速心房颤动者。④毒毛花苷 K 快速作用类，静脉注射后 5min 起作用，0.5～1h 达高峰，每次 0.25mg，24h 总量 0.5～0.75mg。用于急性心力衰竭时。

洋地黄中毒及其处理：①影响洋地黄中毒的因素。洋地黄用药安全范围很小。心肌在缺血、缺氧情况下则中毒剂量更小。水、电解质紊乱特别是低血钾、肾功能不全以及与其他药物的相互作用也是引起中毒的因素。胺碘酮、维拉帕米（异搏定）及阿司匹林等均可降低地高辛的经肾排泄率而导致中毒。②洋地黄中毒表现。洋地黄中毒最重要的表现是各种心律失常，由心肌兴奋性过强及传导系统的传导阻滞构成，最常见者为室性期前收缩，多表现为二联律，非阵发性交界性心动过速，房性期前收缩，心房颤动及房室传导阻滞。快速性心律失常又伴有传导阻滞是洋地黄中毒的特征性表现。洋地黄类药物的胃肠道反应如恶心、呕吐以及视物模糊、黄视、倦怠等中枢神经系统表现在应用地高辛时十分少见，特别是普及维持量给药法（不给负荷量）更为少见。在救护剂量下，地高辛血浓度 1.0～2.0ng/ml。测定血药浓度有助于洋地黄中毒的诊断。③洋地黄中毒的处理，立即停药，这是救护的关键。单纯室性期前收缩、一度房室传导阻滞停药后常自行消失。快速性心律失常者，如血钾浓度低则补钾，房室传导阻滞时禁用，如血钾不低可用利多卡因或苯妥英钠。电复律一般禁用，因易致心室颤动。有传导阻滞及缓慢性心律失常者可用阿托品 0.5～1.0mg 皮下或静脉注射，无血流动力学障碍，一般无须安装临时心脏起搏器。

2）非洋地黄类正性肌力药。肾上腺能受体兴奋药：多巴胺及多巴酚丁胺，可用于心力衰竭的救护。多巴胺较小剂量 2～5μg/（kg·min）表现为心肌收缩力增强，血管扩张，特别是肾小动脉扩张，心率加快不明显。大剂量 > 10μg/（kg·min）可出现于血管收缩，不利于心力衰竭救护。患者对多巴胺的反应个体差异较大，宜从小剂量开始逐渐增量，以不引起心率加快及血压升高为宜。多巴酚丁胺常用剂量为 2～7.5μg/（kg·min）。

3）磷酸二酯酶抑制药：其作用机制是抑制磷酸二酯酶活性使细胞内的 cAMP 降解受阻，cAMP 浓度升高，进一步使细胞膜上的蛋白激酶活性增高，促进 Ca^{2+} 通道膜蛋白磷酸化，Ca^{2+} 通道激活使 Ca^{2+} 内流增加，心肌收缩力增强。临床应用的制剂有氨力农（amrinone）和米力农（milrinone），后者增加心肌收缩力的作用比氨力农强 10～20 倍，作用时间短，副作用也较少。主要用于其他药物救护效果欠佳的顽固性心力衰竭。氨力农负荷量 0.75mg/kg，继以 4～10μg/（kg·min）静脉滴注。米力农负荷量 50μg/kg，10min 内给完，继以 0.25～0.5μg/（kg·min）静脉滴注。磷酸二酯酶抑制药短期应用可改善心衰症状，长期应用其死亡率高，故此类药物仅限于短期应用。

（4）抗肾素：血管紧张素系统相关药物的应用：①血管紧张素转换酶抑制药（angiotensin converting enzyme inhibitor，ACEI）。ACEI 同时抑制肾素 - 血管紧张素系统（RAS）和交感 - 肾上腺素能系统（SAS），兼有扩张小动脉和小静脉作用，抑制醛固酮生成，促进水钠排出，减轻心脏前后负荷，逆转心室肥厚，防止和延缓心室重构。ACEI 不仅能缓解慢性充血性心力衰竭症状，还可以降低病死率，改善远期预后。其不良反应较少，最主要为低血压，刺激性咳嗽是患者不能耐受的一个原因。禁忌证：低血压者、无尿性肾衰竭、妊娠哺乳期、双肾动脉狭窄、血肌酐＞225μmol/L、血钾＞5.5mmol/L、本药过敏者。对心脏尚处于代偿期时就开始给予 ACEI 抑制药的干预救护是心力衰竭救护方面的重要进展，所有心力衰竭患者除非有禁忌证和不能耐受均需终身应用。宜从小剂量开始至最大耐受或靶剂量。注意观察低血压或低灌注，监测肾功能和血钾。卡托普利（captopril）12.5～25mg，每日 2 次；贝那普利5～10mg，每日 1 次；培哚普利（perindopril）2～4mg，每日 1 次。因 ACEI 引起干咳不能耐受者可改用血管紧张素Ⅱ受体拮抗药。②抗醛固酮制药的应用。醛固酮在心肌细胞外基质重塑中起重要的作用。长期应用 ACEI 抑制药常出现"醛固酮逃逸"现象，即醛固酮水平不能保持稳定持续的降低。ACEI 抑制药能抑制醛固酮分泌，醛固酮抑制药阻断醛固酮的作用，两者可很好地联合应用。小剂量的螺内酯对抑制心血管的重构、改善慢性心力衰竭的远期预后有很好的作用。

（5）β 受体拮抗药的应用：可以对抗代偿机制中交感神经兴奋性的增强，使 β 受体上调，增加心脏收缩的反应性，改善舒张功能；减少心肌细胞 Ca^{2+} 内流，减少心肌耗氧量；减慢心率和控制心律失常；防止、减缓和逆转肾上腺素能介导的心肌重塑和内源性心肌细胞收缩功能的异常。

选择性 $β_1$ 受体阻滞药比索洛尔、美托洛尔和非选择性并有扩张血管作用的卡维地洛。卡维地洛救护心力衰竭优于美托洛尔。禁忌证：支气管痉挛性疾病、心动过缓、Ⅱ度及Ⅱ度以上房室传导阻滞。

注意事项：①充分应用 ACEI、利尿药、洋地黄类等药物控制心力衰竭，待血流动力学稳定的基础上开始使用 β 受体拮抗药。②从小剂量开始，比索洛尔 1.25mg/d、美托洛尔 6.25mg/d 开始。卡维地洛 3.15mg 每日 2 次。③递增剂量渐进缓慢，1～4 周增加剂量达最大耐受量和靶剂量。④一些患者在开始使用 β 受体拮抗药 1 个月内心力衰竭加重，多由于 β 受体拮抗药对肾血流量的影响，使水肿加重，加利尿药可好转，长期应用 3 个月后血流动力学可明显好转。⑤清醒静息状态下，心率不低于 50/min 左右可继续应用。⑥ 1999 年美国公布的 ACTIONHF 建议，所有 NYHA Ⅱ、Ⅲ级病情稳定者除非有禁忌都应尽早应用。

（6）钙通道阻滞药：未证实有益，但长效非洛地平、氨氯地平对收缩性心力衰竭患者是安全的，可用于冠心病心绞痛伴有心力衰竭患者。

其他如 α 受体拮抗药（哌唑嗪、乌拉地尔等）、直接舒张血管平滑肌的制剂（双肼屈嗪）目前临床已很少应用。

（7）慢性收缩性心力衰竭的救护小结：按 NYHA 分级。

Ⅰ级：控制危险因素；ACEI。

Ⅱ级：ACEI；利尿药；β受体拮抗药；用或不用地高辛。

Ⅲ级：ACEI；利尿药；β受体拮抗药；地高辛。

Ⅳ级：ACEI；利尿药；地高辛；醛固酮受体拮抗药；病情稳定后慎用β受体拮抗药。

（8）舒张性心力衰竭的救护：最典型的舒张功能不全见于肥厚型心肌病。救护原则与收缩性心力衰竭有所差别，主要救护措施如下：①去除舒张性心力衰竭的危险因素，如控制血压、改善心肌缺血、手术解除梗阻。②松弛心肌，如常用维拉帕米等钙通道阻滞药可加快肥厚型心肌病的心室舒张。③逆转左心室肥厚、改善舒张功能，如 ACEI、钙通道阻滞药、β受体拮抗药等。④降低前负荷、减轻肺淤血，可适量应用静脉扩张药（硝酸盐制剂）或利尿药，但不宜过度。⑤心动过速的控制，心房颤动的迅速复律。⑥在无收缩功能障碍的情况下，禁用正性肌力药物。

（9）顽固性心力衰竭的救护：充血性心力衰竭的患者经合理的强心药、利尿药和血管扩张药等药物救护均无效且持续恶化称顽固性心力衰竭，也称难治性心力衰竭。

顽固性心力衰竭的判定：重新评价心脏病病因诊断是否正确；心力衰竭的诊断是否正确；心力衰竭的诱因是否去除；救护措施是否合理；经分析改进救护心力衰竭仍无改善才能确诊顽固性心力衰竭。

顽固性心力衰竭的救护：①纠正潜在的原因和诱因，如风湿活动、贫血、感染性心内膜炎、电解质紊乱、甲状腺功能亢进、洋地黄类过量、反复发生的小面积的肺栓塞等。是否患有与心脏无关的其他疾病如肿瘤等。②合理使用洋地黄类，强效利尿药和血管扩张药及正性肌力药物联合应用等。③心脏再同步起搏救护，三腔心脏起搏器（CRT）可使左右心室恢复同步收缩，为救护充血性心力衰竭开辟了新的途径。适应证：NYHA 分级Ⅲ～Ⅳ级；伴有室内阻滞，QRS 波宽度 ≥ 130ms；左心室舒张末径 ≥ 55mm；左室射血分数 LVEF ≤ 35%。④经常规强化救护无效，根据病情可采用呼吸机辅助通气（加呼吸末正压）、心脏电复律、主动脉内球囊反搏（IABP），对高度顽固水肿也可试用血液超滤。⑤对不可逆心衰患者病因无法纠正的，其唯一的解决方法是心脏移植。

二、急性左心衰竭

急性心力衰竭是指由于急性心脏病变引起心肌收缩力明显降低或心室负荷加重

而导致心排血量急骤降低，导致组织器官灌注不足和急性肺淤血综合征。临床上以急性左心衰竭常见，主要表现为急性肺水肿。急性右心衰竭较少见，可发生于急性右心室梗死或大面积肺梗死。

（一）病因和发病机制

1. 急性弥漫性心肌损害如急性心肌梗死、急性心肌炎等。

2. 急性容量负荷过重如急性广泛前壁心肌梗死并发乳头肌梗死断裂、室间隔破裂穿孔，感染性心内膜炎引起的瓣膜穿孔、腱索断裂所致瓣膜性急性反流等。

3. 急性压力负荷过重如高血压心脏病血压急剧升高，原有瓣膜狭窄、流出道梗阻突然过度体力活动，原有心脏病的基础上快速性心律失常或严重缓慢心律失常，输液过多过快等。

（二）病理生理

病理生理基础为心脏收缩力突然严重减弱，心排血量急剧减少或左心室瓣膜性急性反流，左心室内压迅速升高，肺静脉回流不畅。由于肺静脉压快速升高，肺毛细血管压随之升高使血管内液体渗入到肺间质和肺泡内形成急性肺水肿。

（三）临床表现

急性左心衰竭发病急骤，主要为急性肺水肿。

1. 症状　突发严重呼吸困难，呼吸频率常达 30～40 次 /min，强迫坐位、面色灰白、发绀、大汗、烦躁，同时频繁咳嗽，咳粉红色泡沫状痰。极重者可因脑缺氧而致神志模糊。肺水肿早期，由于交感神经激活致血管收缩，血压可一过性升高；但随着病情持续，血压下降。严重者可出现心源性休克。

2. 体征　听诊时两肺布满湿啰音和哮鸣音，心尖部第一心音减弱，频率快，同时有舒张早期第三心音而构成奔马律，肺动脉瓣第二心音亢进。

3. 辅助检查　胸部 X 线片示肺纹理增多、增粗或模糊，肺间质水肿等。

（四）诊断与鉴别诊断

根据典型症状与体征，一般不难诊断。注意急性呼吸困难与支气管哮喘的鉴别，咳粉红色泡沫痰和心尖部舒张期奔马律有助于诊断肺水肿，也有助于鉴别并存肺水肿的心源性休克与其他原因所致的休克。

（五）救护

1. 体位　患者取坐位，双腿下垂，以减少静脉回流，减轻心脏前负荷。

2. 吸氧　立即高流量鼻管给氧，6～8L/min 纯氧鼻管吸入，严重者应给予面罩用呼吸机持续加压给氧（CPAP）或双水平正压通气（BiPAP）。若动脉氧分压不能维持 60mmHg，宜用呼吸末正压呼吸（PEEP）。在吸氧的同时湿化瓶内使用 50%～70%

乙醇或有机硅消泡剂使肺泡内的泡沫消失，增加气体交换面积。

3. 镇静药 吗啡是救护急性肺水肿极为有效的药物。可以通过抑制中枢性交感神经而反射性降低外周静脉和小动脉张力，减轻心脏前后负荷；降低呼吸中枢兴奋性，呼吸频率减慢，呼吸深度变小，松弛支气管平滑肌，改善通气功能；中枢镇静作用可以减轻患者烦躁不安而减低耗氧。用法：3～5mg静脉缓注，必要时每间隔15min重复一次，共2～3次或5～10mg皮下或肌内注射。注意呼吸抑制的不良反应。低血压或休克、慢性肺部疾病、神志障碍及晚期危重患者伴有呼吸抑制者禁用。老年患者慎用或减量应用。

4. 快速利尿 呋塞米20～40mg或利尿酸钠25～50mg静脉注射，大量快速利尿、扩张静脉，减少血容量减低心脏前负荷，有利于肺水肿缓解。

5. 血管扩张药的应用

（1）适应证：适用于除二尖瓣狭窄伴有肺动脉高压外的任何原因急性肺水肿。

（2）禁忌证：未纠正的血容量不足；对于依赖升高的左室充盈压来维持心排血量的阻塞性心瓣膜病，如二尖瓣狭窄、主动脉瓣狭窄及左心室流出道梗阻的患者不宜应用强效血管扩张药。

（3）药物的选择：①硝普钠。均衡扩张小动脉和小静脉，降低体循环和肺循环血管阻力，减轻心脏前后负荷，增加心排血量，减轻肺淤血。适用于急性左心力衰竭和肺水肿，顽固性心力衰竭，尤其伴有高血压者首选硝普钠。未纠正的血容量不足及严重肾功能障碍禁忌；从小剂量开始，一般初始量15μg/min，每隔5～10min增加5～10μg/min，最大剂量300μg/min，维持量50～100μg/min。硝普钠含氰化物，用药时间不宜连续超过24h。②硝酸酯类：直接作用血管平滑肌，扩张外周静脉、肺小动脉和冠状动脉，但对外周小动脉较弱。小静脉是容积血管，即使轻微扩张也能使有效循环血量减少，降低回心血量。随着回心血量的减少，左心室舒张末压及肺循环压下降，肺淤血减轻。但硝酸酯类不能增加心排血量，临床上常静脉用硝酸甘油或口服单硝酸异山梨酯等，适用于急性左心力衰竭和肺水肿、难治性心力衰竭及二尖瓣狭窄和关闭不全伴有肺循环阻力增高和肺淤血者。从小剂量开始，逐渐增量，停药时逐渐减量以免反跳。硝酸甘油初始量10μg/min，逐渐增至100μg/min，最大剂量200μg/min。有低血压和反射性心动过速的不良反应，长期应用有耐药性。③酚妥拉明，α受体拮抗药，扩张小动脉。以0.1mg/min开始，5～10min调整一次，最大剂量2mg/min，现已少用。

6. 洋地黄类药物 最适用于有心房颤动伴有心室率快并已知有心室扩大伴左心室收缩功能不全者。禁用于重度二尖瓣狭窄伴窦性心律者。对急性心肌梗死，在急性期 24h 内不宜用洋地黄类药物。

7. 氨茶碱　可有效解除支气管痉挛药物，还有正性肌力作用，外周血管扩张作用，利尿作用。

8. 减少回心血量　可应用四肢轮流三肢结扎法减少静脉回心血量。

9. 主动脉内球囊反搏术（IABP）　用于药物无效伴有低血压及休克患者。

10. 病因救护　待急性症状缓解后，应着手对诱因及基本病因进行救护。

第四节　高血压危象

高血压危象是指原发性和继发性高血压患者在疾病发展过程中，在某些诱因的作用下，血压在短时间内（数小时或数天）显著地急骤升高（> 180/120mmHg），包括高血压急症和高血压亚急症。目前高血压发病率为 11.88%，高血压危象发病率为 5%。

高血压急症：伴有急性或进行性的中枢神经系统、心脏或肾脏等靶器官损害。

高血压亚急症：不伴有靶器官损害。

根据并发的靶器官损害，高血压危象常见的临床类型有：①高血压脑病；②急进型或恶性高血压；③高血压并急性脑血管病（脑出血、急性脑梗死）；④高血压并急性左心衰竭；⑤高血压并急性冠脉综合征（不稳定型心绞痛、急性心肌梗死）；⑥高血压并急性肾衰竭；⑦高血压并急性主动脉夹层；⑧嗜铬细胞瘤高血压危象；⑨子痫或妊娠期严重高血压；⑩其他儿茶酚胺过量综合征包括降压药物撤除综合征、颅脑创伤、烧伤、药物相互作用等。

一、临床表现

（一）一般表现

起病迅速，头痛、气短、焦虑，血压显著增高，常以收缩压增高为主。常伴自主神经紊乱症状，如发热、口干、出汗、异常兴奋、皮肤潮红或面色苍白、手足发抖等。

（二）高血压急症患者伴靶器官损害表现

1. 神经系统症状　剧烈头痛，未及时救护者可持续 1 ~ 2d，伴烦躁不安、兴奋或精神萎靡、嗜睡、木僵、意识模糊，严重时出现不同程度的昏迷。脑水肿颅内高压者出现喷射性呕吐、颈项强直、视物模糊、偏盲、黑矇，严重者可出现暂时性失明、心率变慢。脑实质受损的表现可出现一过性或游走性局限性精神神经症状和体征，如暂时性偏瘫、局限性抽搐、四肢肌肉痉挛、失语和刺激过敏等，严重者出现呼吸困难和循环衰竭。

2. 急性肺水肿　血压急剧升高致使急性左心室后负荷过重，突然发生呼吸困难、端坐呼吸、发绀、咳嗽、咳粉红色泡沫痰，重者可从鼻腔流出，患者躁动不安，大汗淋漓，有窒息感。心率增快，两肺布满湿啰音及哮鸣音。

3. 胸痛、腹痛　冠状动脉痉挛可导致心肌缺血，出现心绞痛，严重者发生心肌梗死。主动脉夹层常骤发剧烈胸痛，其特点是多位于胸腹中线处，性质多为撕裂样或切割样。颈动脉受压或剥离可引起头晕、晕厥，严重时可有意识障碍。声带及喉返神经和颈星状神经节受压可出现声嘶，甚至出现 Horner 征。降主动脉夹层动脉瘤可压迫气管支气管，出现呼吸困难，压迫食管可导致吞咽困难，急性剥离影响肋间动脉或脊髓根大动脉时，可发生截瘫或下半身轻瘫。剥离影响腹腔动脉、肾动脉血流时，可出现腹痛。

4. 肾功能损害　血压急剧升高、小动脉舒缩障碍影响肾脏血液供应，常出现尿频、尿量增多，部分患者突然少尿甚至无尿。尿中出现蛋白和红细胞，凡24h尿蛋白定量 ≥ 0.5g 为异常。尿蛋白的多少反映肾功能受损的程度。血尿素氮、肌酐升高。

5. 眼底改变　主要为视网膜小动脉痉挛，严重者可出现视网膜水肿，视网膜脱离或有棉絮状渗出物及出血，患者可出现视物模糊或突然失明。

6. 嗜铬细胞瘤危象　极高的血压是其突出的临床表现，降压药物救护常无效。典型三联征为头痛、心悸、多汗。尚可伴有高血糖、发热、白细胞计数升高、ESR 加快、高基础代谢率、低血钾等。部分患者可出现低血压、休克和高或低血压交替出现。

二、辅助检查

（一）化验检查

血常规可出现一过性的周围血白细胞计数增高。血生化检查可见胰腺、肝脏和心肌等脏器酶谱升高，血清肌酐增高，常有电解质紊乱。重症患者可出现代谢性酸中毒。部分患者空腹血糖升高和尿糖阳性，特别是在血压持续升高的患者中，常伴有糖耐量的改变。但在阵发性高血压、血液中儿茶酚胺升高时，亦可出现低血糖，这时血清非酯化脂肪酸浓度增高。尿检可出现红细胞或蛋白尿。嗜铬细胞瘤患者在持续性高血压或阵发性高血压血压升高时，血浆、尿儿茶酚胺及其代谢产物均升高。正常24h尿香草扁桃酸（VMA）定量应 < 7mg，嗜铬细胞瘤时24h可高达14mg。血浆去甲肾上腺素水平 > 2 000pg/ml，肾上腺素 > 200pg/ml 有诊断意义。

（二）心电图检查

部分胸痛患者心电图可见有缺血性改变等。长期高血压患者心电图有左心室肥大、劳损等改变，可伴心律失常。

（三）X 线检查

长期高血压患者胸部 X 线片可有主动脉型心脏改变。主动脉夹层 X 线片表现有：①纵隔包块或增宽影；②主动脉增宽与外形改变；③主动脉结消失，伴气管移位；④主动脉弓局部隆起；⑤升主动脉与降主动脉大小差异很大；⑥主动脉增宽后，在增宽的影像内出现钙化影。以上特点阳性率为 50% ～ 75%。

（四）超声心动图检查

长期高血压患者超声心动图显示室间隔和左心室壁对称性肥厚，主动脉内径增宽；心功能检查示左心室舒张功能、收缩功能异常。怀疑嗜铬细胞瘤一般为首选超声检查，可全方位扫描不受断层限制且简便、价廉，阳性率可达 80% ～ 90%。但对 < 2cm 的肿瘤不易检出，因胃肠道气体影响，使腹膜后显像受干扰。随着仪器和技术进步，B 超检出的阳性率和准确性会进一步提高。

（五）肾组织活检

肾组织活检可发现肾脏组织及血管的病理变化。

（六）眼底检查

视网膜动脉呈弥漫性或局限性强烈痉挛、硬化，可有出血渗出和视盘水肿。

（七）CT 检查

CT 是嗜铬细胞瘤目前常用的定位检查方法之一，其阳性率可达 90% ～ 97%，但对 < 0.8cm 肿瘤不易检出，对肾上腺外肿瘤因断层部位限制检出困难。配合 B 超，对可疑部位进行薄层扫描，可以提高检出的阳性率。头颅 CT 可早期显示颅脑出血或梗死的部位、数量、范围。

（八）MRI 检查

可以较准确地鉴定主动脉夹层内膜撕裂的部位及剥离的范围，这比 B 超及 CT 均优越，但有以下缺点：①患者有心律失常时影响诊断准确性；②对冠状动脉供血状态无法显示；③偶有假阳性与假阴性结果。MRI 可对肾上腺肿瘤准确定位和显示与周围组织关系，能很好地显示椎旁组织。

（九）其他检查

怀疑为膀胱嗜铬细胞瘤的患者应做膀胱镜检查。国内报道其阳性率可达 100%。

三、救护

（一）紧急处理

1. 一般处理　高血压急症患者应立即进入抢救室（或收住 ICU），卧床休息，避免过多搬动，室内保持安静，光线暗淡。有诱发因素者应予以去除。

2. 吸氧　病情需要时吸氧，密切注意神志改变。迅速将血压降至安全范围

（160/100mmHg 左右），以缓解靶器官急性损伤。

3. 监测生命体征　立即开放静脉通道，必要时进行动脉内测压，定时测量血压、心率和呼吸。

4. 准确评定血容量和颅内压　谨慎使用脱水药或快速利尿药。

（二）正确判定病情

病情是威胁生命的高血压急症还是无急性靶器官损伤的高血压亚急症。

高血压急症首选静脉应用抗高血压药物，用药期间严密监测血压和心率。需注意以下几点：①根据患者的基础病和用药史，个体化选择用药。②立即有效地控制血压是终止进行性靶器官损害的关键。③静脉给药时，患者宜取卧位，以防止直立性低血压。④1h 内使平均动脉压迅速下降，但不超过 25%。在以后的 2～6h，使血压下降到 160/（100～110）mmHg。肾功能正常且无心、脑血管病变者在以后的 24～48h，使血压逐渐降至正常。⑤降压过快会减少脏器的血流灌注，从而诱发或加重靶器官功能损害。

高血压亚急症可采用口服降压药，在数小时内降压。

（三）降压药物的选择

1. 血管扩张药

（1）硝普钠：直接扩张血管，对动、静脉作用均强，同时降低心脏的前、后负荷。适用于大多数的高血压急症，尤其是合并心力衰竭的患者。其作用时间很短，起效很快，停止滴注 1～2min 后，血压即回升。连续使用 24～48min 应做血氰化物测定。颅内压增高或氮质血症，伴肾功能不全的患者慎用。

（2）硝酸甘油：兼有抗心绞痛及降压作用，适用于合并心肌缺血的患者。剂量敏感性的个体差异大。一般小剂量扩张静脉、大剂量扩张动脉，有时会发生耐受性。颅内高压、青光眼患者禁用。未纠正的血容量过低者，尤其与扩血管药同用时需谨防直立性低血压的发生。

（3）肼屈嗪：惊厥和子痫患者首选。避免用于其他情况的高血压急症，因可导致持续 12h 的进行性血压下降，增加脑血流量。

2. 钙通道阻滞药

（1）尼卡地平：其血管选择性明显高于其他钙通道阻滞药，扩张外周血管作用与硝苯地平相近，对冠状动脉的扩张比外周血管更强。心脏抑制作用是硝苯地平的 1/10，对心肌传导系统无抑制作用。对急性心功能不全尤其二尖瓣关闭不全的低心排血量患者尤其适用。也用于围术期高血压。

（2）地尔硫䓬：除扩张血管平滑肌降压外，还能比较明显的扩张包括侧支循环在内的大小冠状动脉。对高血压、冠心病并发哮喘者，肥厚型心肌病等流出道狭窄者为首选药物。由于对心脏有抑制作用，应进行心电图监测，不宜长期静脉用药。

（3）尼莫地平：可通过血脑屏障，但降压作用较弱。多用于有明显脑血管痉挛的蛛网膜下腔出血患者。

3. 周围 α 受体拮抗药

（1）酚妥拉明：对嗜铬细胞瘤引起的血压升高有特效。由于对抗儿茶酚胺使周围血管扩张，个别患者出现心动过速、血容量不足，甚至严重的直立性低血压。

（2）乌拉地尔：可维持心、脑、肾的血液供应，改善心功能，救护充血性心力衰竭。适用于除合并妊娠外的大部分高血压危象。

4. 速效利尿药呋塞米　迅速降低心脏前负荷，改善心力衰竭症状，减轻肺水肿和脑水肿，特别适用于心、肾功能不全和高血压脑病的患者。起效快而强，但超量应用时，降压作用不加强，不良反应反而加重。少数患者可发生低血钾，尤其老年人。

5. 血管紧张素转换酶抑制药

（1）依那普利：适用于左室功能衰竭的患者，避免用于合并急性心肌梗死的患者。

（2）卡托普利：适用于高血压亚急症的患者，与袢利尿药联用可增强该药的疗效。避免用于严重双侧肾动脉狭窄者。

6. α 和 β 受体拮抗药

（1）拉贝洛尔：静脉注射给药时主要作用于 α 受体，同时对 β 受体的阻滞作用可抵消 α 受体阻滞所致的反射性心动过速。适用于除急性心力衰竭外的大部分高血压危象。可口服给药，用于高血压亚急症者 1～2h 起效。有严重支气管哮喘者禁用。肝功能异常、有症状的心动过缓、充血性心力衰竭和心脏传导阻滞者慎用。

（2）艾司洛尔：心脏选择性 β 受体拮抗药，作用时间短。在降低动脉压的同时维持正常脑灌注，不增加脑血流量、不增加颅内压。适用于主动脉夹层、高血压脑病、脑卒中和围术期患者。

7. 中枢 α 受体拮抗药　可乐定：中枢交感抑制剂，通常与 α 和 β 受体拮抗药合用。由于有嗜睡等中枢抑制作用，急性脑卒中患者慎用，以免影响对神志的观察。避免用于需要精神状态监测的患者。

8. 其他药物　非诺多泮：多巴胺能拮抗药，适用于大多数高血压危象，可减低肾血流和钠的排出。

（四）其他有关救护

1. 硫酸镁　适用于重症妊娠高血压患者。20% 硫酸镁溶液 10～20ml 溶于 10% 葡萄糖液中缓慢静脉注射。

2. **镇静药**　对高血压急症患者可能起到稳定情绪，使降压药物发挥更好的疗效。常用地西泮 10mg 静脉注射或苯巴比妥 100mg 肌内注射，也可用 10% 水合氯醛 15 ～ 20ml 加水 50ml 稀释后保留灌肠，对有抽搐的患者效果较好。

3. **脱水药**　高血压急症有脑水肿者，用甘露醇 120 ～ 250ml 静脉注射，6 ～ 8h 1 次。有心、肾功能不全者应慎用。

4. **强心药、利尿药**　高血压伴急性左心衰竭时，强心药及利尿药可应用。

5. **血液透析**　恶性高血压肾功能明显受损者，必要时可用血液透析救护尿毒症。

6. **手术救护**　嗜铬细胞瘤和夹层动脉瘤应选择相应手术救护。

第五节　心　肌　炎

心肌炎即心肌的炎症性疾病，是指累及心肌的局限性或弥漫性炎症，伴有心肌局限性坏死。随着心内膜心肌活检术的临床应用，目前已能通过组织学、免疫学和免疫组织化学进行诊断。结合临床病理，可将心肌炎分为特发性、自身免疫性和感染性 3 种类型。临床上常呈散发性，也可为流行性，以病毒感染最为常见，病程在 3 个月以内者称急性病毒性心肌炎。通常按病因将心肌炎分为感染性和非感染性两大类，前者为细菌、病毒、螺旋体、立克次体、真菌、原虫、蠕虫等感染所致，后者包括过敏或变态反应性心肌炎，如风湿病以及理化因素或药物所致的心肌炎等。

一、临床表现

临床表现变化较大，受病因、年龄、性别、免疫功能等影响，由非特异性的疲劳、轻度呼吸困难到暴发性病例的充血性心力衰竭等，亦可引起猝死。大多数病例为亚临床型，症状可有发热，胸痛主要为心前区锐痛，剧烈而突然，也可以是胸骨后的压榨感，有时酷似急性心肌梗死临床表现，可同时伴有左心室功能不全和 ECG 心肌损伤的表现。劳力性呼吸困难，端坐呼吸，在充血性心力衰竭时显著；心悸和晕厥提示房室传导阻滞或恶性心律失常的发生，可导致心肌炎患者猝死。其他有肌痛、胸部不适等。呼吸急促和心动过速为常见表现，心动过速常与发热不成比例；严重病例有心力衰竭的体征：颈静脉怒张、两肺底湿啰音、腹水、周围性水肿、第三心音或奔马律、第一心音减弱、发绀。心源性休克发生在暴发性病例，有较高的病死率，由于左心室扩大可出现二尖瓣或三尖瓣反流性杂音。通过超声心动图检查约 15% 的左心室血栓被检出；并发心包炎时可出现心包摩擦音或心包积液，但少见心脏压塞；并发胸膜炎时，可听到胸膜摩擦音。

二、辅助检查

（一）心电图

1. 传导障碍　以 PR 间期延长最常见，少部分呈不完全性或完全性房室传导阻滞，完全性房室传导阻滞通常为暂时性，少数出现左或右束支传导阻滞。

2. ST-T 改变　ST 段轻度降低特别是 T 波改变很常见，而且 T 波改变随心肌病变而衍变。

3. Q-T 间期延长　由于心肌发生炎症变化，心室除极、复极时间延长，临床上多见于风湿性心肌炎。

4. 其他　窦性心动过速，各种房性或室性心律失常等。

（二）实验室检查

1. 血清酶学检查　谷草转氨酶（AST）、肌酸激酶（CK）、肌酸激酶同工酶 MB（CKMB）、乳酸脱氢酶（LDH）在急性期均可增高，其中以 CKMB 在心脏特异性高，对急性心肌炎的诊断有较大意义。

2. 肌钙蛋白（cTnI 和 cTnT）　任何原因所致的心肌细胞损伤或坏死均可导致 cTnI 和 cTnT 长时间增高，较心肌酶变化的特异性更高。急性心肌炎无典型的心肌酶谱、肌钙蛋白的动态改变，与急性心肌梗死不同。

3. 病毒分离　来自身体其他部位的病毒分离可支持诊断，PCR 检测出来自心肌组织、心包积液或其他部位体液的病毒感染有助于诊断。

（三）影像学检查

1. 胸部 X 线检查　心脏轮廓正常，但在心包积液或充血性心力衰竭时心影扩大，血管重新分布，间质或肺泡水肿，胸腔积液。

2. 超声心动图　超声心动图可显示左心室收缩和舒张功能损伤，射血分数减少，节段性室壁运动异常，但其与冠心病不同，其室壁运动异常并不限于某一冠状动脉所支配的区域，而且未受影响的心肌亦无代偿性收缩增强，此外还可见到炎症性心肌水肿所致的室壁增厚；可见心包积液，但心脏压塞很少见；心室血栓在 15% 病例中被发现。

3. MRI　表现为受累心肌的异常信号强度，可清楚显示心肌水肿区域和局限性室壁运动异常，对于心肌炎的诊断和心功能的评估有一定价值。

（四）心内膜心肌活检

心肌活检对诊断急性心肌炎具有很高的特异性和敏感性；病毒特殊基因测定有利于心肌炎的定量诊断。由于心肌炎的病变呈散在性，而取材小且局限，应注意样本误差。另外，该创伤性检查有一定的风险性，可导致严重的并发症如心脏压塞、室颤和室性期前收缩、心肌穿孔、气胸及空气栓塞等，宜慎重进行。

（五）心包穿刺

如果有心脏压塞的临床或超声心动图征象，心包穿刺术以减压及病因诊断。

三、救护

疑诊急性心肌炎的患者应住院或急诊观察，密切监测有无充血性心力衰竭、心律失常、休克及栓塞发生。

（一）常规救护

1. 卧床休息　急性期应卧床休息，严格限制活动，以减少氧耗及减轻心脏负担。若出现心包炎、心绞痛及严重心律失常者，应休息 3 个月以上；有心脏扩大并心力衰竭者应卧床休息 6 ～ 12 个月，病情好转或心脏缩小后可逐步增加活动。

2. 饮食　加强营养，补充能量和维生素，禁烟酒，限制钠盐的摄入。

3. 解热镇痛及镇静　患者发热、烦躁不安、心前区疼痛、腹痛及肌痛者必须及时对症处理，可用解热镇痛药及镇静药救护，如阿司匹林、苯巴比妥、可待因等。

4. 营养支持　维生素 C 有消除氧自由基作用，其他营养心肌的药物如辅酶 Q10、1、6 二磷酸果糖、磷酸肌酸、能量合剂（ATP、辅酶 A、细胞色素 C）、中药黄芪等。

5. 吸氧　缺氧、心排血量减少、心动过速者给予吸氧。

6. 免疫抑制药　尚有争议，免疫抑制药救护（皮质类固醇加或不加环孢素）在急性期已表明无益处，如果病毒复制活跃，可能是有害的。无心脏传导阻滞的患者不用激素。其使用原则是发病 2 周内应用，疗程不宜过长，严防继发感染，不适于轻症或后遗症等。对急性期并发心源性休克、完全性房室传导阻滞及心力衰竭经其他救护不满意者可使用免疫抑制药物救护。非甾体抗炎药（NSAIDs）由于抑制前列腺素的产生，使细胞功能恶化，增加心肌坏死，故在疾病早期过程中禁忌使用。

7. 抗生素　虽对引起心肌炎的病毒无直接作用，但因细菌感染是病毒性心肌炎的重要条件因子或合并症，故救护开始时均主张适当使用抗生素，一般应用青霉素 1 ～ 2 周以清除链球菌和其他敏感细菌。

8. 免疫调节剂　高剂量静脉内免疫球蛋白救护对于改善左心功能、心脏传导异常，并改善生存率有重要作用。

9. β 受体拮抗药和扩血管药物　一般在早期 β 受体拮抗药应避免使用，以免增加心肌坏死的范围和病死率，但可能对阻断和延缓病毒性心肌炎向扩张型心肌病转化有益。患者病情稳定及残留左心室收缩功能不良者，ACEI 救护明确改善各种原因引起的心力衰竭患者的预后。

（二）危重症抢救

1. 心源性休克　常由心肌收缩无力、过速或过缓性心律失常所致，救护应纠正心律失常，使用升压药（多巴胺＋间羟胺），补充血容量（必要时输血或输血浆，但要防止肺水肿发生），保证液体量 1 000 ～ 2 000ml/d，纠正酸中毒、吸氧，必要时主动脉内气囊反搏等。

2. 心律失常　轻症如偶发期前收缩或Ⅰ度 AVB，可密切观察不需要特殊处理；严重心律失常如频发、多源的联律性室性期前收缩、R on T 期前收缩应予利多卡因救护，酌情使用美西律、普罗帕酮、胺碘酮、双异丙比胺、普鲁卡因胺等；严重传导阻滞如Ⅱ度Ⅱ型或Ⅲ度 AVB 应该用大剂量肾上腺皮质激素、阿托品或异丙肾上腺素，必要时安装心脏临时或永久起搏器。

3. 心力衰竭及血栓栓塞　限制盐及水的摄入，应用 ACEI、利尿药及洋地黄类。肺动脉栓塞或心脏超声心室附壁血栓的患者是抗凝救护的适应证；并发心包炎时禁忌抗凝救护。

4. 激素　救护应用于心脏扩大并发心力衰竭、心脏传导阻滞、合并心源性休克、累及冠状动脉，引起急性心肌梗死者。

第十六章　上消化道出血救护

一、临床表现

上消化道出血的症状和体征主要取决于出血量和出血速度，此外还与出血部位和病变性质、出血前患者的全身状况，以及有无贫血或心、肺、肾等基础疾病有关。

（一）症状

1. 呕血与黑粪　是上消化道出血的特征性表现。上消化道出血之后均有黑粪。出血部位在幽门以上者常为呕血，幽门以下者常仅表现为黑粪，但如果出血量大、速度快，也可反流入胃引起恶心、呕血。

如果呕出鲜血或血块，表示出血量大、速度快、在胃内停留时间短；如呕出咖啡色，表示出血量少且慢，在胃内停留时间长，血红蛋白中的血红素经胃酸作用形成正铁血红素所致。上消化道出血时，大便的颜色取决于出血量与速度、肠蠕动、在肠内停留时间，如出血量大、速度快、肠蠕动强、在肠道内停留时间短，可排出鲜红或暗红色稀便，反之为黑粪。柏油样便是由于血红蛋白中铁经肠内细菌作用与硫化物结合形成硫化铁所致。1 次出血量 50 ～ 70ml 即可出现黑粪，有时下消化道出血亦可出现黑粪，如小肠下段出血量少、速度慢，在肠内停留时间长时排出的也是黑粪。

2. 失血性周围循环衰竭　急性大量失血由于有效循环血容量迅速减少引起周围循环衰竭，表现为头晕、乏力、心悸、出汗、口渴、烦躁、晕厥，或患者在排便或便后起立时晕厥倒地（直立性低血压），严重者呈休克状态。主要是因为患者在短时间内失血量大，如超过全身血量的 25%，引起血容量急剧减少，回心血量减少，心排血量降低，机体通过代偿机制收缩周围血管，增加血管阻力，以维持有效血容量，以保证重要脏器的血液灌注，如出血量过大，出血不止或未能及时补充血容量，即可引起机体组织灌注不足，细胞缺氧和代谢性酸中毒等，进一步影响重要脏器供血，出现 MODS，最后形成不可逆性休克而死亡。

3. 贫血　出血早期可无贫血。出血一段时间后，组织液渗入血管，使血液稀释才出现贫血。一般于出血 3 ～ 5h 后才渐出现血红蛋白下降，至出血后 24 ～ 72h 血红蛋白可被稀释到最大程度，其程度主要取决于出血量、速度和时间，出血后液体平衡状态及出血前有无贫血。

4. **氮质血症** 上消化道出血后，血液蛋白分解产物被肠道吸收，使血中尿素氮暂时升高，称为肠源性氮质血症。出血后，一般于数小时血中尿素氮开始升高，24～48h达高峰，多数不超过14.3mmol/L，3～4d后降至正常。

此外，如氮质血症是由周围循环衰竭导致肾血流量减少，肾小球滤过率和肾小管排泄功能降低引起的（肾前性氮质血症，或称为肾前性急性肾衰竭），当休克纠正后，血中尿素氮可迅速恢复正常。如休克时间过长，可导致急性肾小管坏死（肾实质性急性肾衰竭），所以经补足血容量后，休克被纠正，尿量正常，血中尿素氮仍继续升高，这时候应考虑存在急性肾小管坏死，也可能是消化道在继续出血。

5. **发热** 一般在24h内发热。体温不超过38.5℃，可持续3～5d，随后自行退热。引起发热的原因尚不清楚，可能与失血性周围循环衰竭，导致体温调节中枢功能障碍有关。

6. **上消化道出血** 对消化性溃疡疼痛的影响患者在出血前疼痛加重，出血后减轻和消失，其机制如下。

（1）出血后溃疡和溃疡周围充血、水肿消失。

（2）溃疡部的痛觉神经末梢被血液层保护，不受胃酸刺激。

（3）血液形成的"蛋白质餐"，在胃排空延迟情况下中和胃酸而解除疼痛，如疼痛不减轻反而加重，提示出现其他并发症。

7. **上消化道出血** 对肝硬化患者影响出血后出现周围循环衰竭、丢失大量蛋白和红细胞、造成肝组织缺血缺氧等，促使肝细胞损害加重、肝衰竭，还可诱发或加重腹水和肝性脑病。

8. **少量持续性出血** 上述症状不明显，可有贫血、低蛋白血症等。

（二）体征

其体征视出血量大小、出血速度等而不同，如出血量＜400ml，可无明显体征，出血量大则周围循环衰竭体征明显，如精神萎靡、烦躁不安、意识模糊、皮肤四肢湿冷、呈灰紫色斑（花斑）、皮肤加压后颜色恢复慢、静脉充盈差或塌陷、脉细速、血压下降、心动过速、心音低钝、有时心律失常、可有尿少、无尿，亦可有贫血貌、低热、呼吸急促或发绀等。同时根据不同病因有相应的体征，如肝硬化有肝病面容、蜘蛛痣、肝掌、腹壁静脉曲张、黄疸、腹水等体征。

二、辅助检查

（一）诊断

1. 确定是否是上消化道出血 呕血与黑粪是上消化道出血的依据，但有些患者先出现周围循环衰竭的症状，如头晕、心悸、出汗、晕厥、休克等，应细致询问病史和体检，并做有关实验室检查。

2. 出血病因和部位的诊断　根据病史、临床表现和有关实验室等检查分析，可初步估计病因和部位。例如有消化性溃疡的症状和体征，考虑消化性溃疡的出血；如有黄疸、蜘蛛病、脾大、腹壁静脉曲张及腹水等，考虑肝硬化致食管、胃底静脉曲张破裂出血；如呕吐物为咖啡色、厌食、恶病质、贫血，考虑胃癌；如先有呕吐，吐出物为食物，以后吐出物为血，考虑食管贲门撕裂综合征；如呕血、黑粪前剧烈上腹痛，同时伴寒战、发热、黄疸或有胆道疾患史，考虑为胆道出血；如呕血、黑粪伴全身其他部位出血，考虑为血液病等。

3. 估计出血量

（1）根据血压、脉搏：急性大出血的出血量估计最有价值的指标是血容量减少导致周围循环衰竭时心率和血压的变化，但需要动态观察并结合其他相关指标加以判断。

（2）根据出血后症状、体征：大便隐血试验阳性表示出血量为 5～10ml；出现黑粪表示出血量达 50～100ml；胃内储血量达 250～300ml，可引起呕血。1 次出血量＜400ml 时可无症状，但出血量超过 400～500ml，且速度快，则可出现头晕、乏力、心慌等有效循环血容量下降的表现，且随出血量增多而症状体征加重。如由卧位改为半卧位时即出现头晕、出汗、脉率增快，甚至晕厥，则提示出血量较大，为 800～1 000ml，有紧急输血的指征。另外，静脉充盈情况（特别是颈静脉）、肢体温暖、皮肤和指甲色泽、每小时尿量等均可提示出血量大小。

（3）根据化验结果：如血红蛋白＜100g/L 时红细胞已丢失 50%，可为输血指征。当血 BUN＞8.5mmol/L 而血肌酐正常时，提示上消化道出血量已达 1 000ml 以上。

4. 出血是否继续的判断　上消化道出血经过恰当救护后，可在短时间内停止出血。由于胃肠内积血经过数日（一般约 3d）才能排尽，并且 1 次出血后黑粪持续的天数还受排便次数的影响，所以不能以粪便颜色来判断出血是否停止，应该综合判断，下列情况提示继续出血或再出血。

（1）反复呕血，甚至由咖啡色转为鲜红色，提示继续出血且量较多。因血液未能与胃酸作用即呕出。

（2）黑粪次数增多而变为稀薄，由柏油样转为暗红色。因出血量多，血红蛋白的铁未能与肠内硫化物作用，血液在肠腔内推进快，粪便转为暗红色，甚至鲜红色，并有肠鸣音亢进等体征。

（3）周围循环衰竭持续存在，虽经充分补充血容量，仍未见改善，或好转后又恶化，或经积极救护，但脉搏、血压仍不稳定，中心静脉压暂时恢复后又下降。

（4）血红蛋白浓度、红细胞计数和血细胞比容不断下降，网织红细胞持续升高或再次上升。

（5）补液与尿量足够的情况下，血尿素氮持续或再次增高。

但应注意，单凭血红蛋白值下降及柏油便来判断是否继续出血是不准确的，因出血后血红蛋白下降有一定过程；且出血量 1 000ml 柏油便可持续 1～3d，大便隐血阳性可持续 1 周，如出血 2 000ml，柏油便可持续 4～5d，大便隐血阳性可达 2 周。另外，第 1 次出血量大者易发生再出血，呕血为主者较黑粪为主者再出血机会多，第 1 次出血后 48h 未再出血者则再出血机会少。

（二）病情危重指标

根据出血严重程度判断。

1. 重度出血　表现烦躁不安、出冷汗、四肢厥冷、尿少或无尿、意识模糊等周围循环衰竭的征象，检查：心率 120/min 以上；收缩压在 8.0～10.7kPa（60～80mmHg）或以下，或比原来基础血压降低 25% 以上；血红蛋白低于 70g/L，红细胞计数低于 3.0×10^{12}/L，血细胞比容（HCT）低于 30%；中心静脉压降低。急性大出血患者，一般先表现为脉率增快，然后血压下降，6～12h 血红蛋白及红细胞减少。出血量为 1 200ml 以上，失血量占全身总量的 30% 以上。

2. 中度出血　表现眩晕、口渴、烦躁不安、心慌、尿少，经卧位休息，症状减轻，但脉率 100/min 以上，血压降至 12kPa（90mmHg），血红蛋白 100g/L 左右。出血量为 500～1 000ml，失血量占全身总量的 20%。

3. 轻度出血　可无症状或有轻度头晕，脉搏、血压正常，血红蛋白、红细胞计数和血细胞比容正常，随之可出现怕冷、皮肤苍白、头晕、疲乏、脉搏和血压随体位改变，颈静脉塌陷，尿色深。出血量＜ 500ml，失血量占全身总量的 10%～15%。

（三）鉴别诊断

1. 呕血与咯血的区别：患者呕血时可呈喷射状，常混有食物残渣。胃中食物残渣由于受到胃酸作用，呕出的血呈暗红色，pH 测定呈酸性。患者常有溃疡病史，并且在患者呕血前，常存在恶心、上腹部剑突不适，并伴有黑粪。咯血前患者常主诉咽喉部有瘙痒感，胸闷、咳嗽，突出咳出血。咳出的血常为鲜红色血液，常混有痰液，pH 测定为呈碱性。患者常患有呼吸系统病史。

2. 如先出现周围循环衰竭征象而未出现呕血、黑粪前应与其他病因引起的周围循环衰竭征象鉴别，如脓毒症休克、过敏性休克、重症急性胰腺炎、自发性或创伤性脾破裂、心源性休克、动脉瘤破裂、异位妊娠、黄体破裂等。

3. 假性呕血、黑粪的区别

（1）鼻、咽、口腔等部位出血后吞下，如鼻出血、拔牙出血以及进食动物血制品引起黑粪。

（2）口服某些药物，如铁剂、铋剂、炭剂或某些中药等可使大便呈黑色，但无光泽，隐血试验阴性。

三、救护

（一）一般救护

平卧位休息；保暖；保持呼吸道通畅以防呕吐物致窒息；吸氧；活动性出血期间禁食；必要时胃管留置；镇静，但肝病所致则应禁用吗啡、巴比妥类；严密观察体温、脉搏、呼吸、血压、神志、皮肤、指甲、四肢等周围循环衰竭征象，颈静脉充盈情况、尿量、呕吐物、排便情况，并动态观察血红蛋白、红细胞、血细胞比容、中心静脉压、尿素氮等。

（二）积极补充血容量

立即查血型、配血，尽快建立有效的静脉输液通路（最好双通路，一路快速补液、输血，另一路药物救护）。有休克表现者，应尽快补充血容量和纠正周围循环衰竭，及早输血。在配血过程中应先输平衡盐溶液（林格液）或5%葡萄糖盐水，或用血浆代用品（如低分子右旋糖酐、706代血浆等），以快速补充血容量。休克明显的患者在快速补液过程中，血压仍很低，应该及早给予升压药，以保证重要器官血液灌注，但血压上升并稳定后（80～90mmHg）要逐渐减量，停用。

改善急性周围循环衰竭或休克的关键是输血，一般输红细胞悬液，严重活动性大出血最好输全血，若无全血可输红细胞悬液加血浆。紧急输血的指征：①改变体位出现头晕、血压下降和心率增快；②失血性休克；③血红蛋白在70g/L以下或血细胞比容低于25%。

在补充血容量过程中应注意以下几种情况。

1. 输血量以不超过正常血细胞比容为宜。

2. 防止输液和输血过多、过快而引起再次出血，或急性肺水肿，尤其是对原有心脏病或老年患者输液速度和量要慎重，必要时可根据中心静脉压调节输入量。

3. 对食管-胃底静脉曲张破裂出血患者应及早输血，因缺血、缺氧易诱发肝性脑病，且应输鲜血，因库血含氮量多易诱发肝性脑病，输血量应为失血量的2/3或3/4，以避免血压过高、肝门静脉压力增高导致再出血。

4. 低分子右旋糖酐在24h内使用量不宜超过1 000ml。

（三）止血措施

1. 胃出血救治措施

（1）胃内降温止血：下胃管用4℃冰盐水反复灌洗胃腔，以降温而收缩血管，减少血流，抑制胃酸分泌及消化，减弱出血部位纤溶酶的活力而达到止血目的。灌洗液每次200～300ml，灌洗后禁食12h，24h内不进热食。适用于非肝门静脉高压所致出血。下胃管有以下优点：①可知出血是否已止住；②灌注药物；③将血吸出可促进止血。

（2）药物止血：①去甲肾上腺素。可收缩局部血管，减少胃酸分泌，吸收后经肝门静脉入肝、被肝灭活，因而无全身升压作用。用去甲肾上腺素8mg加生理盐水100ml内分次口服；或去甲肾上腺素1～2mg加5.5%氢氧化铝胶20ml内口服，每日3～4次。胃内灌洗法，去甲肾上腺素8mg加冰盐水100ml中自胃管内灌入，待30～45min吸出后再灌注；或用去甲肾上腺素16mg加5%葡萄糖水500ml，由胃管滴入胃腔内，5h滴完。②抑酸药。pH＜5.0的酸性环境可抑制凝血过程及血小板功能，而且胃蛋白酶可迅速消化血凝块。胃液pH＞6.0以上时止血效果较好。常用的抑酸药物有H2受体拮抗药，如西咪替丁0.2g，4h，静脉滴注；雷尼替丁100mg，8h 1次，静脉滴注；法莫替丁20mg，12h 1次，静脉滴注。质子泵阻滞药，如奥美拉唑，抑制胃酸分泌作用强大，可使胃液酸度近乎中性，并使出血局部形成血栓，因而有止血作用，且效果优于H2受体拮抗药，用法为40mg 12h 1次，静脉滴注，疗程3～5d。上述抑酸药任选一种，静脉用药至出血停止后可酌情改为口服。③抗酸药。控制胃内pH，防止自身消化和保护胃黏膜，如氢氧化铝凝胶或镁乳，可由胃管内注入。因有效果更好的抑酸药，目前该类药已经很少用于止血。④凝血酶。促使纤维蛋白原转变为纤维蛋白，起止血作用，用8 000～40 000U凝血酶，以温水（37℃左右）稀释至60～100ml口服或胃管注入，对出血部位不明者，应更换体位，使药液与出血部位接触而起到止血作用，大出血者可4～6h 1次。⑤其他药物止血。如酚磺乙胺、氨甲环酸、氨基己酸、对羧基苄胺等，疗效不肯定；对肝硬化伴凝血酶原时间延长者可选用维生素K。⑥中药。云南白药、三七、白及粉，适用于胃黏膜糜烂及溃疡出血。

（3）纤维内镜（胃镜）下止血：①向出血处喷洒药物。去甲肾上腺素8mg加冰盐水（4℃）100ml，每次喷洒20～40ml；凝血酶4 000～8 000U溶于4～8ml生理盐水（37℃）；5%～10%孟氏液（碱式硫酸亚铁）10～15ml喷洒，该药有强烈收敛的作用，促进血液凝固、闭塞出血部位血管。②出血处注入药物止血。肾上腺素1mg稀释至10ml后向出血处注射，每次注射0.5～2ml，总量可达20ml，可使血管痉挛和血小板聚集，有助于出血部位的血管内血栓形成而止血；无水乙醇，每点注射 0.1～0.2ml，总量不超过 1～2ml，但剂量切勿过多以免发生大溃疡，甚至穿孔，故应小心；硬化剂 5% 鱼肝油酸钠，使蛋白组织凝固，促进血小板聚集而起止血作用，主要用于食管 - 胃底静脉曲张破裂出血。③电凝止血。利用高频电热效应原理，使组织蛋白凝固而起止血作用。可采用热探头或双极电凝探头。对溃疡底部小血管出血或周围渗血效果很理想。④激光止血。利用激光光凝止血原理，将激光能转化为热能，使组织脱水、蛋白质凝固和血管闭塞而止血。⑤微波止血。利用微波热能而起止血作用。

（4）介入救护：①动脉灌注药物法。在选择性动脉造影证实出血仍在继续后，由导管输注血管收缩药物，使小动脉和毛细血管收缩止血，例如血管升压素开始为 0.2U/min，20min 后重复造影，观察出血是否停止，如出血未止，加压素用量增加至 0.4U/min，20min 后再重复造影观察，不能止血者再改为动脉栓塞疗法或手术救护。②动脉栓塞疗法。栓塞物有自身血凝块、明胶海绵、肌肉、脂肪、筋膜、硅橡胶等，栓塞后 20min 重复造影观察出血是否停止，如出血未止或再出血可加注加压素或栓塞物，或急诊手术。本法适用于内科救护无效、动脉灌注失效又不能耐受手术者。

（5）手术救护：手术指征，溃疡病大出血 6～8h 输血 800ml 以上，血压、脉搏仍不稳定；内科救护无效而出血部位明确者；食管肿瘤、胆道出血、上消化道出血合并幽门梗阻者；反复大出血，且以往有多次出血病史者；老年反复出血史、出血部位难以止血者。

2. 食管 - 胃底静脉曲张破裂出血救治方法

（1）药物止血：①神经垂体激素。静脉用药使内脏小动脉收缩，或肝内动脉、肝门静脉分流关闭，肝门静脉压力降低而止血，对食管、胃底静脉曲张破裂出血有止血效果，禁用于高血压病、冠心病、肺源性心脏病、心功能不全的患者及孕妇。用法：神经垂体激素 0.2～0.4U/min，持续静脉滴注或泵入。预防心血管方面不良反应可同时用硝酸甘油 0.5mg 每 30min 舌下含服 1 次，或静脉滴注，应随血压调整剂量。②生长抑素及其衍生物。能明显减少肝门静脉主干血流量和降低肝门静脉压力，又可使内脏血管收缩，抑制胃泌素及胃酸的分泌，止血效果肯定，无全身血流动力学改变，短期使用无严重不良反应，目前是救护食管 - 胃底静脉曲张破裂出血最常用的药物。14 肽天然的生长抑素（施他宁）250μg 静脉注射，然后以 250μg/h 的速度静脉滴注（6mg/24h）；8 肽生长抑素拟似物奥曲肽（善宁）100μg 静脉注射，然后 25μg/h 的速度静脉滴注（0.6mg/24h）。③H_2 受体阻滞药或质子泵阻滞药。食管 - 胃底静脉曲张破裂出血常伴有肝门静脉高压性胃病或消化性溃疡，或肝硬化的上消化道出血可能仅由后二者引起，所以有必要使用 H2 受体阻滞药或质子泵阻滞药，用法同上。④普萘洛尔（心得安）。可减慢心率，减少心排血量，以降低肝门静脉压力而止血，出血止后连续用 1～3 个月或以上。口服吸收良好，适用于长期预防出血救护。

（2）三腔二囊管压迫止血：经鼻腔或口腔插入三腔二囊管，向胃囊注气 200～300ml（囊内压 50～70mmHg）后，向外牵引压迫胃底的曲张静脉，然后固定好。然后向食管囊内注气 100～150ml（囊内压 35～45mmHg）压迫食管的曲张静脉。从胃管内抽出胃内血液，三胶管端均应用钳子夹闭，以防漏气。持续压迫时间不应超过 24h，放气解除压迫一段时间后，如出血未止，可再充气继续牵引。因为压迫过久易引起局部黏膜缺血坏死。如观察出血确实已停止，则应将两气囊内气体放出后留置三腔管在胃内 24h，观察有否出血，确定无出血后再考虑拔管。拔管前 30min 至 1h 需吞服润滑剂液状石蜡后轻巧缓慢地拔出。该法止血效果肯定，但痛苦大，并发症多，比如吸入性肺炎、食管黏膜坏死、窒息等，由于不能长期压迫，故再出血率高。由于近年来药物救护和胃镜下救护有很大发展，效果较好，所以已经不推荐三腔二囊管压迫止血为食管静脉破裂出血的首选方法，可在药物救护不能控制出血时暂时使用，以赢得时间准备其他更有效的救护措施。

（3）胃镜救护：胃镜下注射硬化剂入曲张的食管静脉或注射黏合剂入胃底静脉内，或用皮圈套扎曲张的静脉。上述方法不但能止血，而且能预防早期再出血，是目前救护食管 - 胃底静脉曲张破裂出血的重要手段。

（4）外科手术或经颈静脉肝内门体静脉分流术：目前食管 - 胃底静脉曲张破裂出血经药物救护、胃镜救护、三腔二囊管压迫止血等内科救护后大多能止血，并且急诊外科手术并发症多、死亡率高，尤其是肝功能不全的患者，故原则上尽量避免外科手术。只有大量出血且经内科救护无效者才选择外科手术。有条件的医院可选择微创手术经颈静脉肝内门体静脉分流术（TIPS），该法尤其适用于拟行肝移植的患者。

第十七章 咯 血 救 护

一、病因

1. 感染 是咯血的常见病因，特别在不发达国家。肺结核、肺脓肿、肺部真菌感染、细菌和病毒感染是大咯血的常见病因。

2. 肿瘤 支气管肺癌患者咯血可达 30% ～ 50%。肺癌间断性咯血可达 2 周以上，其引发大咯血约占 3%。偶有肿瘤浸润入肺血管或主动脉引起快速咯血，特别是与气道有相连者。其机制可能是癌破溃到气道或血管、黏液阻塞，或感染致气道阻塞。

3. 气道炎症 支气管扩张是肺大咯血的 3 个主要原因之一。囊性肺纤维化和支气管炎也是咯血常见原因。

4. 肺血管疾病 咯血常发生在原发性和继发性肺动脉高压，在没有服用抗凝血药或没有凝血异常疾病的情况下，出血量通常较小。在较高的压力和血流量较大情况下患者丛状肺血管可能破裂。慢性肺动脉高压可使肺的大血管或小动脉产生动脉粥样硬化斑块，后者破裂时可导致大咯血。

肺栓塞常有小量咯血，为肺梗死的症状之一。典型的肺梗死还包括胸膜受刺激引起的胸痛，小量血性渗出性胸膜炎和 X 线胸片上小片状渗出影。一些完全没有潜在心肺疾病患者在发生肺小动脉末梢栓塞时常发生咯血。抗凝、溶栓治疗或有凝血功能障碍时可发生大咯血。

5. 其他 血管和心血管疾病。

6. 免疫性疾病。

7. 其他疾病 例如医源性咯血，常见于支气管活组织检查、经皮肺穿刺活检和肺动脉导管气囊损伤。

可见咯血病因繁多，按解剖部位可分为因支气管、肺部、心血管或全身性疾病引起，按病因可分为感染性疾病、肿瘤、支气管 肺和肺血管结构异常、血液病、免疫性疾病、肺损伤和物理因素等。从发生频率高低来看，最常见的病因依次为支气管扩张、肺结核、肺癌、肺脓肿等。此外，虽经详细检查，仍有 20% 的咯血患者病因始终难以明确。

二、临床表现

（一）症状

1. 询问主诉及现病史　应详细了解咯血发生的急缓、咯血量、性状，是初次还是多次，咯血前有无诱因等。伴随症状，例如，有无发热、胸痛、咳嗽、胸闷、出汗、恐惧、呼吸困难、心悸以及黄疸、皮肤黏膜出血、与月经的关系等。

要注意有时咯血量的多少与病变严重程度并不完全一致，肺功能严重障碍或发生血块阻塞窒息时，即使少量咯血也可致命。

2. 详细系统回顾　相关既往史特别注意职业、旅游史、吸烟史；最近的胸外伤史、潜在心肺疾病、既往的上呼吸道、鼻窦或上消化道疾病史、最近的感染症状；以前的咯血史；家族咯血史；用药史；单侧或双侧腿肿胀史等。

鉴别点咯血上消化道出血病史肺结核、支气管扩张、肺炎、肺脓肿、肺癌、心脏病等消化性溃疡、急性胃黏膜病变、肝硬化等出血前症状喉部痒感、胸闷、咳嗽等上腹部不适、恶心、呕吐等出血方式咯出 / 呕出，可为喷射状血的颜色鲜红棕黑色、暗红色，有时为鲜红色血内混有物泡沫、痰食物残渣液酸碱反应碱性酸性黑粪无（咽下血液时可有）有，可持续数日出血后痰的性状痰中带血无痰。

（二）体征

观察咯血的量、性质和颜色；患者的一般状态，特别是血压、脉搏、呼吸、心率和神志；皮肤颜色，有无贫血、皮肤黏膜出血、皮下结节和杵状指（趾），肝脾淋巴结大小；注意有无肺部湿啰音、肺内呼吸音变化，心脏杂音、心律，肝脾大小，有无下肢水肿及体重减轻等。

部分全身性出血性疾病以咯血为主。血液系统病，如白血病、各种血小板减少、血友病，呕血有时首发。有时主要出血部位为呼吸道，但从病史、体检、多处部位出血等，当易于诊断。

某些传染病、多种原因所导致的 DIC、遗传性毛细血管症等，主要出血部位可为肺，咯血均可首发，但有其独特特点。

注意咯血外症状（特别是肺外出血）、血象及血小板变化、体温、流行病学史、既往史，会提供重要线索。

三、辅助检查

包括血细胞、血小板记数及凝血酶和部分促凝血酶原激酶时间、电解质、血尿素、血肌酐、血糖及尿分析；胸部 X 线、胸部 CT、心电图等。

超声心动图对肺动脉高压显示流动性血块，除外右心内膜炎和除外心脏左、右分流引起的低氧血症有帮助，也可提示大动脉瘤的可能。

（一）实验室检查

注意痰液的性状及细菌、真菌和细胞学检查。疑为出血性疾病者应检查血常规、凝血酶原时间和部分凝血活酶时间、肝功能、血氨、肾功能等。

（二）胸部 X 线检查

在病情许可的条件下，应及时摄 X 线胸片，包括后前位和侧位，以便了解病变性质和出血部位。肺动脉和支气管动脉造影可帮助精确判定出血部位，但多仅限于做栓塞救护前行造影检查。支气管造影有助于支气管扩张的诊断。

（三）胸部 CT 检查

有条件时应及时进行胸部 CT 检查，必要时增强造影。对支气管扩张的诊断阳性率较高，可大部分取代支气管造影。对小肿瘤、纵隔或肺内肿物、心影后肿物、肺栓塞（段以上）均有较肯定价值。MRI 可用于造影剂过敏者，有助于血管淋巴结的鉴别及了解血管病变。但不可认为 CT 可解决全部诊断问题，部分病例 CT 正常，咯血仍不能明确诊断。现在已经很少进行支气管造影，多由胸部 CT 替代。

（四）纤维支气管镜检查

可发现支气管静脉曲张破裂出血，且能深入到亚肺段，对确定出血的部位及性质，有无肿瘤等能提供极大的帮助，并可在直视下取活组织做病理学检查和配合纤维支气管镜局部止血救护。纤维支气管镜多用于大咯血保守救护效果不明显，诊断不明，为手术而了解出血部位；X 线胸片和 CT 无明确病灶；准备局部止血；外伤咯血，为了解有无支气管断裂；肺手术后咯血，了解有无残端出血。

在咯血未止的情况下做此检查，应做好生理监测，抢救准备，充分吸血、吸氧。出血严重污染纤维支气管镜，影响对病灶判断。

（五）支气管动脉造影

为支气管动脉栓塞术做准备。可以了解出血的支气管动脉（出血未完全停止时），决定栓塞血管部位。了解有无血管畸形，特别是颈动脉交髓支，预防截瘫。可发现支气管动脉异常扩张、动脉瘤（如结核所致 Rasmussen 氏动脉瘤）、肺支气管动脉瘘，发现体循环肋间动脉、内乳动脉、膈下动脉异常增粗，均是栓塞的主要依据。

四、诊断与鉴别诊断

咯血的原因和临床表现多样，缺乏特异性，常常危及生命，确诊较为困难。诊断方案和策略一般包括以下 4 个步骤。

确定咯血性质；确定咯血量；确定出血部位；确定出血原因。

五、救护

咯血是呼吸科、急症科常见急症之一。咯血的救护原则是处理合理、救护及时、避免窒息发生、结合病因救护。具体地讲，就是迅速有效地止血；保持呼吸道通畅，防止窒息，及时对症救护，控制病因及防止其并发症。抢救的重点是保持呼吸道通畅和纠正缺氧。目前以药物救护为主，辅以支气管动脉栓塞术及纤维支气管镜技术，必要时行肺切除术均能挽救患者生命。

（一）大量出血的紧救护治

重点是控制出血，纠正低血容量及休克，防止窒息。

1. 一般性救护

（1）严密观察病情：绝对卧床休息，严格限制探视；使患侧卧位或者头低脚高位；解除患者紧张情绪，鼓励患者尽量将血咯出，无须强忍咽下，鼓励轻轻将血咳出，避免误吸和窒息。进一步心电监护，血压、脉搏和呼吸。保持大便通畅，大便时禁用力或屏气，必要时用润滑药或缓泻药。

（2）建立静脉通道：低血容量者，给予快速补液或者输血；早期、快速、足量补液三原则。根据出血量和速度，可能需要紧急配血、备血，一般备血 200 ～ 1 000ml。有凝血障碍可以给予新鲜冰冻血浆、血小板、冷沉淀（富含凝血因子的血浆沉淀制品）。鱼精蛋白注射液 50 ～ 100mg 加入生理盐水 40ml 中静脉滴注，每日 1 ～ 2 次，连续使用不超过 72h。

（3）保持呼吸道通畅：大流量吸氧，保持血氧饱和度 95% 以上。

（4）一般不镇咳：咳嗽剧烈的患者可用祛痰药或缓止咳药，禁止使用吗啡等强镇咳药，对老年、体弱、COPD、肺功能中度减退以下患者，尽量不用镇咳药，避免抑制咳嗽反射而导致窒息。剧咳妨碍止血时可以使用美沙芬 15 ～ 30mg。

2. 药物止血救护

（1）镇静：地西泮 5 ～ 10mg 或吗啡 3 ～ 10mg，肌内注射或静脉注射。必要时可以多次重复使用。甚至考虑冬眠疗法，通过中枢镇静作用，扩张周围小动脉，减慢心率，从而降低肺循环压和支气管动脉压达到止血目的。双氯麦角碱 0.3 ～ 0.6mg、异丙嗪 25mg、盐酸哌替啶 50mg 加入 5% 葡萄糖注射液 500ml 静脉滴注。保持患者意识模糊，可以唤醒后咳嗽、咳痰、饮食，血压控制在 90/60mmHg 或收缩压在用药前舒张压水平。禁用于呼吸功能差、呼吸衰竭、严重动脉硬化、严重肝或肾功能障碍、血液病等。

（2）血管活性药物：神经垂体激素能收缩肺小动脉，使局部血流减少，血栓形成而止血。5～10U加入25%葡萄糖注射液40ml中15～20min缓慢静脉注射，然后将神经垂体激素加入5%葡萄糖液按0.1U/（kg·h）速度静脉滴注。其滴数依据患者的血压和出血情况而调节。注射过快可引起头痛、面色苍白、心悸、恶心、出汗、胸闷、腹痛、排便感觉和血压升高等，应减慢注射速度；可同时用硝酸甘油20～25mg加入5%葡萄糖注射液500ml持续静脉滴注，以对抗神经垂体激素升高血压的作用，同时它还可以降低肺动脉压以减少咯血。神经垂体激素有强烈的收缩冠状动脉和子宫的作用，对高血压、冠心病、肺心病、心力衰竭和孕妇忌用，过去对本药有较明显的不良反应者，应慎用。

酚妥拉明通过直接扩张血管平滑肌，降低肺动静脉压而止血。有神经垂体激素禁忌者可选用，尤其适用于有高血压者。0.1mg/min静脉滴注，根据血压调整滴速，最大可至1.5～2mg/min，保证平均动脉压＞70mmHg为宜。

（3）其他止血药物：以下药物的疗效并无更多证据支持，可以选择1～2种试用。

亚硫酸氢钠甲萘醌（维生素K_3）：维生素K不直接参与止血，但是凝血酶原（凝血因子Ⅱ）合成的必需物质，并参与凝血因子Ⅶ、Ⅸ、Ⅹ的合成，促进凝血。4mg肌内注射。

卡巴克络（安络血）：增强毛细血管对损伤的抵抗力。5～10mg肌内注射，每日2～3次。

立止血（巴曲酶）：每次1kU，皮下、肌内、静脉注射，每日不超过8kU。

云南白药：可缩短凝血时间，具有止血作用。可作为大咯血时的辅助用药。每次0.5g，3次/d，口服。

生长抑素：具有减少内脏血流量，降低支气管动脉压力，可能有利于止血。可试选用14肽或8肽生长抑素药物。14肽生长抑素首剂250μg静脉注射后，250μg/h静滴；8肽生长抑素100μg静脉注射后，以25～50μg/h静脉滴注。

止血芳酸：抑制纤溶酶原激活为纤溶酶，从而抑制纤维蛋白溶解。0.1～0.3g，以生理盐水稀释后静脉缓注或者静脉滴注，2次/d。氨基己酸：4～6g稀释后静脉缓注或者静脉滴注，每日不超过20g。阿托品或山莨菪碱：主要是通过减少回心血量和肺循环血量，使肺动脉压降低而止血。山莨菪碱20～30mg加入250～500ml注射液静脉滴注，每日1次。

此外，还有硝酸甘油、雌性激素、氯丙嗪、普鲁卡因等。

（4）糖皮质激素：近年研究发现糖皮质激素具有消炎、对抗游离肝素作用，可短期少量应用。病情重者可同时给予氢化可的松琥珀酸钠 100～200mg/d，或氢化可的松 100～200mg/d、甲泼尼龙 20～40mg/d、地塞米松 10～20mg/d 等，静脉滴注。

3. 纤维支气管镜止血　经药物救护无效者可通过气管镜清除积血并止血。也可以考虑冷盐水灌洗、气囊导管止血、激光冷冻止血等。支气管内冰盐水灌洗及球囊填塞也只能暂时控制肺出血。

4. 手术止血

（1）支气管动脉栓塞术：多由股动脉穿刺介入救护。早期多选用明胶海绵，优点是无刺激性和抗原性，缺点是 3～6 个月可被吸收而使栓塞失败。现有永久性栓塞材料，如聚乙烯醇、牛心包、钢珠球等，使用永久栓塞材料栓塞支气管动脉时应严密注意支气管动脉是否有共干血管，特别是脊髓前动脉，如有显影则很有可能发生脊髓前动脉栓塞造成脊髓横贯性损伤，严重者致截瘫。

支气管动脉栓塞的适应证：病变范围广泛或心肺功能不能耐受手术者；肺切除术后又有大咯血者；诊断不明确需及时止血者；无条件实施急症手术的大咯血患者。

（2）肺切除术：肺切除术是救护大咯血的理想术式。它具有切除病变肺，消除出血源，防止病变复发，降低并发症率或死亡率等诸多优势。手术时机选择咯血间歇期为好。

手术适应证：24h 内咯血量远大于 1 500ml 或一次咯血量超过 500ml，经药物救护无止血趋向；反复大咯血，有窒息先兆；一叶肺或一侧肺存在不可逆性病变，如纤维空洞、肺不张、毁损肺、支气管扩张、慢性肺化脓症；已确定出血部位，无心、肺衰竭，咯血严重威胁生命者。手术宜小不宜大，既要达到止血和切除病变肺而又要最大限度地保全健康肺组织。

手术禁忌证：晚期弥漫性肺癌已有远灶癌转移；心源性大咯血；有全身出血倾向或合并其他严重疾病而不能耐受开胸手术者；心、肺功能不全、肺活量低于 40%；双侧肺广泛病灶并大出血；出血源于全身出血性疾病。

5. 并发症和病因救护　大咯血患者在积极止血救护的同时，要及早明确诊断，针对并发症和病因救护，止血救护是基础，病因救护是关键。病因救护能明显缩短病程，提高治愈率，防止复发。

6. 窒息抢救　误吸和窒息导致气道阻塞是咯血死亡的重要原因，一旦发生需要及时并按照急性气道梗阻救治。通常要求在病床单位前需要准备气管切开或插管器械、吸痰器等。

大咯血患者突然咯血停止、面色苍白、烦躁，随即神志不清，表明发生窒息，多由于血块阻塞主气道所致或血液广泛淹溺双肺，应立即采取抢救措施，最简单、最有效的方法之一是倒立患者，清除口咽部的积血，拍击背部，尽可能使气道内血液"倒出来"，达到恢复气道通畅的目的。如患者呼吸恢复，放平患者后高流量给氧，补充血容量，应用止血药物和呼吸兴奋药，也可用气管镜或切开气管清除气道内积血。

窒息与身体情况特别是呼吸功能密切相关，与咯血时的体位也有一定的关系，体健者大咯血窒息死亡率在30%～50%，体弱者、老年人，原有基础性疾病，窒息死亡率达70%，特别是肺功能差，死亡率达80%以上。少数患者大咯血原因为大血管破裂，如肺动脉、主动脉等，破裂的血管与气道相通，一旦发生，几乎全部死亡，与抢救措施无关，称为致死性大咯血。健侧卧位、坐位发生大咯血时死亡率明显高于患侧卧位、平卧位。

（二）小、中量出血的处理

小量咯血无须特殊处理，仅需休息和对症救护。

中量以上咯血需卧床休息，患者取卧位或平卧位。对精神紧张或恐惧不安者，应解除其顾虑，必要时可给予少量镇静药。救护措施还包括：口服卡巴克洛。重要的是根据线索，择期进行相关影像学、内镜检查。

第十八章　急性肺栓塞救护

一、临床表现

（一）症状

肺血栓栓塞症（pulmonary thromboembolism，PTE）的症状多种多样，但均缺乏特异性。症状的严重程度亦有很大差别，可以从无症状、隐匿，到血流动力学不稳定，甚或发生猝死。

常见症状有：①不明原因的呼吸困难及气促，尤以活动后明显，为 PTE 最多见的症状；②胸痛，包括胸膜炎性胸痛或心绞痛样疼痛；③晕厥，可为 PTE 的唯一或首发症状；④烦躁不安、惊恐甚至濒死感；⑤咯血，常为小量咯血，大咯血少见；⑥咳嗽、心悸等。各病例可出现以上症状的不同组合。临床上所谓呼吸困难、胸痛及咯血"三联征"，即同时出现率仅约 20%。

肺栓塞一般起病急骤，临床表现多种多样，主要取决于阻塞的肺段数，从 2～3 个至 15～16 个。按其临床表现大致分为 5 类。

1. 肺梗死　常见于血栓累及肺动脉主干及其大分支时，患者突然出现呼吸困难、剧烈咳嗽、咯血、血压下降、休克甚至死亡，病变累及胸膜时可出现胸痛，由于肺栓塞多发生于肺下叶，故胸痛以下胸部为多见。

2. 急性肺源性心脏病　当肺栓塞面积达 50%～60% 时可导致肺动脉压明显增高，临床上出现类似心绞痛的剧烈胸痛。肺动脉压持续增高者多伴有右心衰竭。由于心排血量的急剧下降，患者出现烦躁不安、恶心、呕吐、心慌、发绀、出冷汗及血压下降等休克的表现。

3. 不能解释的呼吸困难　肺栓塞导致的呼吸困难主要表现为气短和呼吸频率加快，超过 25/min。呼吸困难可为一时性的，也可持续存在，但端坐呼吸并不多见，这与心力衰竭的表现不同，大多数肺栓塞患者由于栓塞面积较小，有时只出现突发呼吸困难或呼吸频率加快。当临床上出现难以解释的呼吸困难或呼吸频率加快时，应考虑肺栓塞的可能性。在以往无心肺疾病的肺栓塞患者中出现呼吸困难、咯血或胸痛等症状者占 94%，但以上 3 种症状同时出现者仅占 22%。

4. 慢性反复肺栓塞　发病隐匿、缓慢，发现较晚，主要表现为重度肺动脉高压和右心功能不全，是临床进行性的一个类型。

5. 猝死型　约占 30%，其中 1/3 的患者死于发病后 1h。

（二）体征

1. 呼吸系统体征　呼吸急促最常见；发绀；肺部有时可闻及哮鸣音和 / 或细湿啰音，肺野偶可闻及血管杂音；合并肺不张和胸腔积液时出现相应的体征。

2. 循环系统体征　心动过速；血压变化，严重时可出现血压下降甚至休克；颈静脉充盈或异常搏动；肺动脉瓣区第二心音（P2）亢进或分裂，三尖瓣区收缩期杂音。

3. 其他　可伴发热，多为低热，少数患者有 38℃ 以上的发热。

（三）DVT 的症状与体征

在考虑 PTE 诊断的同时，必须注意是否存在 DVT，特别是下肢 DVT。其主要表现为患肢肿胀、周径增粗、疼痛或压痛、皮肤色素沉着，行走后患肢易疲劳或肿胀加重。但需注意，50% 以上的下肢 DVT 患者无自觉症状和明显体征。

应测量双侧下肢的周径来评价其差别。进行大、小腿周径的测量点分别为髌骨上缘以上 15cm 处，髌骨下缘以下 10cm 处。双侧相差＞ 1cm 即考虑有临床意义。

二、辅助检查

1. 心电图　大多数的 PE 患者有心电图异常，但无特异性，多在发病后即刻出现，并呈动态变化，观察到心电图的动态改变较之静态异常，对于提示 PE 具有更大意义。约 50% 的患者表现为非特异性的 ST-T 改变，右心室负荷过重的表现右胸导联 T 波倒置，经典的 $S_I Q_{III} T_{III}$（即 I 导联出现明显的 S 波，III 导联出现大 Q 波并 T 波倒置）只在 19% 的急性 PE 中出现。无其他原因解释的窦性心动过速、T 波倒置和 ST 段下降、QRS 电轴右偏、完全性或不完全性右束支传导阻滞、低电压、假性心肌梗死图形、肺型 P 波、心律失常等更应引起初诊医师的重视。心电图无异常仅说明 PE 的可能性小，但不能除外 PE。心电图不仅具有诊断价值，而且也对溶栓效果具有一定的提示作用。溶栓救护后，胸前导联 T 波倒置加深可能是溶栓成功、右室负荷减轻、急性右心扩张好转的反应。

2. 血浆 D- 二聚体（D-dimer）　敏感性高而特异性差。D- 二聚体是一种纤维蛋白溶解的血浆标志，其血浆水平＜ 500μg/L 时可排除肺栓塞，准确率达 90% ～ 95%，但对恶性肿瘤或脓毒血症患者或近期接受手术及受到创伤的患者，这一指标的可靠性较差。患者血浆 D- 二聚体含量与栓塞位置、血栓大小有密切关系。目前实验室常用的检查方法有乳胶凝聚实验（Liatest 法）、酶联免疫法（Elisa 法）。Elisa 法 D- 二聚体含量测定对于患肺栓塞的高风险的门、急诊患者具有较高的敏感性，D- 二聚体含量正常有助于排除可疑急性肺栓塞的高风险人群。

3. 胸部 X 线检查　PE 多在发病后 12 ～ 36h 或数天内出现 X 线胸片改变，80% PE 患者 X 线胸片有异常，其中 65% 表现为肺实变或肺不张，48% 表现为胸膜渗出，也可出现区域性肺血管减少、中心肺动脉突出、右下肺动脉干增宽伴截断征、肺动脉段膨隆及右心室扩大征、患侧横膈抬高等，最典型的征象为横膈上方外周楔形致密影（Hampton 征），但较少见。X 线胸片敏感性、特异性均较低，检出或提示的 PE 常是临床典型病例，但对于评价心肺全面情况及鉴别诊断仍有重要价值。

4. CT 检查　CT 已经是非常重要的影像学技术，增强扫描可以直接显示肺血管，是目前最常用的 PTE 确诊手段。直接征象是肺动脉内的低密度充盈缺损，部分或完全包围在不透光的血流之间（轨道征）或者呈完全充盈缺损，远端血管不显影；间接征象包括肺野楔形密度增高影，条带状高密度区或盘状肺不张，中心肺动脉扩张及远端血管分支减少或消失。高速 CT 扫描速度快，没有移动伪影，图像更加清晰，更有利于三维重建，直接显示到肺段血管。可清楚显示血栓部位、形态与管壁关系，心电图示 S_I、Q_{III}、T_{III} 改变经典的 $S_I Q_{III} T_{III}$ 及内脏受损状况。与有创性肺动脉造影对比研究，CT 对中央型 PE 诊断的敏感性、特异性均为 100%。对累及肺段者，敏感性平均为 98%（91% ～ 100%），特异性平均 97%（78% ～ 100%）。最大的优点是无创、诊断率高，对急症尤为有价值。增强 CT 检查除碘过敏外几乎没有并发症。CT 可以很好地鉴别出胸肺疾病对 PE 诊断带来的影响，对指导救护及评价救护效果是可靠的诊断方法，目前已经可以替代常规肺动脉造影，成为一线检查方法。其缺点是不能提供血流动力学资料，对肺段以下的外围 PE 诊断有困难。

5. 放射性核素　肺通气或血流灌注（V/Q）扫描是无创伤性诊断 PE 的方法。文献报道其敏感性在 95% 以上，特异性在 90% 以上。多种影响因素如胸肺疾患、肺动脉不全梗阻等都是产生假阴性、假阳性的主要原因。肺通气或灌注扫描常见的结果包括：①肺通气扫描正常，而灌注缺损，高度怀疑 PE；②病变部位无通气，也无血流灌注，应怀疑肺实质性病变，不能诊断 PE；③肺通气扫描异常，而灌注正常，为肺实质疾病；④通气或灌注扫描均正常，可排除症状性 PE。新近在研究新型核素血栓显像剂——锝标记的抗人体活化血小板单克隆抗体，能鉴别新鲜血栓或陈旧血栓，大大地提高了急性 PE 的诊断率。

6. 彩色多普勒超声心动图　在提示诊断和除外其他心血管疾病方面有重要价值。具有典型 PE 的临床症状和体征患者，彩色多普勒超声心动图检测多数有右心结构及功能改变，肺动脉压明显增高，可达 55 ～ 60mmHg 或以上，约 80% 的患者在右心房或右心室发现血栓。这可能与栓塞的面积较大有关。肺动脉高压应与其他心脏病，尤其是慢性肺源性心脏病相鉴别。彩色多普勒超声心动图结合下肢深静脉彩超检查方便、灵活，超声检查为诊断 DVT 最简便的方法，若阳性可以诊断 DVT，同时对 PTE 有重要提示意义。可迅速得到结果，虽一般不能作为确诊方法，但对提示 PE 诊断和排除其他疾病具有重要的价值，可作为可疑 PE 的一项筛选检查项目。超声检查偶尔也可因发现肺动脉近端的血栓而直接确诊。

7. 磁共振显像（MRI） 传统的磁共振成像（MRI）不能辨别肺段和亚段的肺血管。随着设备性能不断地提高，近年来应用 MRI 技术诊断 PE 尤其是增强血管造影（MRA），其诊断效果越来越好。有报道其敏感度高达 100%，特异度为 95%，其诊断能力已达 DSA 水平，并可显示外周肺动脉血栓。部分学者认为 MRA+CTPA 将共同取代 X 线选择性肺动脉造影而成为 PE 的"金标准"。磁共振肺灌注成像是一种新型的无创性技术方法，经外周静脉注入顺磁性对比剂，在对比剂首过时间内观察组织器官的灌注状况。磁共振肺灌注成像时间短，无创伤，无射线辐射，重复性好，在平静呼吸下完成检查，空间分辨力和时间分辨力均较高，是一种诊断 PE 的可行方法。若联合应用 MR 通气技术，则可进一步提高诊断的准确性。

8. 肺动脉造影 肺动脉造影是经右侧股静脉或颈内静脉插管做选择性肺动脉造影，表现为肺动脉腔内充盈缺损、完全闭塞及缺支等，是诊断 PE 的金标，肺栓塞的肺动脉造影准。但在临床上并未能得到广泛的应用，在英国也只有 1/3 的医院可以做此项检查，我国则更少，且有创的导管造影检查有 6% 的并发症，0.5% 的死亡率。对于急性 PE，因患者处于紧急状态下，此项检查几乎不可能实现。血管的重叠使外围肺动脉栓塞显影受到限制，合并胸肺疾病可产生假阳性是其缺点。作为有创性检查方法，目前仅用于复杂病例的鉴别诊断、获得血流动力学资料或拟行经导管溶栓前的评估性造影。目前，在各种对 PE 的诊断方法中，公认经典的"金标准"是选择性肺动脉造影，但由于其有创性，不宜作为首选检查。临床医生在决定最佳的诊断方法时，应根据患者的具体情况而定，对于不同患者，应该按照不同的救护要求，选择适宜的检查方法，由无创到有创，既避免漏诊、误诊，又避免给患者带来不必要的痛苦和经济损失。

9. 动脉血气分析 常表现为低氧血症、低碳酸血症、肺泡动脉血氧分压差 $[P(Aa)O_2]$ 增大，部分患者的血气结果可以正常。

三、诊断与鉴别诊断

PTE 的临床表现多样，有时隐匿，缺乏特异性，确诊需特殊检查。检出 PTE 的关键是提高诊断意识，对有疑似表现，特别是高危人群中出现疑似表现者，应及时安排相应检查。

（一）诊断方案和策略

诊断程序一般包括疑诊、确诊、求因3个步骤。

1. 根据临床情况疑诊PTE（疑诊）　PTE的临床表现无特异性，呼吸系统症状常与其他内科疾病造成的心肺症状难以鉴别，而头晕、晕厥又常易与脑梗死、脑供血不足等病混淆，在急诊环境下更是难以区分。临床可能性评估可以促使医生对病情作出全面的临床分析，目前国际上较为推崇的方案是进行综合评分。在高危病例出现难以解释的突发性呼吸困难、胸闷、咳嗽、咯血或头晕、晕厥等症状，尤其是伴有单侧或双侧不对称性下肢肿胀、疼痛等应考虑到PTE的可能；如果出现虚脱、低血压，不能解释的低氧血症、颈静脉怒张、右心奔马律等，应高度怀疑大面积PTE，此时需要进行某些常用的实验室检查并进行综合分析，协助进行临床评价。

利用常规检查对患者进行进一步筛查：心电图、X线胸片、动脉血气分析、D-二聚体是急诊科常用的几项基本检查手段，可以在短时间内完成并得到结果，协助初步疑诊PTE或排除其他疾病。

心电图改变可作为诊断的参考依据，尤其是出现比较有意义的$S_1Q_{III}T_{III}$型改变。肺血管床堵塞15%以上即可出现低氧血症、低碳酸血症，对PTE的诊断具有高度的提示价值。胸部X线片多有异常表现，尤其应该注意的改变是区域性肺血管纹理变细、稀疏或消失，肺野透亮度增加、肺野局部浸润性阴影、尖端指向肺门的楔形阴影、肺不张或膨胀不全、一侧膈肌抬高、肺动脉段膨隆以及右心室扩大征、少至中量胸腔积液征等。仅凭X线胸片虽不能确诊或排除PTE，但在提供PTE线索和除外其他疾病方面具有重要作用。

越来越多的证据表明，D-二聚体检测在排除PTE方面有着重要作用。应该在对临床表现作出评价分析后行血D-二聚体检测，若其含量低于500μg/L，可基本除外急性PTE，可以避免不必要的影像学检查。

2. 对疑诊病例进一步明确诊断（确诊）　对疑诊病例合理安排进一步检查以明确PTE诊断。在急诊情况下，一旦高度疑诊PTE即应进行急诊影像学检查。急诊影像学检查对于危及生命的可疑PTE患者意义重大，最近英国胸科协会（BTS）提出"每一个急诊室应制定一个策略，为有生命危险的PTE患者安排紧急检查"，这一点对大多数医院而言是非常适用的。

床旁超声检查是急诊情况下最重要、最实用的诊断和协助进行治疗决策工具；CT和增强CT（或称为肺动脉造影，CTPA）能发现段以上肺动脉内的血栓，是PTE的确诊手段之一。CTPA带来了一次诊断技术上的革命，作为一种辅助检查手段已逐渐替代其他影像学检查，并且在一些医院可以安排急诊检查。CTPA 被推荐为首选的肺部影像学检查，高质量 CTPA 检查阴性的患者不需要做针对 PTE 的进一步检查或治疗。磁共振成像（MRI）对段以上肺动脉内血栓诊断的敏感性和特异性均较高，适用于 CT 造影剂过敏的患者。肺动脉造影为 PTE 诊断的经典与参比方法，但其为有创性检查，并有致命性或发生严重并发症的可能性，故应严格掌握其适应证；核素肺通气 / 灌注扫描是 PTE 重要的诊断方法，但仅能在少数患者中确诊或排除 PTE。通常的诊断策略。

3. 寻找 PTE 的成因和危险因素

（1）明确有无 DVT：对某一病例只要疑诊 PTE，无论其是否有 DVT 症状，均应进行体检，并行深静脉超声、放射性核素或 X 线静脉造影、CT 静脉造影（CTV）、MRI 静脉造影（MRV）、肢体阻抗容积图（IPG）等检查，以帮助明确是否存在 DVT 及血栓的来源。

（2）寻找发生 DVT 和 PTE 的诱发因素：如制动、创伤、肿瘤、长期口服避孕药等。同时要注意患者有无易栓倾向，尤其是对于 40 岁以下的患者，应做易栓症方面的检查。对年龄 < 50 岁的复发性 PTE 或有突出 VTE 家族史的患者，应考虑易栓症的可能性。对不明原因的 PTE 患者，应对隐源性肿瘤进行筛查。

4. 肺栓塞的临床分型

（1）急性肺血栓栓塞症：①大面积 PTE（massive PTE）：临床上以休克和低血压为主要表现，即体循环动脉收缩压 < 90mmHg，或较基础值下降幅度 ≥ 40mmHg，持续 15min 以上。须除外新发生的心律失常、低血容量或感染中毒症等其他原因所致的血压下降。②非大面积 PTE（non massive PTE），不符合以上大面积 PTE 的标准，未出现休克和低血压的 PTE。非大面积 PTE 中有一部分病例临床上出现右心功能不全或超声心动图表现有右心室运动功能减弱（右心室前壁运动幅度 < 5mm），属次大面积 PTE（sub massive PTE）亚型。

（2）慢性血栓栓塞性肺动脉高压（CTEPH）：多可追溯到呈慢性、进行性发展的肺动脉高压的相关临床表现，后期出现右心衰竭；影像学检查证实肺动脉阻塞，经常呈多部位、较广泛的阻塞，可见肺动脉内贴血管壁、环绕或偏心分布、有钙化倾向的团块状物等慢性栓塞征象；常可发现 DVT 的存在；右心导管检查示静息肺动脉平均压 > 25mmHg，活动后肺动脉平均压 > 30mmHg；超声心动图检查示右心室壁增厚（右心室游离壁厚度 > 5mm），符合慢性肺源性心脏病的诊断标准。

（二）鉴别诊断

由于 PTE 的临床表现缺乏特异性，易与其他疾病相混淆，以至临床上漏诊与误诊率极高。做好 PTE 的鉴别诊断，对及时检出、诊断 PTE 有重要意义。

1. 急性冠脉综合征（ACS） 一部分 PTE 患者因血流动力学变化，可出现冠状动脉供血不足，心肌缺氧，表现为胸闷、心绞痛样胸痛，心电图有心肌缺血样改变，易误诊为心绞痛或心肌梗死。ACS 有其自身发病特点，冠脉造影可见冠状动脉粥样硬化、管腔阻塞证据，心肌梗死时心电图和心肌酶水平有相应的特征性动态变化。需注意，PTE 与 ACS 有时可合并存在。

2. 肺炎 当 PTE 患者有咳嗽、咯血、呼吸困难、胸膜炎样胸痛，出现肺不张、肺部阴影，尤其同时合并发热时，易被误诊为肺炎。肺炎有相应肺部和全身感染的表现，如咳脓性痰、寒战、高热、外周血白细胞显著增高、中性粒细胞比例增加等，抗菌治疗可获疗效。增强 CT 是非常好的鉴别手段。

3. 特发性肺动脉高压等非血栓栓塞性肺动脉高压 慢性血栓栓塞性肺动脉高压（CTEPH）通常肺动脉压力高，出现右心肥厚和右心衰竭，需与特发性肺动脉高压相鉴别。CTPA 等检查显示 CTEPH 有肺动脉腔内阻塞的证据，放射性核素肺灌注扫描显示呈肺段分布的肺灌注缺损，而特发性肺动脉高压则无肺动脉腔内占位征，放射性核素肺灌注扫描正常或呈普遍放射性稀疏。CTEPH 亦需与其他类型肺动脉高压相鉴别。

4. 主动脉夹层 PTE 可表现为胸痛，部分患者可出现休克，需与主动脉夹层相鉴别，后者多有高血压，疼痛较剧烈，X 线胸片常显示纵隔增宽，心血管超声和胸部 CT 造影检查可见主动脉夹层征象。

5. 其他原因所致的胸腔积液 PTE 患者可出现胸膜炎样胸痛，合并胸腔积液，需与结核、肺炎、肿瘤、心力衰竭等其他原因所致的胸腔积液相鉴别。其他疾病有其各自临床特点，胸腔积液检查常有助于做出鉴别。

6. 其他原因所致的晕厥、休克 PTE 有晕厥时，需与迷走反射性、脑血管性晕厥及心律失常等其他原因所致的晕厥相鉴别。PTE 所致的休克属心外梗阻性休克，表现为动脉血压低而静脉压升高，需与心源性休克、低血容量性休克、血容量重新分布性休克等相鉴别。

四、救护

（一）一般处理与循环呼吸支持救护

对高度疑诊或确诊急性肺栓塞的患者，应进行严密监护。患者需要卧床休息，保持大便通畅，避免用力，以免促进深静脉血栓脱落；动态监测呼吸、心率、血压、心电图、动脉血气及静脉压的变化。

采用鼻导管或面罩吸氧，以纠正低氧血症，力争将 SaO_2 保持在 95% 以上。可适当使用镇静药、镇痛药、镇咳药等相应的对症救护。

在救护 PTE 所致休克时，快速补液可导致右心前负荷增加过快，加剧右心功能的恶化，导致室间隔左移，左室充盈下降，舒张末压和左房压可能升高，此时的经肺静脉回流血量可高于受影响后的左室舒张末期容积，最终导致心排量急剧下降。室间隔左移所引起的左室结构和功能状态改变对 PTE 的救护有较大的影响。因此，对于液体负荷疗法需持谨慎态度，一般所予负荷量限于 500ml 之内。

对于出现右心功能不全但血压正常者，可使用多巴酚丁胺和多巴胺；若出现血压下降，可增大剂量或使用其他血管加压药物，如去甲肾上腺素等。

（二）溶栓救护

1. 适应证和禁忌证　主要适用于大面积 PTE 病例（有明显呼吸困难、胸痛、低氧血症等）。对于次大面积 PTE，若无禁忌证可考虑溶栓，但存在争议；对于血压和右心室运动功能均正常的病例，不宜溶栓。

溶栓救护的主要并发症为出血。最严重的是颅内出血，发生率为 1%～2%，发生者近 50% 死亡。溶栓救护的绝对禁忌证有活动性内出血和近期自发性颅内出血。肺栓塞溶栓救护的禁忌证。对于致命性大面积 PTE，上述绝对禁忌证亦应被视为相对禁忌证。

用药前应充分评估出血的危险性，必要时应配血，做好输血准备。溶栓前宜留置外周静脉套管针，以方便溶栓中取血监测和用药，避免反复穿刺血管。

任何发病时间内的出血性卒中或不明原因卒中 6 个月内缺血性卒中中枢神经系统损害或肿瘤近期（3 周以内）重大创伤 / 手术 / 头部外伤 1 个月内胃肠道出血已知出血相对禁忌证 6 个月内短暂缺血发作口服抗凝药孕妇及产后 1 周不可压迫的穿刺创伤性复苏顽固高血压（收缩压＞180mmHg）进展性肝脏疾病感染性心内膜炎活动性溃疡。

2. 溶栓药物及剂量　对有明确溶栓指征的病例宜尽早开始溶栓。溶栓的时间窗一般定为 14d 以内，但若近期有新发 PTE 征象可适当延长。

常用的溶栓药物有链激酶、尿激酶和重组组织型纤溶酶原激活剂（rt-PA）。

使用尿激酶、链激酶溶栓时无须同时使用肝素救护；但以 rt-PA 溶栓，当 rt-PA 注射结束后，应继续使用肝素。

用尿激酶或链激酶溶栓救护后，应每 2～4h 测定一次凝血酶原时间（PT）或活化部分凝血活酶时间（APTT），当其水平降至正常值的 2 倍时，即应启动规范的肝素救护。

溶栓后应注意对临床及相关辅助检查情况进行动态观察，评估溶栓疗效。

（三）抗凝救护

抗凝救护在肺栓塞救护中有重要地位，为 PTE 和 DVT 的基本救护方法，可以有效地防止血栓再形成和复发，为机体发挥自身的纤溶机制溶解血栓创造条件。抗凝血药物主要有普通肝素（UFH）、低分子量肝素（LMWH）和华法林（warfarin）。抗血小板药物的抗凝作用不能满足 PTE 或 DVT 的抗凝要求。

1. 初始抗凝救护　肺栓塞初始抗凝救护的目的是减少死亡及再发栓塞事件。

临床疑诊 PTE 时，在等待进一步确诊过程的同时即可开始使用 UFH 或 LMWH 进行有效的抗凝救护。

应用 UFH/LMWH 前应测定基础 APTT、PT 及血常规（含血小板计数、血红蛋白）；应注意是否存在抗凝的禁忌证，如活动性出血、凝血功能障碍、未予控制的严重高血压等。对于确诊的 PTE 病例，大部分禁忌证属相对禁忌证。

快速抗凝只能通过非口服形式给药，如静脉给予普通肝素、皮下注射低分子量肝素或皮下注射磺达肝素。

UFH 或 LMWH 须至少应用 5d，直到临床情况平稳。对大面积 PTE 或髂股静脉血栓，UFH 或 LMWH 须用至 10d 或更长。

（1）普通肝素的推荐用法：予 3 000 ～ 5 000U 或按 80U/kg 静脉注射，继之以 18U/（kg·h）持续静脉滴注。在开始救护后的最初 24h 内每 4 ～ 6h 测定 APTT，根据 APTT 调整剂量，尽快使 APTT 达到并维持于正常值的 1.5 ～ 2.5 倍。达稳定救护水平后，改为每天测定 APTT 1 次。肝素亦可用皮下注射方式给药，可先予静脉注射负荷量 300 ～ 5 000U，然后按 250U/kg 剂量每 12h 皮下注射 1 次。调节注射剂量，使注射后 6 ～ 8h 的 APTT 达到救护水平。因可能会引起肝素诱导的血小板减少症（HIT），在使用 UFH 时，每 1 ～ 3d 须复查血小板计数 1 次。若出现血小板迅速或持续降低达 30% 以上或血小板计数 < 100×10^9/L，应停用 UFH。

APTT（活化部分凝血活酶时间）普通肝素剂量调整方法 < 35s（< 1.2 倍对照）80U/kg 静脉注射；增加滴注速度 4U/（kg·h）35 ～ 45s（1.2 ～ 1.5 倍 对照）40U/kg 静脉注射；增加滴注速度 2U/（kg·h）46 ～ 70s（1.5 ～ 2.3 倍对照）理想救护状态，不必调整 71 ～ 90s（2.3 ～ 3.0 倍 对照）降低滴注速度 2U/（kg·h）> 90s（> 3.0 倍对照）停用 1h，然后降低滴注速度 3U/（kg·h）。

（2）低分子量肝素的用法：对急性肺栓塞患者，低分子量肝素可替代普通肝素。根据体重给药，不需监测 APTT 和调整剂量。

低分子量肝素应谨慎用于肾功能不全患者，其剂量调整需依据抗 Xa 因子水平。

静脉普通肝素对严重肾功能损害（肌酐清除率＜30ml/min）患者是优选的初始抗凝方案，因其不经肾脏代谢，而且对于高出血风险患者，其抗凝作用可迅速被抑制。

剂量间隔时间依诺肝素 1.0mg/kg 每 12h 或 1.5mg/kg 每天 1 次亭扎肝素 175U/kg 每天 1 次磺达肝素 5mg（体重＜50kg）每天 1 次 7.5mg（体重 50～100kg）10mg（体重＞100kg）。

（3）华法林：在肝素开始应用后的第 1～3 天加用口服抗凝剂华法林，初始剂量为 3.0～5.0mg。由于华法林需要数天才能发挥全部作用，因此，与肝素需至少重叠应用 4～5d，当连续 2d 测定的 APTT 国际标准化比率（INR）达到 2.5（2.0～3.0）时或 PT 延长至正常值的 1.5～2.5 倍时，方可停止使用肝素，单独口服华法林救护。以后应根据 INR 或 PT 调节华法林的剂量。

2. 长期抗凝救护　肺栓塞患者长期抗凝救护的目的是预防致死性及非致死性静脉血栓栓塞事件。抗凝救护的持续时间因人而异。一般口服华法林的疗程为 3～6 个月。部分病例的危险因素短期可以消除（例如服雌激素或临时制动导致），疗程可能仅仅 3 个月即可；对于血栓来源不明的首发病例，需至少给予 6 个月的抗凝；对复发性 VTE、并发肺心病或危险因素长期存在者，抗凝救护的时间应更为延长，达 12 个月或以上，甚至终身抗凝。

大部分患者应用维生素 K 拮抗药，而针对肿瘤患者，低分子量肝素可安全有效地替代维生素 K 拮抗药。

妊娠的前 3 个月和最后 6 周禁用华法林，可用肝素或低分子量肝素救护。产后和哺乳期妇女可以服用华法林。

华法林的主要并发症是出血。华法林所致出血可以用维生素 K 拮抗。华法林有可能引起血管性紫癜，导致皮肤坏死，多发生于救护的前几周。

（四）手术救护和介入救护

风险大，病死率高，需要较高的技术条件，仅适用于经积极的非手术救护无效的紧急情况。方法包括肺动脉血栓摘除术、肺动脉导管碎解和抽吸血栓、肺动脉血栓内膜剥脱术等。为防止深静脉大块血栓再次脱落阻塞肺动脉，可考虑放置静脉滤器。

（五）构建急性肺栓塞的急诊"绿色通道"

PTE 为常见急症，直接危及患者的生命，对于以突发呼吸困难、气短等呼吸系症状就诊的患者，应提高警惕，关键是按上述程序进行综合检查，及时确诊。

急诊科医生应该建立急诊影像学检查的意识，熟悉各种影像诊断方法，同时还应该有综合应用和分析的能力。在新近的指南中指出："对于大面积 PTE 患者应该争

取在 1h 之内，非大面积 PTE 患者应在 24h 之内完成影像学检查"。凡是怀疑有 PTE
的患者，床旁超声心动图可以判断肺动脉高压的存在，评价右心功能，具有高度的
临床提示价值；建议将 CTPA、MRI 作为急诊 PTE 的一线筛选方法，及时指导救护
和评价救护效果；肺动脉造影仅用于复杂病例的鉴别诊断及获得血流动力学资料或
为进一步的介入救护做准备。对于具体患者，应根据具体条件，按照不同的救护要
求，选择相宜的检查方法，既可以避免漏诊、误诊，又避免给患者带来不必要的痛
苦和经济损失。

　　对于每一家医院而言，应该构建 PTE 诊疗的急诊"绿色通道"，制定并坚持达
成一致意见的医院预案。恰当应用各种检查手段；在充分拥有临床信息的基础上进
行影像学诊断，对危重症和疑难 PTE 患者在不同级别的医院之间应该建立健全转诊
PTE 会诊体系，由此识别并救治大量的 PTE 患者。对疑诊和确诊的患者须立即给予
抗凝救护，有指征者给予溶栓救护，并积极关注患者的预后。

第十九章　电击伤救护

电击伤是急诊医师常碰到的问题。损伤的多样化导致诊断和治疗的多样化。总的来说可以分为闪电伤、低压电伤和高压电伤。每组又根据是否需要心肺复苏治疗分为2个亚组。

电流通过人体所致的损伤称为电击伤。电流可以是大气中的闪电或人造的高、低压线所引起。

一、发病机制

电流的类型可影响受伤的严重程度。一般直流电（DC）的频率为零，但这种电流是间歇的或脉冲式的，它比普遍应用的交流电（AC）的危险性小。AC对人体的作用主要取决于频率，普遍应用的低频电流常比高频电流危险，比相同电压和安培的DC危险3～5倍。DC易引起痉挛性收缩，并常迫使触电者远离电流源。60Hz的AC（家用电流）则使肌肉强直，常使手"固定"于电流源，导致接触时间延长。若电压高则引起严重电灼伤。

一般情况下，DC和AC的电压和安培越高，局部损伤的程度越严重。高电压（500～1 000V）电流易引起深部灼伤，而低电压则易导致接触肢被"固定"于电路。手对DC的感觉域值为5～10mA，而对60Hz的AC的感觉域值为1～10mA。触电后能引起手臂屈肌收缩，但仍能使触电者松手而脱离电源的最大电流强度称为"放走"电流。对70kg体重的男性而言，其DC"放走"电流约为75mA；而对AC的"放走"电流约为15mA，并随肌群大小而异。在60Hz低压（110～220V），较低电流强度（60～100mA）的AC电流穿过胸部 < 1s即可引起心室纤颤。而DC则需300～500mA。电流经直捷通路进入心脏（如经心导管或起搏器电极），强度则很低（ < 1mA的AC或DC）的电流就可引起心室纤颤。

人体的电阻（以Ω/cm^2为单位）主要集中于皮肤，故电阻随皮肤的情况而异。干燥、角化良好的完整皮肤，其平均电阻为20 000～30 000Ω/cm^2。厚而胼胝化的掌面和足底可高达200万～300万Ω/cm^2；湿而薄的皮肤约为500Ω/cm^2。若皮肤被穿破（如割破、擦伤、针刺）或电流触及湿润的黏膜（如口腔、直肠、阴道），电阻可低至200～300Ω/cm^2。若皮肤电阻低，引起广泛灼伤者少见，但电流到达心脏，则可发生心脏停搏。若皮肤电阻很高，电流通过时很多能源在表面消散，造成电流入口及出口处的大面积灼伤和出入口之间组织的炭化。内部组织的灼伤程度取决于它们的阻电强度；神经、血管和肌肉的导电性远比致密组织（如脂肪、肌腱、骨骼）好，故容易受伤。

电流经过体内的途径可决定损伤的性质，电流经过从一臂到另一臂或从臂到足时，很可能通过心脏，因此，比从足到地危险得多。头部电击伤可引起癫痫发作、脑室内出血、呼吸停止、心室纤颤、心脏停搏，晚期效应可出现白内障。

电流进入人体最常见的入口点是手，其次是头。最常见的出口点是足。对交流电而言，出入点的用词欠妥，因为无法确定电流入或出的位置。称为电源点（source）和接地点（ground），较合适。

一般，电流通过人体的时间长短会与电击伤的程度成比例，因为较长时间的触电，使组织破坏，易引起内部电流。电流产热而破坏内部组织。

二、临床表现

电击伤的临床表现取决于上述各因素间复杂的相互作用。生理学功能的改变，可导致严重的非自主的肌肉收缩、癫痫发作、心室颤动，因中枢神经系统损伤或肌肉麻痹所致的呼吸停止。热、电化学和其他损伤（如溶血、蛋白凝固、血管血栓形成、脱水、肌肉和关节撕脱）均有可能发生，而且往往可发生上述联合损伤。皮肤可呈现界限分明的电灼伤并且深及内部组织。高压电可引起电流的电源点与接地点之间的肌肉或其他内部组织的凝固坏死。静脉凝固所致的严重水肿和肌肉肿胀可引起筋膜室综合征。低血压、液体、电解质紊乱和严重的肌球蛋白尿可引起急性肾衰竭。脱臼、脊椎以及其他部位的骨折、钝伤或意识丧失可因强烈的肌肉收缩或继发于电休克所致。

"浴缸意外"时（典型的为潮湿着地的人体接触电路），可无灼伤而发生心脏停搏。

闪电伤罕见，若发生，则可产生电流入口和出口处的损伤。肌肉损伤和肌球蛋白尿少见，因为电流经过的时间很短而未能破坏皮肤和组织。闪电闪照人体时几乎不引起内部损伤，但可产生系统之间的电流短路（如心脏停搏、大脑错乱、神志丧失、神经精神后遗症）。一般可见某种形式的记忆缺失。神经精神损害、疼痛综合征和交感神经系统受伤是最常见的长期后遗症。呼吸、心搏停止是致死的最常见原因。

吮吮电话分机线的幼儿可引起口腔和唇的灼伤，这种灼伤不仅可导致面容的变形，而且还可造成牙、下颌骨和上颌骨方面的损伤。另一危险是唇动脉出血，多发生于电击伤后 7～10d 焦痂脱落时，约 10% 的病例会发生这种出血。

三、治疗

必须切断受害者与电源之间的接触。如可能，最好的办法是切断电源（如打开断路器或关闭电闸，以及中断电器与电源插座的联系）；否则必须将受害者从接触的电源移开。低压（110～220V）电击时，营救者首先要很好地使自己与大地绝缘，然后用绝缘材料（如布、干木、橡胶、皮带）将受害者拉开。若可能为高压电线，最好在切断电源前不要去碰受害者。因为高压和低压线有时难以区别，特别是户外电线。

一旦可安全地接触受害者，应迅速检查其生命功能（如桡动脉、股动脉或颈动脉脉搏、呼吸功能、意识状态）。首先要保持呼吸道畅通，若未发现自主呼吸，或心脏停搏，则应立即采取心肺复苏措施。有休克和严重灼伤的其他临床表现进行相应的治疗，积极液体复苏，乳酸林格液可以应用到 10ml/（kg·h）。

一旦生命功能恢复，应对受伤的性质和程度进行全面地评估并治疗。脱臼、骨折、颈椎伤和钝伤均应考虑到。若出现肌球蛋白尿，必须给予补液和碱化疗法以减少肌球蛋白在肾小管沉积。可以给予甘露醇和呋塞米，以增加肾流量。对任何灼伤，均需预防破伤风。

对所有电击伤的基本检查应包括：心电图、心肌酶、全血细胞计数、尿液分析，特别是肌球蛋白测定。若有任何心肌受损的征象，如心律失常或胸痛则应进行至少12h 心脏监护。若出现意识状态恶化，则应进行 CT 或磁共振扫描，以排除颅内出血。

对于成功复苏、无烧伤的低压电击伤患者，治疗措施主要决定于中枢神经系统和肌酶的状态，如果意识恢复，肌酶不高于正常 2 倍，尿液无血红蛋白，脉搏规律，可以考虑返家。

雷击伤患者可能需心肺复苏、监护和支持疗法。补液要限制，因为可能有潜在性脑水肿。

第二十章　中暑救护

中暑是指在暑热天气、湿度大和无风的高温环境下，由于体温调节中枢功能障碍、汗腺功能衰竭和水、电解质丧失过多而引起的以中枢神经和/或心血管功能障碍为主要表现的急性疾病。中暑包括轻症的热水肿、热晕厥以及重症的热痉挛、热衰竭和热射病等。一般所指的中暑主要是热痉挛、热衰竭和热射病3种类型。①热射病：是因高温引起体温调节中枢功能障碍，热平衡失调使体内热蓄积，临床上以高热（体温通常高于41℃）、无汗、昏迷为主要症状。热射病还分为劳力性热射病和非劳力性热射病，前者多发生于年轻人，在高温环境下体力劳动；后者多在老年人和有慢性疾病的人群，在长时间没有经历热环境的情形下发生。②热痉挛：热痉挛是由于失水、失盐引起肌肉痉挛。③热衰竭：热衰竭主要因周围循环不足，引起虚脱或短暂晕厥。

一、病因及诱因

（一）病因

在高温（室温＞35℃）或在强热辐射下从事长时间劳动，如无足够防暑降温措施，可发生中暑；在气温不太高而湿度较高和通风不良的环境下从事重体力劳动也可中暑。

（二）诱因

年老、体弱、营养不良、疲劳、肥胖、饮酒、饥饿、失水失盐、最近有过发热、穿紧身不透风衣裤、水土不服以及甲亢、糖尿病、心血管病、广泛皮肤损害、先天性汗腺缺乏症、帕金森病、智能低下者、应用阿托品等常为中暑诱因。此外，长期大剂量服用氯丙嗪的精神病患者在高温季节易中暑。

二、临床表现

（一）热痉挛

常发生在高温强体力劳动后。患者常先大量出汗后突然出现阵发性四肢及腹壁肌肉，甚至肠平滑肌痉挛和疼痛。有低钠、低氯血症和肌酸尿症。

（二）热衰竭

常发生在未适应高温作业的新工人和体弱者。常无高热。患者先有头痛、头晕、恶心，继有口渴、胸闷、脸色苍白、冷汗淋漓、脉搏细弱、血压偏低。可有晕厥、抽搐。重者出现循环衰竭。可有低钠、低钾血症。

（三）热射病

分为劳力性热射病和非劳力性热射病。非劳力性热射病常发生在小孩、老年人和有基础疾病的人群，由于机体体温调解机制衰竭导致。劳力性热射病则主要发生在年轻人，由于机体产热过多，多于散热的能力引起的。热射病典型表现为高热、无汗、昏迷。严重患者可出现休克、心力衰竭、肺水肿、脑水肿、肝肾衰竭、弥散性血管内凝血。白细胞总数和中性比例增多，出现蛋白尿和管型尿，血尿素氮、谷丙转氨酶、谷草转氨酶、乳酸脱氢酶、磷酸肌酸激酶增高，血 pH 降低。可有各种心律失常，ST 段压低及 T 波改变。太阳辐射引起的热射病称日射病。

三、诊断及鉴别诊断

（一）诊断

据《职业性中暑诊断标准》，将中暑诊断分为以下 3 级。

1. 先兆中暑　患者在高温环境中劳动一定时间后，出现头晕、头痛、口渴、多汗、全身疲乏、心悸、注意力不集中、动作不协调等症状，体温正常或略有升高。

2. 轻症中暑　除有先兆中暑症状外，出现面色潮红、大量出汗、脉搏快速等表现，体温升高至 38.5℃ 以上。

3. 重症中暑　包括热射病、热痉挛和热衰竭 3 种类型。

（二）鉴别诊断

1. 老年性肺炎　常与中暑并存，其临床表现多种多样，甚至缺乏呼吸道症状，如无咳嗽、咳痰等，更缺乏典型的肺炎体征。发热，体温多在 39℃ 以下，个别可无发热仅表现为多汗。也可表现为食欲缺乏、意识障碍或精神异常，有些表现为心悸、胸闷、心动过速、心律失常（房性期前收缩、室性期前收缩）等。易合并水、电解质紊乱和酸碱平衡失调、休克、心律失常及呼吸衰竭、心力衰竭。X 线检查可明确诊断。

2. 脑出血　常与中暑并存，本病起病急骤，表现有头痛、呕吐、进行性言语不清和昏迷，鼾声大作，小便失禁，可有抽搐。丘脑出血累及下丘脑、脑桥出血者表现为高热、昏迷。头颅 CT 可明确诊断。

3. 糖尿病酮症酸中毒及高渗性昏迷　本病的诱发因素中以感染占首位，发热即成为主要症状之一，感染以肺部感染为多见。中暑亦是诱发因素之一。常以昏迷、失水、休克而就诊。非酮症高渗性昏迷多数见于老年人，50% 无糖尿病史。实验室检查能明确诊断。

此外，热射病需要与甲状腺危象、脑炎、有机磷农药中毒、中毒性肺炎、菌痢、疟疾相鉴别；热衰竭应与消化道出血或宫外孕、低血糖等相鉴别；热痉挛伴腹痛者应与各种急腹症相鉴别。

四、救护

（一）先兆中暑与轻症中暑

立即将患者转移到阴凉通风处或电扇下，最好移至空调室，以增加辐射散热。给予清凉含盐饮料。体温高者给予冷敷。必要时可静脉滴注 5% 葡萄糖氯化钠注射液 1 000 ～ 2 000ml。

（二）重症中暑

生命支持，包括呼吸、循环支持，必要时给予机械通气。及时采取降温措施。通风、应用电风扇以及冰敷，可选择颈部和腋窝以及腹股沟。

1. 热痉挛　应及时补充液体，在补足体液情况下，仍有四肢肌肉抽搐和痉挛性疼痛，可缓慢静脉注射 10% 葡萄糖酸钙 10ml+ 维生素 C 0.5g。

2. 热衰竭　应该脱离热环境，纠正脱水和电解质紊乱，监测生命体征，计出入量。可用冰袋在颈部、腹股沟和腋窝冷敷物理降温。轻症者口服 0.1% 等渗氯化钠溶液即可。严重病例则需快速静脉滴注含 5% 葡萄糖氯化钠注射液 2 000 ～ 3 000ml。如血压仍未回升，可适当加用多巴胺等升压药，使血压维持在 12kPa 以上。液体丢失应该缓慢纠正，3 ～ 6h 输注 1/2，剩余的 1/2 在接下来的 6 ～ 9h 输完。热衰竭应该尽量在 2 ～ 3h 纠正。

3. 热射病　预后严重，病死率高。现场可采取以下救护措施。去除衣物、保证气道通畅、给氧、静脉补充晶体液、维持呼吸和循环稳定。积极降温，从而减少器官损伤。

（1）物理降温：目前对于降温方法仍有争议，没有有力的研究证实哪一种方法更优越。向患者洒温水，并用大功率风扇降温较合理，并容易实施。将患者浸浴在 4℃ 水中的办法会导致外周血管收缩，是一种替代疗法，但是有较多不良反应，故少用。理想降温为 0.2℃/min，每隔 15min 测肛温 1 次，目标肛温降至 38℃ 时停止降温，转移到空调室观察。乙醇擦浴是一种过时的疗法，并有危险已经停用。其他方法还有冰水洗胃、冰水灌肠、冰水腹腔和胸腔灌洗以及体外循环等。

（2）药物降温：氯丙嗪 25 ～ 50mg 加入 500ml 溶液，静脉滴注 1 ～ 2h，观察血压。

（3）纳洛酮救护：纳洛酮0.8mg加25%葡萄糖液20ml静脉注射，30～90min重复。

（4）对症及支持救护：由于积极的液体复苏容易导致肺水肿加重，故不主张过度液体复苏。救护休克时，应监测血压、心率和尿量，有条件者可测量中心静脉压、肺动脉楔压、心排血量以及体循环阻力指数等。深茶色尿和肌肉水肿触痛往往提示横纹肌溶解，需充分补液、利尿、碱化尿液，甚至透析救护。对于横纹肌溶解的患者发生的筋膜室综合征应积极进行外科干预，切开减压，尤其当肌肉内压力高于50mmHg是绝对指征。对于肝衰竭、肺水肿以及肾衰竭的患者给予相应支持救护。

第二十一章　传染性非典型肺炎救护

　　传染性非典型肺炎，即严重急性呼吸综合征（severe acute respiratory syndrome，SARS），是由 SARS 冠状病毒（SARS-CoV）感染引起的一种具有明显传染性、可累及多个器官系统的特殊肺炎。主要临床特征是急性起病、发热、干咳、胸闷，严重者出现快速进展的呼吸衰竭，白细胞计数降低或正常、肺部浸润、抗生素救护无效。SARS 是一种新的呼吸道传染病，传染性极强、病情进展快速。人群普遍易感，多见于青壮年，儿童感染率较低。

一、临床表现

　　SARS 的临床表现是非特异性的。其症状与由军团菌、支原体和衣原体等所致的其他类型的非典型肺炎类似。过了潜伏期，患者开始出现发热，体温 > 38.0℃，伴寒战、头痛、头晕、不适和肌痛，咳痰、咽喉痛、流鼻涕、恶心、呕吐和腹泻等症状较少见。体格检查发现大多数患者有体温升高，在肺基底部可闻及湿啰音，通常无哮鸣音。最常见的实验室异常包括淋巴细胞减少、白细胞减少、血小板减少、乳酸脱氢酶升高（LDH）、谷草转氨酶（GOT）升高、肌酸激酶（CK）升高。白细胞减少主要是由于发病后最初几天淋巴细胞减少造成的。一个研究发现，肌酸激酶升高的患者未见异常的源自心肌的肌酸激酶或肌钙蛋白，这说明升高的肌酸激酶可能不是来源于心肌。

　　目前尚不清楚在多大程度上存在无症状感染。如果要建立一个完全的 SARS 疾病谱，需要在 SARS 病毒传播的人群中进行大规模的血清学调查。未来的实验室诊断方法将使这种调查成为可能。

　　临床过程如下。

　　（一）潜伏期

　　SARS 的潜伏期通常限于 2 周之内，一般 2 ～ 10d。

　　（二）临床症状

　　急性起病，自发病之日起，2 ～ 3 周病情都可处于进展状态。主要有以下 3 类症状。

　　1. 发热及相关症状　常以发热为首发和主要症状，体温一般高于 38℃，常呈持续性高热，可伴有畏寒、肌肉及关节酸痛、头痛、乏力。在早期，使用退热药可有效；进入进展期，通常难以用解热药控制高热。使用糖皮质激素可对热型造成干扰。

2. 呼吸系统症状 可有咳嗽，多为干咳、少痰，少部分患者出现咽痛。常无上呼吸道卡他症状。可有胸闷，严重者渐出现呼吸加速、气促，甚至呼吸窘迫。呼吸困难和低氧血症多见于发病 6 ～ 12d 以后。

3. 其他方面症状 部分患者出现腹泻、恶心、呕吐等消化道症状。

（三）体征

SARS 患者的肺部体征常不明显，部分患者可闻及少许湿啰音，或有肺实变体征。偶有局部叩浊、呼吸音减低等少量胸腔积液的体征。

二、辅助检查

（一）一般实验室检查

1. 外周血象 白细胞计数一般正常或降低；常有淋巴细胞计数减少 [若淋巴细胞计数 < 0.9×10^9/L，对诊断的意义较大；若淋巴细胞计数为（ 0.9 ～ 1.2 ）× 10^9/L，对诊断仅提示可疑；部分患者血小板减少]。

2. T 淋巴细胞亚群计数 常于发病早期即见 $CD4^+$、$CD8^+$ 细胞计数降低，二者比值正常或降低。

（二）胸部影像学检查

在发病早期，甚至整个病程中都可能正常。但大多数患者 X 线胸片有实变性改变。X 线胸片最初出现典型的小面积、单侧片状、斑片状磨玻璃样阴影，少数为肺实变影。阴影常为多发或 / 和双侧改变，并在发病过程中呈进展趋势，部分病例进展迅速，短期内融合成大片状阴影。经过 1 ～ 2d 发展为双侧和广泛病变，有间质或融合性浸润。临床症状恶化的患者，在入院后 7 ～ 10d，X 线胸片中不透明阴影可能会有大小、范围和严重程度增加。在疾病发展过程中，所有患者 X 线胸片均可出现气腔不透明阴影。无胸腔积液、空洞和肺门淋巴结病变。最初的影像学变化无法与其他原因造成的支气管肺炎的影像学改变区分。呼吸症状和听诊表现轻微，与 X 线胸片的改变不成比例。若有条件，可进行胸部 CT 检查，有助于发现早期轻微病变或与心影和 / 或大血管影重合的病变。最初的 CT 异常主要是胸膜下灶性实变，伴有支气管充气影和磨玻璃样不透明阴影，通常出现在下叶的后区。特征性的外周肺泡不透明阴影类似于闭塞性细支气管炎肺炎的影像学改变。一般没有明显的支气管扩张。其 CT 表现也类似于急性间质性肺炎。

（三）特异性病原学检测

1. SARS-CoV 血清特异性抗体检测 发病 10d 后采用间接免疫荧光法（IFA），

在患者血清内可以检测到 SARS-CoV 的特异性抗体（若采用 ELISA，则在发病 21d 后）。从进展期到恢复期抗体阳转或抗体滴度呈 4 倍及以上升高，具有病原学诊断意义。首份血清标本需尽早采集。

2. SARS-CoV RNA 检测　准确的 SARS-CoV RNA 检测具有早期诊断意义。采用 RT-PCR 方法，在排除污染及技术问题的情况下，从呼吸道分泌物、血液或粪便等人体标本中检出 SARS-CoV 的 RNA，尤其是多次、多种标本和多种试剂盒检测 SARS-CoV RNA 阳性，对病原学诊断有重要支持意义。

3. 其他早期诊断方法　免疫荧光抗体试验检测鼻咽或气道脱落细胞中 SARS-CoV 特异性结构蛋白检测以及基因芯片技术等检测方法，尚有待进一步研究。

三、救护

（一）病情监测

多数患者在发病后 14d 内都属于进展期，必须密切观察病情变化，监测症状、体温、呼吸频率、PaO_2 或动脉血气分析、血象、X 线胸片（早期复查间隔时间不超过 2 ～ 3d）以及心、肝及肾功能等。

（二）对症救护

1. 充分卧床休息，避免劳累、用力。

2. 发热，体温 > 38.5℃ 或全身酸痛明显者，可使用解热镇痛药。高热者给予冰敷、乙醇擦浴、降温毯等物理降温措施，儿童禁用水杨酸类解热镇痛药。

3. 咳嗽、咳痰者可给予镇咳、祛痰药。

4. 有心、肝、肾等器官功能损害者，应采取相应救护。

5. 加强营养支持，注意水、电解质平衡。

（三）吸氧

患者一旦胸闷、呼吸急促或 PaO_2 < 70mmHg 或 SPO_2 < 93% 者，应给予持续鼻导管吸氧或面罩吸氧，氧流量一般为 3 ～ 5L/min。

（四）糖皮质激素的使用

应用糖皮质激素目的在于抑制异常的免疫病理反应，减轻全身炎症反应状态，从而改善机体的一般状况，减轻肺的渗出、损伤，防止或减轻后期的肺纤维化。应用指征如下。

1. 有严重中毒症状，体温 38.5℃ 以上，经对症救护 3d 以上最高体温仍超过 39℃。

2. X 线胸片显示多发或大片阴影，进展迅速，48h 之内病灶面积增大 > 50% 且在正位 X 线胸片上占双肺总面积的 1/3 以上。

3. 达到急性肺损伤（ALI）或 ARDS 的诊断标准。

具备以上指征之一即可应用。用甲泼尼龙，也可使用氢化可的松或地塞米松，建议采用半衰期短的激素，儿童慎用。成年人推荐剂量相当于甲泼尼龙 80～320mg/d，必要时可适当增加剂量。大剂量应用时间不宜过长。当临床表现改善或 X 线胸片显示肺内阴影有所吸收时，逐渐减量、停用。一般每 3～5d 减量 1/3，通常静脉给药 1～2 周后可改变口服。一般不超过 4 周，不宜过大剂量或过长疗程，应同时应用制酸药和胃黏膜保护药，还应警惕继发感染，包括细菌和 / 或真菌感染，也要注意潜在的结核病灶感染扩散。

（五）抗病毒救护

目前尚未发现针对 SARS-CoV 的特异性药物。临床回顾性分析资料显示，利巴韦林、阿昔洛韦、更昔洛韦等常用抗病毒药对本病没有明显救护效果。可试用复合蛋白酶抑制药——Kaletra，即咯匹那韦（Lopinavir）及利托那韦（Ritonavir）的复合物等。

（六）免疫救护

非特异性免疫增强药对本病的疗效尚未肯定，不推荐常规使用。SARS 恢复期血清的临床疗效尚未被证实。对诊断明确的高危患者，可予胸腺素或 α-2b 干扰素在严密观察下试用。

（七）抗菌药物的使用

抗菌药物的应用目的主要有两个：一是用于对疑似患者的试验救护，以帮助鉴别诊断；二是用于救护和控制继发细菌、真菌感染。鉴于 SARS 常与社区获得性肺炎（CAP）相混淆，而后者常见致病原为肺炎链球菌、支原体、流感嗜血杆菌等，在诊断不清时可选用新喹诺酮类或 β 内酰胺类联合大环内酯类药物试验救护。继发感染的致病原包括革兰阴性杆菌、耐药革兰阳性球菌、真菌及结核分枝杆菌，应针对性地选用适当的抗菌药物。

（八）心理救护

对疑似病例，应合理安排住宿条件，减少患者心理压力，如担心院内交叉感染等。对确诊病例，应加强关心与解释，让患者认识到本病具有自限性和可治愈性，以消除恐惧感。

第二十二章　狂犬病救护

一、临床表现

潜伏期长短不一，大多在3个月内发病。超过1年以上者约占1%，个别病例可达20年以上。影响潜伏期的因素为年龄（儿童较短）、伤口部位、伤口深浅、病毒入侵数量及毒株的毒力、受伤后是否及时进行正规扩创和接种狂犬病疫苗等，其他如外伤、受寒、过累均可使发病提前。

（一）前驱期

低热、头痛、食欲缺乏，少数有呕吐、恶心、全身不适，类似感冒，头痛、声、光、风等刺激敏感，并有咽喉紧缩感。具有重要诊断意义的早期症状是已愈合的伤口部位及神经分布区域有麻木、发痒、刺痛或虫爬、蚁走等感觉异常，约发生于80%的病例，此症状可持续数小时至数天。本期持续2～4d。

（二）兴奋期或痉挛期

可分为两型，两型的表现不同。

1. 躁狂型狂犬病　国内最多见，国外约占2/3。患者逐渐进入高度兴奋状态，其突出表现为极度恐怖（有大难临头的感觉），并对流水声、光、风等刺激非常敏感，引起发作性咽肌痉挛，讲话吐字不清。恐水是本病的特殊症状。典型者饮水、见水、闻流水声或提及饮水时，均可引起咽喉肌痉挛。患者渴极而不敢饮，即使饮也不敢下咽。怕风亦是本病特有的症状，微风、吹风、穿堂风等都可以导致咽肌痉挛。此外，由于自主神经功能亢进，患者出现大汗、流涎、体温升高、心率加快、血压升高、瞳孔扩大。患者表情痛苦、焦急，但神志大多清楚，极少有侵袭他人的行为。随着兴奋状态的增长，部分患者可出现精神失常、谵妄、幻视、幻听、冲撞嚎叫等症状。病程进展很快，多在发作中死于呼吸衰竭或循环衰竭。本期持续1～3d。

2. 麻痹型狂犬病　印度及泰国较常见，占总数的1/3，国内报道不到10例。临床上无兴奋期，无恐水症状和吞咽困难，而以高热、头痛、呕吐、咬伤处疼痛开始，继则出现肢体软弱、腹胀、共济失调、部分或全部肌肉瘫痪、尿潴留或大小便失禁，呈现横断性脊髓炎或上升性脊髓麻痹表现。早期用叩诊锤叩击胸肌，可见被叩肌隆起，数秒钟后平复。早期仅在叩诊处出现肌肉水肿与毛发竖立。病程持续4～5d。

（三）麻痹期

痉挛停止，有时尚可勉强进食，患者由安静进入昏迷状态。最后因呼吸、循环衰竭而死亡。本期持续 6～18h。

狂犬病的整个病程，包括前驱期在内，躁狂型平均 8d，麻痹型为 13d。狂躁型狂犬病的病变主要在脑干、颈神经或更高部位中枢神经系统；麻痹型狂犬病的病变则局限于脊髓和延髓，因而造成临床症状的差异。由蝙蝠咬伤引起的狂犬病，绝大多数病例不出现兴奋期，也无咽肌痉挛和恐水现象，而以上行性瘫痪为主要临床表现。

二、辅助检查

（一）一般检查

1. 血常规　白细胞总数轻至中度增多，中性粒细胞占 80% 以上。

2. 脑脊液检查　脑脊液细胞及蛋白质可稍增多，葡萄糖及氯化物正常。

（二）病毒抗体检测

现 WHO 和美国 CDC 推荐用快速荧光焦点抑制试验检测血清或脑脊液（CSF）中和抗体。方法快捷，特异性和敏感性均较高。当血清中和抗体阳性但不足以作出诊断时可测 CSF 中和抗体来确认。

国内多采用 ELISA 检测血清中特异性中和抗体或荧光抗体测定，对未注射过狂犬病疫苗、抗狂犬病血清或免疫球蛋白者有诊断价值。

（三）抗原检查

应用荧光抗体检查脑组织涂片、角膜印片、冷冻皮肤切片中找病毒抗原。发病前即可获得阳性结果，方法简便，数小时内可完成。

（四）病原学检查

1. 病毒分离　取患者的唾液、脑脊液接种鼠脑分离病毒，1 周后可获结果。

2. 内氏小体检查　均于死后进行，取动物或死者脑组织做切片、染色，镜检找内氏小体，阳性可明确诊断。

3. 用 RT PCR 检测狂犬病毒核酸　可选用核蛋白基因（N）中最保守区域设计引物。

4. 可取角膜印片、发根皮肤组织或脑组织通过免疫荧光抗体技术检测病毒抗原，阳性率可达 98%。

以上任一项阳性时可确诊。狂犬病的诊断依据为有被狂犬或病畜咬伤或抓伤史，出现典型症状，即可作出临床诊断。

三、救护

狂犬病是所有传染病中最凶险的病毒性疾病，一旦发病，预后极差。迄今尚无特效的救护，临床上曾应用多种新药如干扰素、阿糖腺苷、转移因子和大剂量人抗狂犬病球蛋白救护，均告失败。故强调在咬伤后及时预防性救护，对发病后患者以对症综合救护为主。

严格隔离患者，防止唾液等污染。监护救护应由经过免疫接种的医护人员完成。病房要阴暗、避光，周围不要有噪声、流水声。护理人员动作要轻柔，拿东西要轻拿轻放。对狂躁、痉挛患者可用镇静药使患者保持安静。采取一切措施，维护患者心血管系统及呼吸系统功能。心动过速、心律失常、血压升高等患者可用 β 受体拮抗药救护。呼吸衰竭是狂犬病患者死亡的主要原因，因此，必要时可采用气管切开、人工呼吸机等措施维持呼吸，纠正呼吸衰竭。

必须指出，狂犬病一旦发病，虽病死率极高，但通过监护救护，仍有一线存活的希望，故应积极抢救。

第二十三章　高致病性禽流感病毒感染救护

一、临床表现

1. 潜伏期　尚未有准确报道，目前估计在 7d 以内，一般为 1 ~ 3d。

2. 临床症状　H5N1 病毒感染者多呈急性起病，早期表现类似普通型流感，主要为发热，体温 39℃ 以上，热程 1 ~ 7d，一般为 3 ~ 4d，可伴有流涕、鼻塞、咳嗽、咽痛、头痛、肌肉酸痛和全身不适。部分患者可有恶心、腹痛、腹泻等消化道症状。多数轻症患者预后良好。重症患者病情发生迅速，可出现肺炎、急性呼吸窘迫综合征（ARDS）、肺出血、全血细胞减少、肾衰竭、脓毒血症、休克及 Reye 综合征等并发症，严重者可导致死亡。

3. 体征　重症患者可有肺部实变体征。

二、辅助检查

1. 外周血象及骨髓象　白细胞总数一般不高或降低。重症患者白细胞总数及淋巴细胞下降。骨髓象有时可提示细胞增生活跃，反应性组织细胞增生伴嗜血现象。

2. 病毒抗原及基因检测　患者呼吸道标本，采用免疫荧光法检测核蛋白抗原（NP）及 H 亚型抗原。还可以采用 RTPCR 法检测禽流感病毒亚型特异性 H 抗原基因。

3. 病毒分离　从患者呼吸道标本中分离禽流感病毒。

4. 血清学检查　采集发病时和恢复期血清，检测抗禽流感病毒抗体，前后滴度有 4 倍以上升高可作为回顾性诊断的参考指标。

5. 影像学检查　重症患者胸部 X 线可显示单侧或双侧肺炎，少数患者伴胸腔积液。

三、救护

1. 隔离　对疑似和确诊病例均应进行隔离，防止疾病扩散。

2. 对症支持　救护可用解热镇痛药、缓解鼻黏膜充血药、镇咳祛痰药等。儿童避免使用阿司匹林等水杨酸类衍生物解热，以免引起 Reye 综合征。注意休息，多饮水，进清淡饮食，补充电解质。

3. 抗流感病毒药物　应在发病 48h 内使用抗流感病毒药物。

（1）离子通道 M2 阻滞药：有金刚烷胺和金刚乙胺。主要通过干扰病毒 M2 离子通道活性来抑制病毒复制。前者成年人剂量为 100 ～ 200mg/d，儿童 5mg/（kg·d），分 2 次口服，疗程 5d。

（2）神经氨酸酶抑制药：有奥司他韦（oseltamivir），商品名为达菲（tamiflu），是一种口服的特异性流感病毒 NA 抑制药。成年人剂量为 150mg/d，儿童剂量 3mg/（kg·d），均分 2 次口服，疗程 5d。预防流感给药方案为 75mg/d，顿服，疗程 7d 以上，在接触传染源的 2d 以内开始服药。另外，还有 zanamivir 和 RWJ270201，与奥司他韦统属神经氨酸酶抑制药。人体试验表明，这些药物连用 5d 能够明显改善流感症状，抑制体内流感病毒复制。

4. 重症患者　在以上常规救护基础上，还需要加强支持救护和防止各种并发症。

（1）加强营养支持救护，稳定内环境。

（2）防治细菌感染，在流感病毒感染后期会并发细菌感染，故对重症患者使用一些广谱抗菌药物防治细菌性肺炎的产生。

（3）加强血氧检测和呼吸支持救护。住院重症患者应加强血氧饱和度及血氧分压的监测，有呼吸困难者应给予氧疗，呼吸衰竭时给予呼吸机辅助通气救护。

（4）积极防治其他并发症：脑水肿患者可采用肾上腺皮质激素短期冲击救护。

第二十四章　炭疽病救护

一、病原体

炭疽杆菌是菌体最大的致病菌之一，大小为（3～5）μm×（1～2）μm，两端平齐，在体内常单个或呈短链状。体外人工培养时呈竹节状长链，革兰氏染色阳性，无鞭毛，不能运动。在体内有荚膜形成，无毒株不形成荚膜。在体外易形成芽孢，芽孢的抵抗力甚强，为该菌在自然环境中存在的主要形式。本菌为需氧或兼性厌氧，最适宜生长温度为37℃，在pH7.0～7.4普通培养基上容易生长。炭疽杆菌的抗原包括保护性抗原、荚膜抗原、菌体抗原及芽孢抗原。保护性抗原是一种蛋白质，为炭疽毒素的一个组成部分，具有很强的免疫原性，其产生的相应抗体有抵抗本菌感染的作用；荚膜抗原与毒力有关，有抗吞噬作用；菌体抗原为一种多糖类，与毒力无关，具有种的特异性；芽孢抗原有免疫原性及血清学诊断价值。炭疽杆菌繁殖体抵抗力与一般细菌相似，但芽孢的抵抗力相当强，在室温干燥环境中可存活20年，在皮革中能存活数年，土壤中可生存数十年。VanNess等认为炭疽杆菌在适宜的土壤中能维持繁殖体—芽孢—繁殖体循环多年。因此，土壤一旦被带有芽孢的炭疽杆菌污染后，将成为长期传播的疫源地。

炭疽杆菌繁殖体能产生毒性很强的炭疽毒素，该毒素由水肿因子（edema factor，EF）、致死因子（lethal factor，LF）和保护性抗原（protective antigen，PA）组成。在前两种成分必须结合PA后才能进入靶细胞（巨噬细胞或树突状细胞）。PA的靶细胞受体在2001年被确定称为炭疽毒素受体。但是其功能以及自然炭疽毒素受体的配体还没有被明确。这3种成分是由pX01质粒编码的，最近的文献已经报道了其三维结构。炭疽荚膜亦是炭疽杆菌致病的重要因素。

二、临床表现

炭疽病的临床分型主要为皮肤炭疽病、呼吸道炭疽病（吸入性炭疽病或肺炭疽）、消化道炭疽病（肠炭疽）以及脑膜炭疽病（脑膜型炭疽），以上临床分型可以同时存在。

潜伏期为12h至12d，一般为1～5d。

（一）皮肤炭疽

占炭疽的 90% ~ 95%。潜伏期一般为 1 ~ 12d。此型又分为炭疽痈型和恶性水肿型。皮肤炭疽病死亡率远低于其他类型，如果不救护，死亡率仍然接近 20%。正规抗生素救护后死亡率可以降低至 1% 以下。

1. 炭疽痈型　在暴露部位的皮肤，如面、颈、肩、手、脚等处出现丘疹或斑疹，次日顶部出现水疱，周围组织水肿，按之不凹陷，第 3 ~ 4 天皮疹中心呈出血性坏死，稍下陷，周围有成群小水疱，水肿范围扩大。第 5 ~ 7 天坏死区破溃，形成浅小溃疡，血样分泌物，形成特征性的黑色干痂，痂下为肉芽组织。黑痂坏死区直径 1 ~ 6cm，水肿直径达 5 ~ 20cm，其特点为坚实、疼痛不明显、不化脓。黑痂在 1 ~ 2 周脱落。起病 1 ~ 2d 出现发热、头痛、局部淋巴结肿大及脾大等。

2. 恶性水肿型　主要累及眼睑、颈、大腿等组织疏松处，患处肿胀透明、坚实，扩展迅速，可引起大片坏死。全身毒血症明显，可致循环衰竭而死亡。病菌可入血产生脓毒血症或并发肺炎、脑膜炎。

（二）吸入型炭疽病（肺炭疽）

吸入型炭疽病一直是炭疽病来院急诊的主要表现。潜伏期一般小于 1 周，若无有效的救护，常在急性症状出现后 24 ~ 48h 因呼吸、循环衰竭而死亡。典型临床表现为起病初常有感冒样症状，持续 2 ~ 4d，缓解后再突然起病，呈双相型。患者有寒战、高热、气急喘鸣、呼吸困难、发绀、胸痛、血痰、大量血性胸腔积液等。肺部可闻及散在细湿啰音，可有胸膜炎体征。有的患者在颈、胸部出现皮下水肿。一般病情危重，常并发脓毒血症和脓毒症休克或继发脑膜炎。血培养以及胸腔积液培养可以找到炭疽杆菌。

（三）消化道炭疽病

占人类炭疽病不到 5%，病例报道的死亡率达 12.5%。消化道炭疽病主要表现为口咽部炭疽病和肠炭疽病。最大的一项临床病例报道 24 例来自泰国清迈的患者进食污染的水牛肉 2 ~ 144h 后出现口咽部炭疽病，临床表现为发热，伴随由颈部肿大的淋巴结和水肿引起的颈部疼痛、吞咽困难和声嘶。口腔病变起初见于舌、硬腭或者后咽部，1 周后出现溃疡和中央坏死以及假膜覆盖在溃疡上。肠炭疽病分 3 个阶段：第一阶段表现为低热、晕厥等；24h 后的第二阶段表现为轻至重度腹痛、恶心和呕吐，此时检查发现腹胀、右下腹或脐周可触及边界不清的包块，可以早期出现腹水、血容量不足等症状（晕厥）；第三阶段表现为阵发性腹痛、腹围增加、腹水、面色潮红以及休克，剖腹探查可见黄色稠厚的腹水，肠系膜淋巴结肿胀，受累肠段肿胀。

（四）脑膜型炭疽病

原发性少见，多数继发于并发脓毒血症的各型炭疽。患者剧烈头痛、呕吐、抽搐，脑膜炎刺激症状明显，脑脊液多数为血性，可以找到粗大革兰氏阳性杆菌。此型病情危重，患者可在发病 2 ～ 4d 死亡，既往数据显示进行正确地药物救护的患者，其病例死亡率亦高达 95%。除外脑膜炎表现，脑膜型炭疽病也可合并脑实质出血、脑室出血、蛛网膜下腔出血以及脑水肿。

三、辅助检查

（一）血常规

血白细胞总数升高，为（10 ～ 20）×10⁹/L，个别可达到（60 ～ 80）×10⁹/L，分类以中性粒细胞为主。

（二）病原体检查

病原学检查应该先于抗生素救护。

1. 涂片检查　根据受损组织或部位，用水疱内容物、病灶渗出物、痰液、呕吐物、咽拭、血液、脑脊液及粪便等进行涂片，加 1 : 1 000 升汞固定后，染色镜检，可发现有荚膜的竹节状大杆菌。

2. 荚膜检查

（1）荚膜染色：取被检标本直接涂片，以沙黄染色镜检，如找到红色粗大杆菌，周围有黄色肥厚的荚膜，可初步定为炭疽杆菌，如改用亚甲蓝染色，菌体为蓝色，荚膜为粉红色。

（2）荚膜肿胀试验：取标本液与抗炭疽荚膜血清混合，镜下如有粗大杆菌且周围有肥厚、边界清晰的荚膜，即为阳性。

3. 培养　将标本分别接种于血琼脂平板、普通琼脂平板及碳酸氢钠平板。有污染的标本需加热 65℃ 30min 以消灭杂菌，置肉汤内增菌 4h 后接种于平板。血标本应先做增菌培养后接种。对可疑菌落根据生物学特征和动物实验进行鉴定。

4. 鉴定试验　目的是区分炭疽杆菌与各种类杆菌。鉴定试验包括特异性荧光抗体（抗菌体、抗荚膜、抗芽孢、抗噬菌体等）染色法、串珠湿片法、噬菌体裂解试验、碳酸氢钠平板、二氧化碳培养法、动物致病实验、青霉素抑制试验、荚膜肿胀试验等。这些试验均需在有特殊防护设备的实验室进行。

5. 动物接种　将上述标本接种于小鼠或豚鼠皮下，2 ～ 3d 动物死亡，局部有胶胨样水肿和出血。取血液、肝、脾做镜检可见炭疽杆菌。

（三）免疫学试验

检测血清中的各种抗体，主要是荚膜抗体和血清抗毒素抗体，仅作为回顾性诊断和流行病学调查之用。方法有酶联免疫吸附法、酶标 -SPA 法、间接血凝法、荧光免疫法、阿斯可里（Ascoli）沉淀试验等。

（四）PCR法

从受损组织或部位收集的标本中用PCR法证实炭疽杆菌DNA的存在。

四、诊断与鉴别诊断

（一）皮肤炭疽

根据美国皮肤病科学院要求，皮肤炭疽病须与疖、痈、丹毒、蜂窝织炎等皮肤感染、兔热病的溃疡、羌虫病的焦痂溃疡、皮肤白喉、腺鼠疫、杜氏利什曼原虫感染皮肤表现等鉴别。炭疽有黑色痂的浅溃疡，周围有大小水疱群及非凹陷性水肿，疼痛不明显，引流淋巴结肿大而压痛不显著。皮肤炭疽多位于皮肤暴露部位，面积较大，而羌虫病皮损常位于隐蔽处，形状较小。

（二）吸入型炭疽病

须与肺鼠疫区别，主要根据流行病学资料及细菌学检查。还要与大叶性肺炎鉴别，痰液检查获病原菌可确诊。

（三）消化道炭疽病

须与急性细菌性痢疾鉴别，后者有里急后重及痉挛性腹痛明显，无腹膜炎表现。肠炭疽发展迅速，常伴有渗出性腹膜炎。还须与耶尔森菌肠炎和急腹症鉴别。

（四）脑膜炎型炭疽

须与各种脑膜炎、脑血管意外、蛛网膜下腔出血鉴别。炭疽呈高热、毒血症，血象白细胞计数上升，中性粒细胞增多。CSF可检出荚膜粗大杆菌。

五、救护

2001年生物恐怖事件之前，救护皮肤炭疽病用青霉素400万U/4～6h，共7～10d，使用糖皮质激素仅限于严重水肿出现或由于颈部或胸部病变引起的上呼吸道梗阻。2001年后，由于考虑到同时可能存在呼吸道吸入以及标准救护7～10d后可能存在潜伏感染的再激活，皮肤炭疽病的疗程延长至60d。同样，救护吸入性炭疽病的方案是大剂量青霉素200万U，每2h1次。脑膜炭疽病以及消化道炭疽病也使用大剂量青霉素救护。由于脑膜炭疽病的死亡率非常高，因此，推荐联合使用氯霉素、糖皮质激素、抗炭疽血清，而这些救护的益处并未被证实。值得注意的是，所有自然感染的炭疽病，炭疽杆菌均对红霉素敏感，而2001年生物恐怖袭击所使用的炭疽杆菌药物敏感试验结果对红霉素中介。

无论哪种炭疽病，尤其吸入型、皮肤型炭疽累及颈部或胸部等，初始救护都应静脉用药。仅单纯的皮肤炭疽病可以初始使用口服药物救护。疗程都是60d。

第二十五章 镇静催眠药中毒救护

镇静催眠药是中枢神经系统抑制药，具有镇静、催眠和抗惊厥等作用。一般来说，服用小剂量时可产生镇静作用，使患者安静，减轻或消除激动、焦虑不安等；中等剂量时，引起近似生理性催眠；大剂量时则产生抗惊厥等作用。过多剂量可麻醉全身，包括延脑中枢，一次服用大剂量可导致急性镇静催眠药中毒（acute sedative hypnotic poisoning），长期滥用可引起耐药性和依赖性而导致慢性中毒，突然停药或减量则可引起戒断综合征。

一、病因

导致急性镇静催眠药中毒的主要原因是误服、自杀以及临床上一次应用剂量过大，慢性中毒则主要因长期滥用所致。镇静催眠药包括苯二氮䓬类、巴比妥类、非巴比妥非苯二氮䓬类和吩噻嗪类，巴比妥类是早期应用的主要镇静催眠药，近年来苯二氮䓬类发展迅速，与其他镇静催眠药相比，其具有选择性高、安全范围大、对呼吸抑制小、不影响肝药酶活性且长期应用后耐药性和依赖性的发生率相对较低等优点，目前几乎取代了大部分其他镇静催眠药。急性中毒最常见的类型为苯二氮䓬类中毒。

二、临床表现

（一）急性中毒

1. 巴比妥类中毒　一次服用大剂量巴比妥类药物引起中枢神经系统抑制的症状与剂量有关。轻度中毒发生于 2 ～ 5 倍催眠剂量，表现为嗜睡、情绪不稳定、入睡后推动可以叫醒、反应迟钝、言语不清、有判断及定向力障碍、眼球有震颤；中度中毒发生于 5 ～ 10 倍催眠剂量，患者沉睡或进入昏迷状态，强刺激虽能唤醒，但并非全醒，不能言语且旋即又睡，可致呼吸抑制；重度中毒发生于误服 10 ～ 20 倍催眠剂量，患者表现为进行性中枢神经系统抑制，由嗜睡到深昏迷，呼吸抑制由呼吸浅而慢到呼吸停止，心血管功能由低血压到休克，可出现腱反射亢进、强直、阵挛及 Babinski 征阳性。此外，巴比妥类中毒常并发非心源性肺水肿、体温下降、皮肤损伤病灶及胃肠蠕动减慢等，长期昏迷患者可并发肺炎、肺水肿、脑水肿、肾衰竭而威胁生命。服用中、长效巴比妥类药物，中毒后到出现昏迷、休克或呼吸衰竭的时间往往较长；而短效类药物中毒后常较快地出现休克和低氧血症，昏迷更深。

2. 苯二氮䓬类中毒　轻度中毒者主要表现为中枢神经系统受抑制，症状常较轻，主要有嗜睡、头晕、言语含糊不清、眼球震颤、意识模糊、共济失调，偶有中枢兴奋、锥体外系障碍及一时性精神错乱；呼吸及循环系统症状常不明显，偶见肝功能异常、粒细胞减少及剥脱性皮炎，年老体弱者易发生晕厥。重度中毒者可出现昏迷、血压下降及呼吸抑制等。单一的苯二氮䓬类药物中毒很少出现严重症状，而同服乙醇或其他镇静催眠药物则易出现长时间深度昏迷和呼吸抑制等。

3. 非巴比妥类中毒　非苯二氮䓬类中毒症状与巴比妥类中毒相似，但各有特点，如水合氯醛中毒常可出现心律失常和肝肾功能损害等；格鲁米特中毒可出现抗胆碱能神经症状，且意识障碍呈周期性波动；甲喹酮中毒可有明显的呼吸抑制，出现锥体束体征如肌张力增强、腱反射亢进等；甲丙氨酯中毒常有血压下降。

4. 吩噻嗪类中毒　误服后轻者仅有头晕、困倦、注意力不集中、表情淡漠等症状，重者可出现神经、心脏及抗胆碱毒性症状。神经系统症状中最常见的为锥体外系反应，临床表现为帕金森综合征、静坐不能和急性肌张力障碍反应。此外，还可出现意识障碍、嗜睡、昏迷、体温调节紊乱及癫痫发作等。心血管症状主要表现为四肢发冷、直立性低血压，严重者甚至发生休克，由于此类药物具有奎尼丁样膜稳定及心肌抑制作用，中毒患者可出现心律失常。抗胆碱能毒性症状主要表现为心动过速、视物模糊、口干、便秘及尿潴留等。此外，有些患者中毒后表现为一些消化道症状如恶心、呕吐、腹痛等，而对此类药物过敏者有致剥脱性皮炎、粒细胞缺乏症及胆汁性肝炎等危险。

（二）慢性中毒

长期滥用大量催眠药的患者可发生慢性中毒，除有轻度中毒症状外，常伴有精神症状，出现意识障碍和轻躁狂状态表现，为一时性躁动不安或意识模糊状态以及言语兴奋、欣快、易疲劳、咬字不清等；智能障碍表现为记忆力、计算力、理解力均有明显下降、工作学习能力减退；人格变化表现为患者丧失进取心，对家庭和社会失去责任感。

（三）戒断综合征

长期服用大剂量镇静催眠药的患者，突然停药或迅速减药时可发生戒断综合征，主要表现为自主神经兴奋性增高和不同程度神经精神异常。轻症者出现焦虑、易激动、失眠、头痛、厌食、心动过速、肌束震颤、恶心、呕吐、肌肉痉挛等。重症者则可表现为癫痫样发作，有时出现以幻觉、妄想、定向力丧失、高热为特征的谵妄，一般数日至 3 周内恢复，但部分患者因停药过快甚至还可出现迁延性戒断综合征，症状持续几个月至数年。滥用巴比妥类者停药后发病较多较早，且症状较重，出现癫痫发作及轻躁狂状态者较多。滥用苯二氮䓬类者停药后发病较晚，症状较轻，以焦虑、失眠为主。

三、辅助检查

（一）中毒药物检测

对可疑中毒者，有条件时行呕吐物、血、尿药物定性试验；血药浓度测定对诊断有意义，但与临床毒性表现相关性较差。

（二）其他检查

因有些药物易致各脏器功能障碍，故对重症患者尚应进行肝肾功能、血清电解质、动脉血气分析及心电图检查。此外，腹部 X 线对于水合氯醛中毒的诊断有一定的价值。

四、诊断

（一）诊断

1. 毒物接触史　有误服或自服大量镇静催眠药物史，或现场查出有残留的该类药物。

2. 临床表现特点　急性中毒可出现意识障碍和呼吸抑制及血压下降等；慢性中毒除有轻度中毒症状外常伴有精神症状和共济失调。戒断综合征于突然停药或急性减量后出现焦虑、失眠、谵妄和癫痫发作等。

3. 辅助检查　血液、呕吐物、洗胃液及尿液中药物测定有助于确立诊断。

（二）鉴别诊断

镇静催眠药中毒应与以下疾病相鉴别：

1. 急性中毒与其他导致昏迷的疾病相鉴别　根据有无原发性高血压、癫痫、肿瘤、肝病、糖尿病、肾病等病史以及一氧化碳、乙醇、有机溶剂等毒物接触史，有无头部外伤、发热、脑膜刺激征、偏瘫、发绀等体征以及必要的实验室检查，经综合分析可与导致昏迷的其他疾病如脑血管意外、癫痫、脑肿瘤、肝性脑病等鉴别。

2. 慢性中毒与躁郁病相鉴别　慢性中毒的轻躁狂状态患者易疲乏，并伴有震颤、步态不稳等，而躁郁病则症状持续 2 个月以上或具有明显的功能损害，具有病理的自贬观念、自杀意念、精神病性症状或言语运动迟滞。

3. 戒断综合征与神经精神病相鉴别　原发性癫痫以往有癫痫发作史，精神分裂症引起的震颤、谵妄有既往精神病性症状发作史，而酒精中毒引起的则有长期酗酒史。

五、救护

（一）急性中毒的救护

1. 清除毒物

（1）洗胃：对服药后 12h 内或更长时间者均应进行洗胃，可用大量温生理盐水或 1∶5 000 高锰酸钾溶液作为洗胃液。同时可给予 10 ～ 15g 硫酸钠导泻（忌用硫酸镁，因镁离子有可能被部分吸收而加重中枢神经系统的抑制），也可给予活性炭混悬液促进毒物的吸附，国外有研究显示大剂量活性炭混悬液可使巴比妥类药物清除半衰期从 148h 缩短至 19h，效果甚至好于强化利尿。但对于单一的 γ- 羟基丁酸盐或小剂量苯二氮䓬类则不推荐活性炭吸附。对深昏迷者在洗胃前应行气管插管保护气道。水合氯醛对胃黏膜具有腐蚀作用，故洗胃时要特别注意防止消化道穿孔。

（2）加速毒物排泄

1）利尿：若肾功能良好，可输液及应用利尿药，加速药物排出。成年人一般每天可补液约 3 000ml（生理盐水及葡萄糖液各 50%），呋塞米 40 ～ 80mg，静脉注射，尿量在 250ml/h 以上时，注意补钾、补钙。休克患者禁用。

2）碱化尿液：4% ～ 5% 碳酸氢钠液 100 ～ 125ml，静脉滴注，有利于一些镇静催眠药物由周围组织释放并经肾排泄，可使长效类的肾排泄量提高 5 ～ 10 倍，但对中、短效类及吩噻嗪类中毒无效。

3）血液净化疗法：对原有肝肾功能损害或血药浓度达到致死水平或上述救护无效者，应尽早采用体外方法加速毒物清除。血液透析能有效地增加长效巴比妥类药物的清除，但对中短效类、苯二氮䓬类及吩噻嗪类中毒效果欠佳，而以血液灌流为宜。

2. 特效解毒药 镇静催眠药物中毒普遍无特效解毒药。氟马西尼是苯二氮䓬类拮抗药，能通过竞争抑制苯二氮䓬受体而阻断苯二氮䓬类药物的中枢神经系统作用。剂量：0.2 ～ 0.3mg 缓慢静脉注射，必要时可给予 0.2mg/min 重复静脉注射直至有反应，总量可达 2mg，因本药半衰期短（0.7 ～ 1.3h），故对有效者每小时应重复给药 0.1 ～ 0.4mg，以防症状复发，但禁用于已合用可致癫痫发作的药物，特别是三环类抗抑郁药。此外，有癫痫病史的患者给予氟马西尼后则可诱发出难以控制的癫痫发作，长期服用苯二氮䓬类药物的患者给予氟马西尼后可能出现戒断综合征。在一些特殊情况下如中毒原因不明时，目前多主张慎用氟马西尼，而国外有学者通过一系列的随机对照试验发现氟马西尼对于中毒原因不明患者的昏迷症状有显著逆转效果，尽管其可显著诱导产生一些不良反应，但都是相对次要的，对于一些主要的不良反应与安慰剂相比无统计学差异。

3. 一般救护

（1）昏迷患者应注意保温，定时翻身、拍背，防止压疮及坠积性肺炎。

（2）吸氧，保持呼吸道通畅，及时清除口腔及咽部分泌物，深昏迷患者给予气管插管及人工辅助呼吸。

（3）密切监护生命体征。

（4）维持水、电解质及酸碱平衡。

4. 对症救护

（1）如出现心律失常，给予抗心律失常药物。

（2）急性中毒出现低血压多由于血管扩张所致，应输液补充血容量，如血压仍低则应加用升压药，主张用去甲肾上腺素、重酒石酸间羟胺及盐酸去氧肾上腺素等α受体激动药，具有β受体激动药作用的肾上腺素、异丙肾上腺素及多巴胺等即便使用小剂量也应慎重，否则可加重低血压（对周围β受体激动药有血管扩张作用）。

（3）其他如中枢神经系统抑制较重时可用苯丙胺、安钠咖等；如进入昏迷状态，可用盐酸哌甲酯40～100mg肌内注射，必要时可重复给药直至苏醒，此外，纳洛酮在很多临床报道中显示较好的促进患者呼吸及意识恢复的疗效，士的宁、印防己毒素等中枢兴奋药易引起全身性惊厥而应禁用；如有帕金森综合征可选用盐酸苯海索、氢溴酸东莨菪碱等；若有肌肉痉挛及张力障碍可用苯海拉明口服或肌内注射。

5. 并发症的救护

（1）肺部感染：昏迷患者易并发肺部感染，应重视护理，常翻身、拍背，定期吸痰。针对病原菌给予抗生素救护，如长期使用抗生素需注意并发真菌感染的可能。

（2）急性肾衰竭：多因休克所致，应注意及时抗休克，并保持水、电解质平衡，避免使用损害肾的药物，必要时给予利尿药及血液透析救护。

（二）慢性中毒的救护原则

1. 逐步缓慢减少药量，停用镇静催眠药。

2. 请精神科医生会诊，进行心理救护。

（三）戒断综合征的救护原则

用足量镇静催眠药控制戒断症状，稳定后逐渐减少药量以至于停药。

第二十六章　急性一氧化碳中毒救护

一氧化碳（carbon monoxide，CO）为无臭、无味，也无刺激性的剧毒气体，比空气略轻（相对密度 0.967），具有可燃性，遇氧燃烧后生成二氧化碳。急性一氧化碳中毒是机体在短时间内吸入较高浓度的一氧化碳，导致组织缺氧，临床上主要表现为意识障碍，严重者可引起死亡。急性一氧化碳中毒在冬季是急诊常见的危重病之一。

一、病因

一氧化碳是最常见的窒息性气体，在生产和生活中，含碳物质燃烧不完全时都可产生一氧化碳，导致一氧化碳中毒的原因有以下两大类。

（一）工业生产性中毒

某些职业在生产过程中接触一氧化碳，如炼铁、炼焦、矿井放炮、煤矿瓦斯爆炸、内燃机排出的废气等均可产生一氧化碳；在合成氨、甲醇及丙酮的生产过程中需用一氧化碳作原料。如防护不周或通风不良时，可发生一氧化碳中毒。

（二）生活性中毒

家庭用煤炉排烟不畅是一氧化碳中毒最常见的原因。此外，煤气管道泄漏、在通风不良的浴室内用燃气加热淋浴也可导致一氧化碳中毒。

二、发病机制

一氧化碳中毒主要引起组织缺氧，一氧化碳经呼吸道吸入，由肺泡迅速弥散入血，进入血液中的一氧化碳约 85% 与红细胞内血红蛋白（Hb）结合，形成稳定的碳氧血红蛋白（COHb）。一氧化碳与 Hb 的亲和力比氧与 Hb 的亲和力大 240 倍，而解离速度 COHb 比氧合血红蛋白（O_2Hb）要慢 3 600 倍，血液中 COHb 浓度增高，引起组织缺氧，导致机体一系列病理变化，吸入高浓度一氧化碳时，一氧化碳与肌球蛋白结合，影响细胞内氧弥散，从而损害线粒体功能；一氧化碳与细胞色素氧化酶的铁结合，使细胞呼吸抑制，导致细胞内缺氧。

三、临床表现

（一）急性中毒

急性一氧化碳中毒的症状与血液中 COHb% 有密切关系，而 COHb% 又与空气中一氧化碳浓度及吸入时间紧密相关，同时也与患者中毒前的健康状况有关。根据中毒程度可分为3级。

1. 轻度中毒　血液中COHb浓度在10%～30%。患者表现为头痛、头晕、恶心、呕吐、心悸、四肢无力、嗜睡、意识模糊。原有冠心病患者可出现心绞痛。若能及时脱离中毒现场，呼吸新鲜空气后症状可迅速好转。

2. 中度中毒　血液中COHb浓度在30%～50%，患者表现为昏睡或浅昏迷状态，面色潮红，口唇呈樱桃红色，呼吸、血压、脉搏可有改变。若能及时脱离中毒环境，经救护可恢复，一般无并发症发生。

3. 重度中毒　血中COHb浓度高于50%。患者呈深昏迷状态，各种反射消失。部分患者表现为去大脑皮质状态（睁眼昏迷）。体温升高，呼吸频数，严重时呼吸衰竭，脉搏快而弱，血压下降。如空气中一氧化碳浓度很高，患者可在几次深呼吸后立即突然发生昏迷、惊厥、呼吸困难以致呼吸麻痹，称为"闪电样中毒"。重度中毒常出现以下并发症：

（1）吸入性肺炎和肺水肿。

（2）心肌损害，出现心律失常，偶可发生心肌梗死。

（3）皮肤水疱，多见于昏迷时肢体受压迫的部位。由于该部位肌肉血液供给受阻而导致压迫性肌肉坏死。

（4）急性肾衰竭，坏死肌肉释放的肌球蛋白可引起急性肾小管坏死。

（5）脑局灶损害，出现锥体系或锥体外系损害体征。

（6）上消化道出血。

（二）急性一氧化碳中毒迟发性脑病

部分急性一氧化碳中毒患者经抢救苏醒后，经过2～60d的假愈期，可出现下列迟发性脑病的症状。

1. 精神意识障碍　呈现痴呆状态、谵妄状态或去大脑皮质状态。

2. 锥体外系神经障碍　出现帕金森综合征。

3. 锥体系神经损害　如偏瘫、病理反射阳性或小便失禁等。

4. 大脑皮质局灶性功能障碍　如失语、失明等，或出现继发性癫痫。

5. 周围神经炎　表现为皮肤感觉障碍，有时发生球后神经炎或其他脑神经麻痹。

一氧化碳中毒迟发脑病以中、重度中毒多见，中老年人居多。其机制尚未明确，一般认为与大脑深部间质包括半卵圆中心脑室周围大片脱髓鞘变及脑局部缺血、软化、坏死相关。恢复期精神创伤、脑力或体力负荷过重等增加机体氧耗因素，常为其诱因。

四、诊断

1. 根据一氧化碳接触史。

2. 临床症状与体征，皮肤黏膜呈樱桃红色为其主要体征，但仅见于 20% 的患者。

3. 血中 COHb 测定有确定诊断价值，停止接触一氧化碳超过 8h 多已降至正常。

4. 除外其他引起昏迷的疾病。

五、救护

救护原则：迅速将患者脱离中毒现场，积极纠正缺氧，防治脑水肿，促进脑细胞恢复，对症救护。

（一）纠正缺氧

吸入氧气可促使 COHb 解离，纠正机体缺氧。在 3 个大气压下吸入纯氧，血液中物理溶解氧从 0.3ml 提高到 6.6ml。此时溶解氧已可满足组织需要，且在高压氧下，肺泡氧分压相应增高，可加速 COHb 解离，促进一氧化碳清除，其清除率比在常压下吸氧快 2 倍。故在高压氧下既可迅速纠正组织缺氧，又可加速一氧化碳的清除。高压氧救护一氧化碳中毒可缩短病程，降低病死率；且可减少迟发性脑病的发生。因此，对中、重度一氧化碳中毒，如有条件应尽早采取高压氧救护。对危重患者可考虑换血疗法。

（二）防治脑水肿

严重中毒后 2 ～ 4h 即可发生脑水肿，24 ～ 48h 达高峰。脱水疗法非常重要。目前常采取以下方法：

1. 20% 甘露醇 250ml 快速静脉滴注，6 ～ 8h 1 次。

2. 呋塞米 20 ～ 40mg，稀释后静脉注射。

3. 地塞米松 10 ～ 30mg 或氢化可的松 200 ～ 300mg，静脉滴注，可与甘露醇合用。

4. 对昏迷时间长、伴有高热的患者给予头部物理降温或冬眠药物。

5. 对于频繁抽搐者，可选用地西泮 10 ～ 20mg 静脉注射，也可用水合氯醛灌肠。

（三）促进脑细胞恢复

可选用 ATP、辅酶 A、细胞色素 C、大剂量维生素 C、胞磷胆碱等。

（四）对症救护

昏迷期间加强护理，保持呼吸道通畅，必要时进行气管切开，防治肺部感染、压疮等并发症发生。

第二十七章　急性有机磷农药中毒救护

有机磷农药大多为油状液体，淡黄色至棕色，稍有挥发性，有特征性的大蒜臭味，在碱性环境易分解。但甲拌磷和三硫磷耐碱、美曲膦酯遇碱能变成毒性更强的敌敌畏。各种有机磷农药的毒性差异很大，按大鼠经口的 50% 致死量，将我国生产的有机磷农药的毒性分为 4 类：剧毒类，如甲拌磷（3911）、内吸磷（1059）、对硫磷（1605）等；高毒类，如甲基对硫磷、甲胺磷、氧乐果、敌敌畏等；中度毒类，如乐果、碘依可酯、碘依可酯乙硫磷（1240）、美曲膦酯等；低毒类，如马拉硫磷（4049）、锌硫磷（肟硫磷）、四硫特普、氯硫磷等。

一、病因

由于毒物泄漏、防护措施不当和滥用等原因可造成意外中毒，随着安全意识的提高这类中毒所占比例已较小，但自服此类农药的自杀中毒占比越来越大。

二、发病机制

有机磷农药可经皮肤黏膜、呼吸道、消化道吸收，迅速分布在肝和肾、肺、脾等全身各器官，肝内浓度最高，肌肉和脑含量最少。主要在肝转化代谢，多数经氧化或其他反应毒性反而增强，后又经一些降解反应而失去毒性。主要通过肾代谢随尿排出，少量经肺呼出。有机磷农药中毒机制，主要是在人体内有机磷农药与乙酰胆碱酯酶结合，形成磷酰化胆碱酯酶。磷酰化胆碱酯酶不能水解乙酰胆碱，引起乙酰胆碱蓄积，出现相应的临床表现。由于有机磷农药与乙酰胆碱酯酶是稳定的结合，早期尚可部分水解恢复乙酰胆碱酯酶活性，但随着中毒时间的延长最终形成老化的磷酰化胆碱酯酶，结构更加稳定，需要新的乙酰胆碱酯酶再生后，乙酰胆碱酯酶活性才会恢复，故其毒性作用较重，症状恢复较慢。

三、临床表现

可有接触部位的局部损害，如皮肤黏膜的炎症、水疱、剥脱等。典型症状按发生先后分别有胆碱能兴奋或危象、中间型综合征、迟发性多发性神经病。

（一）胆碱能兴奋或危象

发生的时间与毒物种类、剂量、吸收途径和患者的状态（如空腹、饭后、酒后等）等有关。口服中毒多在 10min 至 2h、吸入者约 30min 内、经皮肤吸收在 2～6h 出现。临床表现如下。

1. **毒蕈碱样症状** 又称 M 样症状。主要由于堆积的乙酰胆碱使副交感神经末梢过度兴奋，引起平滑肌舒缩失常和腺体分泌亢进等。可有面色苍白、恶心、呕吐、腹痛、腹泻、尿频、瞳孔缩小、胸闷、气短、呼吸困难、大小便失禁、多汗、流泪、流涎、气道分泌物增多、双肺干性或湿性啰音等。重者瞳孔呈针尖样并有肺水肿。

2. **烟碱样症状** 又称 N 样症状。由于乙酰胆碱堆积在骨骼肌神经肌肉接头处，出现肌纤维颤动，全身紧缩和压迫感，甚至全身骨骼肌强直性痉挛。骨骼肌过度兴奋后就会出现抑制，出现肌力减退甚至呼吸肌麻痹引起呼吸停止。乙酰胆碱还可刺激交感神经节和肾上腺髓质，出现血压升高和心律失常。

3. **中枢神经系统症状** 由于乙酰胆碱在脑内蓄积，出现头痛、头晕、倦怠、烦躁不安、言语不清、不同程度的意识障碍。重者发生脑水肿甚至呼吸中枢麻痹。

有些急性有机磷农药中毒者，经积极抢救临床症状明显好转，稳定数天或至1周后，病情突然急剧恶化，再次出现胆碱能危象，甚至肺水肿、昏迷甚至死亡，称为反跳。这种现象多发生在乐果和马拉硫磷口服中毒者。

（二）迟发性多发性神经病

在急性重度和中度中毒后2～4周，胆碱能症状消失，出现的感觉、运动型多发性神经病。先出现腓肠肌酸痛及压痛，数日后出现下肢无力，远端最明显，逐渐影响到下肢近端和上肢，多伴有肢体远端套式感觉减退。肌电图检查显示神经源性损害，胆碱酯酶活力可正常。

（三）中间综合征

在急性中毒后24～96h，胆碱能危象基本消失且意识清晰，出现屈颈肌、四肢近端肌肉和第Ⅲ对、第Ⅶ对、第Ⅸ对、第Ⅹ对脑神经支配的肌肉、呼吸肌无力为主的临床表现。表现为抬头困难、肩外展及髋屈曲困难；眼外展及眼球活动受限，眼睑下垂，睁眼困难，可有复视；颜面肌或咀嚼肌无力、声音嘶哑和吞咽困难；呼吸肌麻痹则有呼吸困难、频率减慢、胸廓运动幅度逐渐变浅，进行性缺氧致意识障碍、昏迷以致死亡。因其发生时间介于中毒急性期之后和迟发性多发性神经病之前，故称为中间综合征。胆碱酯酶活力多在30%以下。多见于含二甲氧基的化合物（如倍硫磷、乐果、氧乐果等）中毒者。

四、辅助检查

血胆碱酯酶活力降低，一般在 70% 以下。血胆碱酯酶活力对判断中毒程度、疗效和预后很重要，但血胆碱酯酶活力值与中毒程度、疗效和预后并不是成完全平行关系。呕吐物、清洗液、尿液或血液中测到相应毒物或其代谢产物可以明确有机磷农药的具体名称甚至浓度，有助于诊断和救护。

五、诊断及鉴别诊断

根据有机磷农药接触史，呼出气体或呕吐物或皮肤等部位有特异性的大蒜味，有胆碱能兴奋或危象的临床表现，特别是流涎、多汗、瞳孔缩小、肌纤维颤动，结合及时测定的实验室检查结果，一般不难诊断。毒物接触史不明确的，实验室检查对诊断就更加重要。

急性中毒分级：

（1）轻度中毒。以 M 样症状为主，没有肌纤维颤动等 N 样症状。胆碱酯酶活力一般在 50%～70%。

（2）中度中毒。M 样症状加重，出现肌纤维颤动等 N 样症状。胆碱酯酶活力一般在 30%～50%。

（3）重度中毒。除有 M、N 样症状外，具有下列表现之一者，可诊断为重度中度：肺水肿、呼吸衰竭、脑水肿、昏迷。全血或红细胞胆碱酯酶活性一般在 30% 以下。

急性中毒分级以临床表现为主要依据，血液胆碱酯酶活性可作为参考指标。

需要进行鉴别诊断的疾病主要有中暑、食物中毒、急性胃肠炎、脑炎、脑干出血或梗死以及其他农药中毒等。根据有无接触史、临床特征和实验室检查、头 CT 或 MRI，一般不难做出鉴别。需要特别提出的是与氨基甲酸酯类农药中毒的鉴别，二者临床表现相似，血胆碱酯酶活力均降低。但后者无大蒜味、血胆碱酯酶活力在数小时内可自行恢复。目前农药复配应用较多，可同时存在有机磷与氨基甲酸酯或其他农药混合中毒问题，在诊断和鉴别诊断时应予以注意。

六、救护

（一）清除毒物

迅速离开有毒现场，脱去污染的衣物，用肥皂和微温水清洗污染的皮肤、头发和指甲，再用流动微温水冲洗。口服中毒者用 2% 碳酸氢钠溶液（美曲膦酯忌用）或 1∶5 000 高锰酸钾溶液（对硫磷、乐果忌用）洗胃，毒物品种不清的也可用温清水洗胃，直到洗出液清亮、无大蒜味为止，最好保留胃管，间隔 2h 左右可多次重复洗胃，洗胃液量要比第 1 次少得多。洗胃后用硫酸钠或甘露醇导泻。静脉输液增加尿量，促进毒物排出。中毒严重者也可进行血液净化以清除血中毒物，但一定要在彻底洗胃的前提下进行。

（二）解毒药

在清除毒物的过程中，应同时应用抗胆碱药和胆碱酯酶复能剂。用药原则为早期、足量、联合和重复应用解毒药。

1. 抗胆碱药　阿托品为代表药物，主要作用在外周 M 胆碱能受体，缓解 M 样症状。根据中毒轻重、用药后 M 样症状缓解程度，决定剂量、用药途径和间隔时间，尽早使患者达到并维持"阿托品化"（患者应用阿托品后，瞳孔较前扩大、口干、皮肤干燥、心率增快和肺湿啰音消失）。其他抗胆碱药还有山莨菪碱（作用和阿托品类似）、东莨菪碱（对中枢 M、N 受体阻断作用强于对外周 M 受体）、长托宁即盐酸戊乙奎醚（对中枢 M、N 受体和外周 M 受体均有阻断作用，但不影响心率）等。切忌盲目大量用药，尤其是轻度中毒患者，谨防阿托品中毒。

2. 胆碱酯酶复能剂　为肟类化合物，含季铵基和肟基，季胺基带正电荷，肟基与磷原子有较强亲和力。磷酰化胆碱酯酶阴离子部位吸引季胺基，肟类化合物靠近磷酰化胆碱酯后，肟基与磷酰化胆碱酯中的磷结合，使其与胆碱酯酶酯解部位分离，从而恢复乙酰胆碱酯酶活力。此外，胆碱酯酶复能剂也可对抗骨骼肌上 N_2 胆碱受体，从而控制肌纤维颤动等 N 样症状。临床应用的胆碱酯酶复能剂有氯解磷定、碘解磷定、双复磷等。氯解磷定因复能作用强、不良反应小、静脉注射或肌内注射均可，起效快等优点，是目前临床上首选的胆碱酯酶复能剂。由于胆碱酯酶复能剂不能活化老化的胆碱酯酶，故要早期用药，并且早期用药量要足。

以上两类解毒药对中毒患者来说是双刃剑，既有救护作用又有不良反应。阿托品本身就是毒性很强的药物。胆碱酯酶复能剂不良反应有头晕、视物模糊、复视、血压升高，过量应用反而抑制胆碱酯酶活力甚至癫痫样发作。因此，我们既要坚持用早、用足、用全（两类解毒药合用）、重复应用的用药原则，又要密切观察病情变化，防止解毒药过量，尤其要避免阿托品中毒。

（三）对症救护

应加强生命体征的监护，保持呼吸道通畅，肌无力明显者即使没有呼吸肌麻痹也可预防性气管插管，因为这类患者往往会发展到呼吸肌麻痹，提前气管插管可在呼吸停止时及时接呼吸机或简易呼吸器，防治缺氧对患者的进一步损害。口服中毒者因毒物刺激易引起腐蚀性胃肠炎，重度中毒易引起应急性溃疡，洗胃也刺激胃，故应注意防治上消化道出血。急性有机磷农药中毒，特别是重度中毒者，常可出现不同程度的心脏损害，主要表现为心律失常、ST-T 改变和 Q-T 间期延长等，应注意应用营养、保护心肌药物。维持水、电解质及酸碱平衡。中毒可诱发其他疾病的发生特别是老年人和体弱多病者，应注意预防并及时处理。有脑水肿时，可用甘露醇、呋塞米等脱水。合理营养支持。防治肺炎和压疮等并发症。中度和重度中毒患者避免过早活动，防止病情突变。

（四）中间综合征救护

在救护急性中毒的基础上，再加用氯解磷定肌内注射。救护主要给予对症和支持救护。重度呼吸困难者，及时建立人工气道、进行机械通气。

（五）迟发性多发性神经病

可给予维生素 B_1、维生素 B_{12} 等营养神经药物救护，以及运动功能的康复锻炼。

第二十八章　院前急救的主要技术

一、初级心肺复苏

当发生心搏、呼吸骤停和意识丧失时，以迅速有效的人工呼吸与心脏按压使呼吸循环重建，这一系列抢救过程称为心肺复苏（CPR）。常温下心脏停搏 3s 感觉头晕，10～20s 后出现晕厥，40s 左右发生惊厥，45s 后瞳孔放大，60s 后则延髓受抑制而呼吸停止、大小便失禁。4～6min 后脑细胞发生不可逆性损害，故要求心脏停搏 4min 内实施有效的心肺复苏，其复苏措施实施得越早，成功率越高，反之则死亡率越高。因此，在全民中普及现场 CPR 是十分必要的。当猝死发生时，患者身旁的亲人或群众可以在最短的时间内对患者进行 CPR，同时呼救，为专业医务人员到来争取时间，提高生存率。而院前医务人员作为最早到达现场的专业人员，及时有效的 CPR 可为后续治疗赢得宝贵时间。

（一）诊断依据

1. 意识突然丧失。

2. 呼吸停止或抽搐样呼吸。

3. 大动脉搏动消失。

4. 心电图表现为心室颤动、无脉搏的电活动（电 - 机械分离）或无电活动的平直线。

（二）操作方法

1. 判断患者有无意识。如果发现有人晕倒在地，拍打患者肩部，问"你怎么啦"，如无反应，或有反应但需救治，立即拨打急救电话，同时呼喊"来人啊，救命啊"，如果是淹溺或其任何年龄的窒息者，则应该在打电话之前先进行 5 个周期的 CPR。

2. 立即将患者以仰卧位平放在硬质平面上。

3. 开放气道。用仰头抬颏法，一手置于患者前额使其头部后仰，另一手的示指与中指置于下颏下方处，抬起下颏（颌）。如怀疑颈部损伤可用托颈法。注意：仅在昏迷患者口中见到固体异物堵塞时用手指清除。

4. 判断患者有无呼吸。"一看"，用眼睛观察患者胸部或上腹部有无上下起伏活动；"二听"，用一侧耳朵贴近患者口鼻听呼气时的气流声；"三感觉"，用面颊靠近患者口鼻感觉呼出的气流。判断时间＜ 10s。

5. 如无呼吸，立即进行口对口人工呼吸，向患者口内吹气 2 次，每次吹气时间 1s 以上，能够看到患者胸廓起伏（建议潮气量 500 ～ 600ml）。

6. 判断患者有无脉搏。2005 年心肺复苏指南推荐非专业人员在决定胸外心脏按压前无须检查是否有脉搏，只需查看循环体征（包括有无自发性呼吸、咳嗽、自主的身体活动），但对于专业急救人员，仍要求检查大动脉搏动，并查看循环体征后再进行心脏按压。一手按患者前额，使患者头部后仰，另一手示指及中指指尖先触及气管正中部（男性可触及喉结），然后向旁滑移 2 ～ 3cm，在气管旁软组织深处轻轻触摸颈动脉搏动。检查时间 10s，如有动脉搏动，可仅做人工呼吸，成年人通气频率为 10 ～ 12 次 /min 或 1 次 /5 ～ 6s，婴儿和儿童为 12 ～ 20 次 /min。

7. 如无脉搏，立即进行心脏按压。按压部位在胸骨下段相当于两乳头连线中间，将掌根重叠放于按压区，使手指脱离胸壁，双臂伸直，垂直向下用力按压。按压应平稳，有规律地进行，不能间断，按压频率为 100 次 /min，按压深度成年人为 4 ～ 5cm，按压和放松的比例各占 50%。注意：按压放松时手不要离开胸部，同时要使胸部充分回弹。

8. 每做 30 次按压需要做 2 次人工呼吸，即按压与吹气的比例成年人为 30∶2（单人、双人），婴儿和儿童单人为 30∶2，双人为 15∶2。

9. 按压、通气 5 个循环（约 2min）后，检查脉搏、呼吸，检查时间不超过 10s。

10. 如转运患者，应持续进行心肺复苏，中断时间不得超过 10s，除非气管插管、电除颤。

（三）心肺复苏有效指标

1. 扩大的瞳孔由大变小。

2. 面色（口唇）由发绀转为红润。

3. 大动脉扪到搏动。

4. 可测到血压＞ 60/40mmHg。

二、气管插管术

气管插管术是院前抢救危重症患者的急救措施之一，及时有效地建立呼吸通道是抢救成功的关键。院前气管插管术有其显著的技术特点，而不能照搬手术室中插管程序进行抢救插管。在院前急救时，通常只有 1 名医师和 1 名护士在场，需要同时完成诸如给氧、开放静脉通道、胸外按压等抢救操作，此时抢救人员相对不足，插管操作往往只能由医师单人完成。因此，对于清醒、烦躁的患者，单人插管操作者要特别注意消除患者躁动对气管插管的影响，即置入喉镜时须用右手牢固托住头部以保持头后仰位，维持口轴线（从口或鼻腔至咽后壁的连线）、咽轴线（从咽后壁至喉头的连线）、喉轴线（从喉头至气管上段的连线）基本重叠于一条轴线，以利于喉镜的置入和声门的暴露；插入导管后必须先置入牙垫后才退出喉镜，预防导管被患者咬扁加重窒息；在退出喉镜之后或在用胶布固定导管和牙垫及应用镇静药之前的这段时间，要用右手的拇、示指固定导管和牙垫，中指、环指和小指托住患者下颌，固定患者头部，以防止患者头部剧烈摆动使导管移位或脱出；在用胶布固定和给导管气囊充气之后，对于烦躁的患者如无禁忌可应用镇静药，此时如有胃内容物反流亦不会引起窒息。在插管操作中动作要迅速、轻柔、简练，在尽可能减少并发症的同时要求在最短的时间内完成插管。

三、喉罩

喉罩适合于院前急救中心肺复苏早期的气道建立，其优点有操作快捷、简单、易掌握、效果可靠，为进一步抢救赢得时间，且不影响心脏按压。尤其在患者出现深昏迷，舌咽反射和喉反射消失时操作更为方便，且能提高气道管理质量，与面罩通气相比可提高血氧饱和度，气道维持更容易，经验不足的医师也容易放置。而且在院前急救中使用插管型喉罩，现场操作时不要求患者的特别体位，操作者不一定在患者头部上方操作，从而避免搬动患者而节约时间。喉罩适用于不适合气管内插管的急救患者，能在短时间内实施紧急气道救援。

四、经胸壁直流电电击复律术

心血管突发事件是导致心脏停搏和猝死的主要原因，在发病后 1h 内猝死的患者中，心血管事件占 80%～90%。而致命性快速心律失常是导致猝死的主要因素。心脏电复律术（cardioversion），全称为经胸壁直流电电击复律术，亦称为电除颤（electric defibrillation），是抢救致命性快速心律失常最有效的方法，由于心室颤动后患者的血液循环停止，任何药物都无法迅速到达靶器官，因此电击是治疗心室颤动的唯一有效的手段，除此之外目前没有任何一种方法能够与之相比。每个急救人员都必须意识到，在院前抢救心室颤动的各种措施中，电除颤的地位永远是第一。

五、气道内异物阻塞清除术

气管异物是常见的紧急意外，要争分夺秒，时间就是生命，切不可延误。海姆里奇手法（Heimlich maneuver）是一种简单有效地解除气道异物阻塞的急救方法。现场抢救操作十分简单，容易掌握，而且效果突出，尤其适用于院前现场急救。

如果喉部被阻塞的人坐着或站着，实施者即应站在患者的后面，将双手交叉握紧放在患者剑突下，然后向上向内快速冲击上腹部，反复重复这一动作，从而使膈肌升高，将阻塞异物排出气道。如果出事故的人躺在地上不醒，就让他仰卧，将一只手的下端放在剑突下，另一只手放在这只手的上面，很快地向上推，重复这一过程直至阻塞物排出。

六、临时体外无创起搏术

临时起搏主要用于抢救心脏停搏及严重心动过缓性心律失常，一般认为临时起搏对早期心脏停搏疗效较好。熟练掌握后，它的整个过程不到1min即可完成。提高了抢救的成功率，为进一步的治疗赢得时间。

七、胸腔穿刺术

胸腔穿刺术是经皮穿刺进入胸膜腔以达到胸部疾病的诊断和治疗的目的。院前急救中主要用于胸外伤或自发性气胸、血胸、血气胸和其他原因引起的胸腔积液对呼吸循环压迫的减压。

八、环甲膜穿刺术

环甲膜穿刺术是对无法立即清除上气道阻塞的患者紧急开放气道的临时急救措施之一，而非一种常规的复苏手段。亦可经环甲膜穿刺达到治疗、用药的目的。主要用于现场急救，尤适于院前急救，当上呼吸道阻塞，尚有自主呼吸，而又无法进行气管插管的情况下，为争取时间可行环甲膜穿刺或环甲膜切开通气，为进一步的救治赢得时间。

九、便携式呼吸机

便携呼吸机可以为呼吸衰竭、急性心肌梗死、呼吸停止或缺氧患者（适应于从20kg以上儿童到成年人）提供有效、安全的人工呼吸手段，轻巧、便携，经久耐用，按照急救医疗和紧急复苏的要求，可以在任何具有气源（气瓶、墙上的管道气源）的地方使用。它可替代手捏球囊，解放了医务人员的双手，适用于脑外伤或脑血管意外患者或其他影响呼吸的危重患者带机行CT检查，以及心肺复苏后患者的转运，同时在院前急救各种复杂环境下能发挥极大作用。

第二十九章 创伤急救技术

创伤是致伤因素作用下造成的人体组织损伤和功能障碍。创伤轻者造成体表损伤，引起疼痛或出血；重者导致功能障碍、致残，甚至死亡。

现代创伤以严重创伤、多发伤和同时多人受伤为特点。严重创伤可造成心、脑、肺和脊髓等重要脏器功能障碍，以及出血过多导致休克甚至死亡。创伤现场救护要求快速、正确、有效。正确的现场救护能挽救伤员生命、防止损伤加重和减轻伤员痛苦，反之可加重损伤，造成不可挽回的损失，以至于危及生命。因此，普及创伤现场救护知识和技术十分必要。

致伤因素有机械因素，如车祸、塌方等；物理因素，如烧伤、冻伤、电击、射线等；化学因素，如酸、碱、毒气等；生物因素，如毒蛇、昆虫等。日常工作和生活中除了所熟悉的意外单发创伤外，交通伤、机械性创伤、坠落伤增多，因此多发伤、复合伤等严重创伤也增多。所以，现代创伤救护技术除了传统的止血、包扎、固定和搬运技术外，还应包括人工呼吸、胸外心脏按压、现场心电除颤等心肺复苏技术。传统技术也需要不断更新，运用现代创伤救护理论和更为简便、有效的先进器械，可提高现场救护的效率和效果。

一、创伤的基础知识及创伤现场救护

（一）创伤的主要类型

创伤的因素多种多样，现场救护中应区分以下4种类型。

1. 闭合性损伤 见于钝器伤、跌伤和撞伤，体表无伤口。受伤处肿胀、青紫，可伴有骨折及内脏损伤，由于内脏和骨折出血可出现休克。正因为闭合性损伤比较容易忽视，在发生跌伤、撞伤后，往往需要到医院进一步检查。

2. 开放性损伤 见于锐器伤和其他严重创伤，体表有伤口，感染机会增加，失血较多。如有大动脉血管损伤，出血为喷射性，短期内会出现休克，需要立即止血、包扎。应注射破伤风抗毒素预防破伤风的发生。

3. 多发伤 同一致伤因素同时或相继造成1个以上部位创伤的严重损伤。多发伤组织、脏器损伤严重，死亡率高。现场救护要特别注意呼吸、脉搏及脏器损伤的判断，并防止遗漏伤情。

4. 复合伤　是由不同致伤原因同时或相继造成的不同性质的损伤，如车祸致伤的同时又受到汽车水箱热水的烫伤。复合伤增加了创伤的复杂性，现场救护要针对不同性质的损伤进行相应救护。

（二）创伤现场救护的目的

现场救护通常由"第一目击者"或救护人以及企业急救工作人员完成，是转向医院进一步治疗的基础，目的有以下几点：

1. 抢救、延长伤员生命　创伤伤员由于重要脏器损伤（心、脑、肺、肝、脾及颈部脊髓损伤）及大出血导致休克时，可出现呼吸、循环功能障碍。故在循环骤停时，现场救护要立即实施心肺复苏，维持生命，为医院进一步治疗赢得时间。

2. 减少出血，防止休克　严重创伤或大血管损伤出血量大。血是生命的源泉，现场救护要迅速用一切可能的方法止血，有效止血是现场救护的基本任务。

3. 保护伤口　开放性损伤的伤口要妥善包扎。保护伤口能预防和减少伤口污染，减少出血，保护深部组织免受进一步损伤。

4. 固定骨折　现场救护要用最简便有效的方法固定骨折。骨折固定能减少骨折端对神经、血管等组织结构的损伤，同时能缓解疼痛。颈椎骨折如予妥善固定，能防止搬运过程中脊髓的损伤，具有重要意义。

5. 防止并发症　现场救护过程中要注意防止脊髓损伤、止血带过紧造成缺血坏死、胸外按压用力过猛造成肋骨骨折，以及骨折固定不当造成血管神经损伤及皮肤损伤等并发症。

6. 快速转运　用最短的时间将伤员安全地转运到就近医院。

（三）创伤现场救护的原则

1. 建立整体意识，重点、全面了解伤情，避免遗漏，注意保护自身和伤员的安全。

2. 先抢救生命，重点判断是否有意识、呼吸、心搏，如呼吸、心搏骤停，首先进行心肺复苏。

3. 检查伤情，快速、有效止血。

4. 优先包扎头部、胸部、腹部伤口以保护内脏，然后包扎四肢伤口。

5. 先固定颈部，然后固定四肢。

6. 操作迅速、平稳，防止损伤加重。

7. 尽可能佩戴个人防护用品，戴上医用手套或用几层纱布、干净布片、塑料袋替代。

（四）现场检查

创伤现场救护首先要通过快速、简洁的检查对伤情进行正确判断。

1. 检查伤员意识。

2. 检查呼吸、循环体征。

3. 检查伤口，观察伤口部位、大小、出血多少。

4. 检查头部，用手轻摸头颅，检查有否出血、骨折、肿胀；注意检查耳道、鼻孔，有无血液或脑脊液流出，如有可能为颅骨骨折。

5. 检查脊柱及脊髓功能，令伤员活动手指和足趾，如无反应可能为瘫痪；保持伤员平卧位，用手指从上到下按压颈部后正中，询问是否有压痛，如有可能为颈椎骨折；保持脊柱轴线位侧翻伤员，用手指从上到下沿后正中线按压，询问是否有疼痛，如有可能为脊柱骨折。

6. 检查胸部，询问疼痛部位，观察胸廓的呼吸运动、胸部形状；救护人双手放在伤员的胸部两侧，然后稍加用力挤压伤员胸部，如有疼痛可能为肋骨骨折。

7. 检查腹部，观察有无伤口、内脏膨出及腹部压痛部位。

8. 检查骨盆，询问疼痛部位，双手挤压伤员的骨盆两侧，如有疼痛可能为骨折。

9. 检查四肢，询问疼痛部位，观察是否有肿胀、畸形，如有可能为骨折；手握腕部或踝部轻动，观察是否有异常活动，如有可能为骨折。

二、创伤的现场处理技术

（一）出血与止血

机械性损伤可使承受的机体损伤后血管破裂而出血。人体血液流失量超过全身血量的 1/4 ~ 1/3 时，就有生命危险。

出血可分为外出血和内出血。开放性损伤血管破裂，血液流出体外称为外出血，闭合性损伤血管或脏器破裂，血液流入组织间、脏器或体腔内称为内出血。外出血容易发现，内出血不容易早期发现，更有危险性。创伤时急性大出血，应争取时间迅速有效的止血，对挽救伤员生命具有非常重要的意义。各种出血的特点如下：

1. 动脉出血　从心脏搏出流至机体组织的血为动脉血。动脉血管破裂出血称动脉出血。其色鲜红呈喷射状，出血快且量多，危险性大。

2. 静脉出血　从机体组织回流至心脏的血为静脉血。静脉血管破裂出血称为静脉出血。其血色暗红、血流较缓慢，呈持续性，可以自行凝固而止血。

3. 毛细血管出血　机体组织的动脉与静脉交接处的血管破裂出血称毛细血管出血，也称渗血。血色鲜红，血从伤口渗出，常可以自行凝固而止血。

以上 3 种出血，都可以是外出血或内出血。但特别要警惕内出血。如受伤后，不能以外出血来解释的休克，如头晕、无力、口干、面色苍白、呼吸浅快、脉搏快而弱，血压下降等表现时，伤员都有内出血的可能，应立即救治。

（二）各种止血方法

创伤急救的止血方法，是指对外出血的止血，其止血方法有以下几种：

1. 指压止血法 根据人体动脉分布在体表较浅部位，当某部位出血时，紧急情况下，用手指、手掌或拳头把出血动脉的近心端，将血管紧压在深部的骨面上，使血液的来源被阻断而达到临时止血，然后再选择其他止血方法，达到止血目的。

指压动脉止血法，适用于头部和四肢某些部位的大出血。方法为用手指压迫伤口近心端动脉，将动脉压向深部的骨面，阻断血液流通。但因为止血时间短暂，常需要与其他方法结合进行。①头面部指压动脉止血法。a. 指压颞浅动脉：适用于一侧头顶、额部、颞部的外伤大出血，在伤侧耳前，一只手的拇指对准下颌关节压迫颞浅动脉，另一只手固定伤员头部；b. 指压面动脉：适用于颜面部外伤大出血，用一只手的拇指和示指或拇指和中指分别压迫双侧下颌角前约 1cm 的凹陷处，阻断面动脉血流。因为面动脉在颜面部有许多小支相互吻合，所以必须压迫双侧；c. 指压耳后动脉：适用于一侧耳后外伤大出血，用一只手的拇指压迫伤侧耳后乳突下凹陷处，阻断耳后动脉血流，另一只手固定伤员头部；d. 指压枕动脉：适用于一侧头后枕骨附近外伤大出血，用一只手的 4 指压迫耳后与枕骨粗隆之间的凹陷处，阻断枕动脉的血流，另一只手固定伤员头部。②四肢指压动脉止血法。a. 指压肱动脉：适用于一侧肘关节以下部位的外伤大出血，用一只手的拇指压迫上臂中段内侧，阻断肱动脉血流，另一只手固定伤员手臂。b. 指压桡动脉、尺动脉：适用于手部大出血，用两手的拇指和食指分别压迫伤侧手腕两侧的桡动脉和尺动脉，阻断血流。因为桡动脉和尺动脉在手掌部有广泛吻合支，所以必须同时压迫双侧。c. 指压指（趾）动脉：适用于手指（足趾）大出血，用拇指和示指分别压迫手指（足趾）两侧的指（趾）动脉，阻断血流。d. 指压股动脉：适用于一侧下肢的大出血，用两手的拇指用力压迫伤肢腹股沟中点稍下方的股动脉，阻断股动脉血流。伤员应该处于坐位或卧位。e. 指压胫前、后动脉：适用于一侧足的大出血，用两手的拇指和示指分别压迫伤足背中部搏动的胫前动脉及足跟与内踝之间的胫后动脉。

2. 直接压迫止血法 适用于较小伤口的出血，用无菌纱布直接压迫伤口处，压迫约 10min。

3. 加压包扎止血法 适用于各种伤口，是一种比较可靠的非手术止血法。先用无菌纱布覆盖压迫伤口，再用三角巾或绷带用力包扎，包扎范围应该比伤口稍大。这是一种目前最常用的止血方法，在没有无菌纱布时，可使用消毒卫生巾、餐巾等替代。

4. 填塞止血法　适用于颈部和臀部较大而深的伤口，先用镊子夹住无菌纱布塞入伤口内，如一块纱布止不住出血，可再加纱布，最后用绷带或三角巾绕颈部至对侧臂根部包扎固定。

5. 止血带止血法　止血带止血法只适用于四肢大出血，当其他止血法不能止血时才用此法。止血带有橡皮止血带（橡皮条和橡皮带）、气性止血带（如血压计袖带）和布制止血带。其操作方法各不相同。使用止血带止血时的注意事项如下。

（1）上止血带前，皮肤与止血带之间应加一层布垫或将止血带上在衣裤外面，保护皮肤以免损伤。

（2）上止血带要松紧适宜，以能止住出血为度，扎松不能止血，扎得过紧则损伤皮肤或神经。

（3）上止血带常用部位，上臂为上 1/3 处（中 1/3 处容易损伤神经），下肢为股部的中上 1/3 交界处。

（4）上止血带过久，容易因血液阻断过久而引起肢体坏死，因此每隔 1h 应松放 1 次，每次 2 ～ 3min。但又必须注意在放松止血带时在伤口内要加压压迫，减少因松止血带而引起大量失血。

（5）运送伤员时，在上止血带部位要有明显标志，并注明上止血带与放松止血带时间。

6. 加垫屈肢止血法　利用四肢关节屈曲功能，在肢体没有骨折的情况下，伤口在关节的屈侧活动出血，用绷带或厚的纱布垫，直接压迫出血点，然后将肢体屈曲夹紧加压的绷带或布垫，再用三角巾或布带将肢体屈曲固定而达到止血。如腋下、肘正中、腹股沟间区、腘窝处出血，均可以夹腋、屈肘、屈髋、屈膝加垫压迫止血。

7. 止血钳钳夹结扎止血法　此法止血确切，适用于上述方法不易奏效或有明显喷血时。用止血钳钳夹血管时应避免损伤正常血管，尽可能保留血管长度，以利修复。结扎时要考虑结扎后其所属肢体与器官有无足够的侧支循环，有无缺血可能。

（三）包扎

所有开放性伤口，在急救时都应该立即妥善包扎。其目的是保护伤口、止血、减轻疼痛、减少污染、防止感染。

1. 包扎注意事项

（1）首先暴露伤口，将伤口周围的衣裤撕开，如伤口大出血时应先止血后包扎。

（2）接触伤口的敷料，尽量保持干净，减少污染。

（3）伤口除了要止血外，不敷任何药粉。

（4）敷料应完全遮盖伤口。

（5）伤口深部活动出血，可先用干净敷料填塞压迫止血后包扎。

（6）有金属棒或木签类深刺入伤口内，可不需立即拔出，以免引起大出血，应和异物一块包扎。

（7）有骨关节损伤时，包扎后要同时进行外固定；开放性骨折不进行复位。

（8）从伤口内膨出的人体内脏器官等，不进行回纳，应加以保护后包扎。

（9）包扎动作必须轻快，以免加重损伤，包扎松紧适中，达到止血，又防止搬运时脱落。

2. 包扎材料的选择　包扎材料有急救包、绷带（是用长条纱布制成，长度和宽度有多种规格，常用的有宽 5cm、长 600cm 和宽 8cm、长 600cm 两种）、三角巾、单头带、双头带、回头带等。也可用伤员或急救者的毛巾、手帕、衣、帽等。总之，包扎材料应利用一切可以利用的消毒或干净的软性材料，以达到及时包扎的目的。

3. 绷带包扎方法　伤口处理好后覆盖无菌纱布，用绷带包绕。

（1）环形包扎法：将绷带进行环形重叠缠绕。多用在胸部、腹部粗细相等的地方。

（2）蛇形包扎法：先将绷带进行环形包扎，然后以绷带同样宽度的间隔斜着往上卷或往下卷，最后再用环形包扎。

（3）螺旋包扎法：先将绷带进行环形包扎，然后将绷带往上卷，每卷盖住前卷1/3 至 2/3，最后再用环形包扎。用在粗细差不多的地方。

（4）扇形包扎法：在关节部先进行"8"字形缠绕，然后以关节为中心，从两头向关节斜着缠绕，称为向心性扇形包扎法。由关节向两头缠的称为离心扇形包扎法。向心性扇形包扎法最后一圈容易脱落，所以一般多用离心性扇形包扎法。

（5）螺旋反折包扎法：螺旋反折包扎法常用在四肢。先做螺旋形缠绕，到了粗细不等的地方，将每圈将绷带反折一下，并压在前一圈的 1/3 到 2/3。

4. 三角巾十字包扎法

（1）头部包扎：①帽式三角巾包扎。适用于头顶部外伤，先在伤口上覆盖无菌纱布（所有的伤口包扎前均先覆盖无菌纱布，以下不再重复），把三角巾底边的正中放在伤员眉间上部，顶角经头顶拉到枕部，将底边经耳上向后拉紧压住顶角，然后抓住2个底角在枕部交叉返回到额部中央打结。②面部三角巾包扎。整个面部烧伤或烫伤，可将消毒过的三角巾的顶角打一结，然后把结放在头顶，包住头面，在眼睛和嘴的地方剪个小洞，将 2 个底角拉到颈后，再转到颈前打结，或者把结放在下颌部，包住头面，在眼和嘴的地方剪个小洞，将 2 个底角拉到头后部，再转到前额打结。③双眼三角巾包扎。适用于双眼外伤，将三角巾折叠成 3 指宽带状，中段放在头后枕骨上，两旁分别从耳上拉向眼前，在双眼之间交叉，再持两端分别从耳下拉向头后枕下部打结固定。④头部三角巾十字包扎。适用于下颌、耳部、前额、颞部小范围伤口，将三角巾折叠成3指宽带状放于下颌敷料处，两手持带巾2个底角分别经耳部向上提，长的一端绕头顶与短的一端在颞部交叉成十字，然后两端水平环绕头部经额、颞、耳上、枕部，与另一端打结固定。

（2）颈部包扎：①三角巾包扎，嘱伤员健侧手臂上举抱住头部，将三角巾折叠成带状，中段压紧覆盖的纱布，两端在健侧手臂根部打结固定；②绷带包扎，方法基本与三角巾包扎相同，只是改用绷带，环绕数周再打结。

（3）胸、背、肩、腋下部包扎：①胸部三角巾包扎，适用于一侧胸部外伤，将三角巾的顶角放于伤侧的肩上，使三角巾的底边正中位于伤部下侧，将底边两端绕下胸部至背后打结，然后将三角巾顶角的系带穿过三角底边与其固定打结；②背部三角巾包扎，适用于一侧背部外伤。方法与胸部包扎相似，只是前后相反；③侧胸部三角巾包扎，适用于单侧胸外伤，将燕尾式三角巾的夹角正对伤侧腋窝，双手持燕尾式底边的两端，紧压在伤口的敷料上，利用顶角系带环绕下胸部与另一端打结，再将两个燕尾角斜向上拉到对侧肩部打结；④肩部三角巾包扎，适用于一侧肩部外伤，将燕尾三角巾的夹角对着伤侧颈部，巾体紧压伤口的敷料上，燕尾底部包绕上臂根部打结，然后2个燕尾角分别经胸、背拉到对侧腋下打结固定；⑤腋下三角巾包扎，适用于一侧腋下外伤，将带状三角巾中段紧压腋下伤口敷料上，再将巾的两端向上提起，于同侧肩部交叉，最后分别经胸、背斜向对侧腋下打结固定。

5. 腹部包扎　腹部三角巾包扎适用于腹部外伤，双手持三角巾两底角，将三角巾底边拉直放于胸腹部交界处，顶角置于会阴部，然后两底角绕至伤员腰部打结，最后顶角系带穿过会阴与底边打结固定。

6. 四肢包扎

（1）臀部三角巾包扎：适用于臀部外伤，方法与侧胸外伤包扎相似。只是燕尾式三角巾的夹角对着伤侧腰部，紧压伤口敷料上，利用顶角系带环绕伤侧股根部与另一端打结，再将2个燕尾角斜向上拉到对侧腰部打结。

（2）上肢、下肢绷带螺旋形包扎：适用于上、下肢除关节部位以外的外伤，先在伤口敷料上用绷带环绕2圈，然后从肢体远端绕向近端，每缠1圈盖住前圈的1/3～1/2成螺旋状，最后剪掉多余的绷带，然后胶布固定。

（3）"8"字形肘、膝关节绷带包扎：适用于肘、膝关节及附近部位的外伤，先用绷带的一端在伤口的敷料上环绕2圈，然后斜向经过关节，绕肢体1/2圈再斜向经过关节，绕向原开始点相对应处，再绕1/2圈回到原处。这样反复缠绕，每缠绕1圈覆盖前圈的1/3～1/2，直到完全覆盖伤口。

（4）手部三角巾包扎：适用于手外伤，将带状三角巾的中段紧贴手掌，将三角巾在手背交叉，三角巾的两端绕至手腕交叉，最后在手腕绕 1 周打结固定。

（5）脚部三角巾包扎：方法与手包扎相似。

（6）手部绷带包扎：方法与肘关节包扎相似，只是环绕腕关节"8"字形包扎。

（7）脚部绷带包扎：方法与膝关节相似，只是环绕踝关节"8"字形包扎。

（四）固定术

固定术是针对骨折的急救措施，可以防止骨折部位移动，具有减轻伤员痛苦的功效，同时能有效地防止因骨折断端的移动而损伤血管、神经等组织造成的严重并发症。

实施骨折固定先要注意伤员的全身状况，如心脏停搏要先进行心肺复苏处理；如有休克要先抗休克或同时处理休克；如有大出血要先止血包扎，然后固定。急救固定的目的不是让骨折复位，而是防止骨折断端的移动，所以刺出伤口的骨折端不应该送回。固定时动作要轻巧，固定要牢靠，松紧要适度，皮肤与夹板之间要垫适量的软物，尤其是夹板两端骨突出处和空隙部位更要注意，以防局部受压引起缺血坏死。

1. 固定材料　有木制夹板、钢丝夹板、充气夹板、负压气垫、塑料夹板，以及其他材料如特制的颈部固定器、股骨骨折的托马固定架和紧急时就地取材的竹棒、木棍、树枝等。

2. 固定方法　由于充气夹板、负压气垫、颈部固定器、钢丝夹板等使用比较简便快速而且有效，这里主要介绍木制夹板和三角巾固定法。

（1）头部固定：下颌骨折固定的方法同头部十字包扎法。

（2）胸部固定：①锁骨骨折固定。将 2 条 4 指宽的带状三角巾分别环绕两侧肩关节，在背部打结；再分别将三角巾的底角拉紧，在两肩过度后张的情况下，在背部将底角拉紧打结。②肋骨骨折固定：方法同胸部外伤包扎。

（3）四肢骨折固定：①肱骨骨折固定：用 2 条三角巾和 1 块夹板先将伤肢固定，然后用 1 块燕尾式三角巾中间悬吊前臂，使两底角向上绕颈部后打结，最后用 1 条带状三角巾分别经胸背于健侧腋下打结。②肘关节骨折固定。当肘关节弯曲时，用两条带状三角巾和 1 块夹板把关节固定。当肘关节伸直时，可用 1 卷绷带和 1 块三角巾把肘关节固定。③手指骨折固定：利用冰棒棍或短筷子作小夹板，另用两片胶布作黏合固定。若无固定棒棍，可以把伤肢黏合固定在健肢上。④股骨骨折固定：用 1 块长夹板（长度为伤员的腋下至足跟）放在伤肢外侧，另用 1 块短夹板（长度为会阴至足跟）放在伤肢内侧，至少用 4 条带状三角巾，分别在腋下、腰部、股根部及膝部分别环绕伤肢包扎固定，注意在关节突出部位要放软垫。若无夹板时，可以用带状三角巾或绷带把伤肢固定在健侧肢体上。⑤胫、腓骨骨折固定。与股骨骨折固定相似，只是夹板长度稍超过膝关节即可。⑥脊柱骨折固定。a. 颈椎骨折固定，伤员仰卧，在头枕部垫一薄枕，使头颈部成正中位，头部不要前屈或后仰，再在头的两侧各垫枕头或衣服卷，最后用1条带子通过伤员额部固定头部，限制头部前后左右晃动；b. 胸椎、腰椎骨折固定，使伤员平直仰卧在硬质木板或其他板上，在伤处垫一薄枕，使脊柱稍向前突，然后用几条带子把伤员固定，使伤员不能左右转动；c. 骨盆骨折固定，将1条带状三角巾的中段放于腰骶部，绕髋前至小腹部打结固定，再用另1条带状三角巾中段放于小腹正中，绕髋后至腰骶部打结固定。

（五）搬运术

伤员在经过现场初步急救处理后送往医院的过程中，必须经过搬运这一重要环节。规范、科学的搬运术对伤员的抢救、治疗和预后都是至关重要的。从整个急救过程看，搬运是急救医疗不可分割的重要组成部分，仅仅将搬运视作简单体力劳动的观念是错误的。

1. 一般伤员的搬运方法

（1）徒手搬运：是指在搬运伤员过程中凭人力和技巧，不使用任何器具的一种搬运方法。该方法常适用于狭窄的阁楼和通道等担架或其他简易搬运工具无法通过的地方。此法虽实用，但对搬运者来说比较劳累，并且容易给伤员带来不利影响。①搀扶法。由1位或2位救护人员托住伤员的腋下；也可由伤员一手搭在救护人员肩上，救护人员用一手拉住伤员的手，另一手扶住伤员的腰部，然后与伤员一起缓慢移步。搀扶法适用于病情较轻、能够站立行走的伤员。这种方法不仅给伤员一些支持，更主要能体现对伤员的关心。②背驮法。救护人员先蹲下，将伤员上肢拉向自己胸前，使伤员前胸紧贴自己后背，再用双手反托伤员的股中部，使其股部向前弯曲，然后救护人员站立后，上身略向前倾斜行走。呼吸困难的伤员，如心脏病、哮喘、急性呼吸窘迫综合征等，以及胸部创伤者不宜用此法。③手托肩捎法。有两种方法，a. 将伤员的一上肢搭在自己肩上，然后一手抱住伤员的腰，另一手托起股部，手掌托其臀部；b. 将伤员捎在肩上，伤员的躯干绕颈背部，其上肢垂于胸前，搬运者一手压其上肢，另一手托其臀部。④双人搭椅法。由2位救护人员对立于伤员两侧，然后2人弯腰，各用一手伸入伤员股部下方而相互十字交叉紧握，另一手彼此交替支持伤员背部，或者救护人员右手紧握自己的左手手腕，左手紧握另一救护人员的右手手腕，以形成"口"字形。这两种不同的握手方法，都形成类似于椅状而命名。此法要点是2人的手必须握紧，移动步子必须协调一致，且伤员的双臂都必须搭在两位救护人员的肩上。⑤拉车式。由1位救护人员站在伤员的头部，两手从伤员腋下抬起，将其头背抱在自己怀内，另1位救护员蹲在伤员双腿中间，同时夹住伤员的双腿面向前，然后2人步调一致慢慢将伤员抬起。

（2）器械搬运：是指用担架（包括软担架）、移动床（轮式担架）等现代搬运器械或者因简陋就地利用床单、被褥、竹木椅、木板等作为搬运器械（工具）的1种搬运方法。①担架搬运。担架搬运是院前急救最常用的方法。目前最常使用的担架有普通担架和轮式担架等。用担架搬运伤员必须注意：对不同伤情的伤员要求有不同的体位；伤员抬上担架后必须扣好安全带，以防止翻落（或跌落）；伤员上下楼梯时应保持头部高位，尽量保持水平状态；担架上车后应予以固定，伤员保持头朝前脚向后的体位。②床单、被褥搬运。遇有窄梯、狭道，担架或其他搬运工具难以搬运，且天气寒冷，徒手搬运会使伤员受凉的情况下所采用的1种方法。搬运步骤是取1条牢固的被单（被褥、毛毯也可）平铺在床上，将伤员轻轻地搬到被单上，然后1/2条被单盖在伤员身上，露出其头部（俗称半垫半盖）。搬运者面对面紧抓被单两角，足前头后（上楼则相反）缓慢移动，搬运时有人托腰则更好。这种搬运方式容易造成伤员肢体弯曲，故胸部创伤、四肢骨折、脊柱损伤以及呼吸困难等伤员不宜用此法。③椅子搬运。楼梯比较狭窄和陡直时，可用牢固的竹椅、木椅作为工具搬运伤员。伤员采用坐位，并用宽带将其固定在椅背和凳上。两位救护人员1人抓住椅背，另1人紧握椅脚，然后以45°向椅背方向倾斜，缓慢地移动脚步。一般来说，失去知觉的伤员不宜用此法。

2. 危重伤员的搬运方法

（1）脊柱、脊髓损伤：遇有脊柱、脊髓损伤或疑似损伤的伤员，不可任意搬运或扭曲其脊柱部。在确定性诊断治疗前，按脊柱损伤原则处理。搬运时，原则上应有2～4人同时进行，且用力均匀，动作一致。顺应伤员脊柱或躯干轴线，滚身移至硬担架上。切忌1人抱胸，另1人搬腿双人拉车式的搬运法，因它会造成脊柱的前屈，使脊椎骨进一步压缩而加重损伤。遇有颈椎受伤的伤员，首先应注意不轻易改变其原有体位，如不能坐位，马上让其躺下，应用颈托固定其颈部，如无颈托，则头部的左右两侧可用软枕或衣服等物固定，然后1人托住其头部，其余人协调一致用力将伤员平直地抬到担架上。搬运时注意用力一致，以防止因头部扭动和前屈而加重伤情。

（2）颅脑损伤：颅脑损伤者常有脑组织暴露和呼吸道不畅等表现。搬运时应使伤员取半仰卧位或侧卧位，易于保持呼吸道通畅；脑组织暴露者，应保护好其脑组织，并用衣物、枕头等将伤员头部垫好，以减轻震动，注意颅脑损伤常合并颈椎损伤。

（3）胸部伤：胸部受伤者常伴有开放性血气胸，需包扎。搬运已封闭的气胸伤员时，以坐椅式搬运为宜，伤员取坐位或半卧位。有条件时最好使用坐式担架、折叠椅或担架调整至靠背状。

（4）腹部伤：伤员取仰卧位，屈曲下肢，防止腹腔脏器受压而膨出。注意膨出的肠段要包扎，不要回纳，此类伤员宜用担架或木板搬运。

（5）休克患者：患者取平卧位，不用枕头，或足高头低位，搬运时用普通担架即可。

（6）呼吸困难患者：患者取坐位，不能背驮。用软担架（床单、被褥）搬运时注意不能使患者躯干屈曲。如有条件，最好用折叠担架（或椅）搬运。

（7）昏迷患者：昏迷患者咽喉部肌松弛，仰卧位易引起呼吸道阻塞。此类患者宜采用平卧头转向一侧或侧卧位。搬运时用普通担架或活动床。

3. 搬运者的自身保护　正确的搬运姿势和提抬技术，对保护搬运者的自身健康十分重要。对急救人员来说，在搬运伤员时，要求使出全力。然而，如果没有遵照人体力学规律而随意地提、抬、举以及伸臂、弯腰等，很可能导致搬运者自身的脊椎、韧带和肌肉受伤。

（1）保持正确的提抬姿势：在提抬担架时，应该用强壮的腿部、背部和腹肌的力量。在背部和腹肌同时收缩时，背部就会"锁"在正常的前凸位，以保证整个提抬过程中脊柱处于前凸位。在升高或降低担架和伤员时，腰、背部及股部正处于工作状态，担架或伤员离搬运者越远，其肌肉的负荷就越大。因此，提抬时应让担架和伤员与自己靠近。

（2）搬运时互相协调：当担架和伤员总重量＞30kg时，应由2人提抬，并尽可能将其放在轮式担架上滚动，既可节省体力，又可减少受伤的机会。搬运者在提抬担架或伤员过程中，应用语言沟通并保持协调，尤其是当担架和伤员离地＜70cm开始提抬时要特别注意这一点。例如可同时叫"一、二、三，抬！"以保持协调。

（3）搬运的几项原则：①了解伤员的体重和搬运器械（工具）的大致重量，了解自己的体力限制，若估计2人能抬起，即可提抬；若不能则应召唤别人帮助。一般来说，抬担架总是2人，2人成对地工作，以保持平衡。②开始抬担架时，首先应摆好腰背部前凸位姿势，再使担架和伤员靠近自己的身体，然后腿、腰及背肌一起用力。③救护人员在搬运时，应清楚地、经常地交谈，以保持协调一致。

（4）安全抬起的2种类型：①半蹲位。膝或股四头肌弱的人可采用半蹲位抬起方式，因为半蹲位时两膝呈部分弯曲。方法是将救护人员的双足放在舒适分开的距离，然后背部及腹肌拉紧，将身体稍向前倾，重心分配到两脚中间或稍向后。当站立抬起时，也要保证背部位置稍向前倾，保持双足平稳。若重心向后仰超过足跟，就会造成不平衡。半蹲位抬起方式要求穿的鞋子要合适，鞋跟不能过高，在整个提抬过程中应能使足跟保持平稳。②全蹲位。有两种，一种是搬运者两腿均强壮，与半蹲位一样，全蹲位两腿呈舒适分开距离，除下蹲的程度与半蹲位不同外（膝关节弯曲90°），其他同半蹲位。另一种是搬运者有单足的足力稍弱或腿疼痛，此足的位置应稍向前，抬起时，重力要落在另一较强的腿上。

（5）上下楼梯的正确搬运：运送伤员上下楼梯时需要2人合作或多人合作。正确的方法是救护人员保持脊柱前凸位，髋部弯曲而不是腰部弯曲，并且要保持身体和手臂紧靠伤员。用折叠椅比担架在力学上更容易操作。通过拉紧腹肌，从膝向后倾斜，可以比较省力。这种技术虽然难以学习和应用，但对避免腰背部损伤十分有利。

（6）推拉要点：伤员用移动床运送时需要推与拉。推拉时应记住以下要点。①按时对轮子及轮轴进行维修保养，可减少开始起动移动床时的用力；②移动床的高度尽可能调节在腰和肩之间的位置；③推时屈双膝，行走和用力的线路应在身体的中间，拉时身体稍向前倾，腿和腰背同时用力。

第三十章　妇产科急诊救护

第一节　异　位　妊　娠

一、病因

（一）慢性输卵管炎

慢性输卵管炎可使输卵管黏膜皱襞粘连，导致管腔狭窄、黏膜破坏、上皮纤毛缺失、输卵管周围粘连、管形扭曲，影响孕卵在输卵管的正常运行和通过，是造成输卵管妊娠的主要原因。

（二）输卵管发育或功能异常

输卵管的生理功能复杂，输卵管壁的蠕动、纤毛活动以及上皮细胞的分泌均受雌、孕激素的调节，如两种激素之间平衡失调，将会影响孕卵的运送而发生输卵管妊娠。输卵管发育异常如输卵管过长、肌层发育不良、黏膜纤毛缺如、双管输卵管、额外伞部等，均可成为输卵管妊娠的原因。

（三）输卵管手术后

输卵管绝育术不论采用结扎、电凝或环套法，如形成输卵管瘘管或再通，均有导致输卵管妊娠的可能。输卵管绝育后复通术或输卵管成形术，亦可因瘢痕使管腔狭窄、通畅不良而导致输卵管异位妊娠。

（四）盆腔子宫内膜异位症

子宫内膜异位症引起的输卵管妊娠主要由于机械因素所致。此外，异位于盆腔的子宫内膜，对孕卵可能有趋化作用，促使其在宫腔外着床。

二、临床表现

输卵管妊娠的临床表现与孕卵在输卵管的着床部位、有无流产或破裂、腹腔内血量多少及发病时间有关。输卵管妊娠流产或破裂前，症状和体征均不明显，除短期停经及妊娠表现外，有时出现一侧下腹胀痛。检查时输卵管正常或有肿大。输卵管妊娠流产或破裂后，根据病情急缓一般分为急性宫外孕和陈旧性宫外孕两种类型。

（一）急性宫外孕

1. 症状

（1）停经：除间质部妊娠停经时间较长外，大都停经 6～8 周，部分患者月经期出现少量阴道出血误认为是月经而否认停经史。少数患者无停经史。

（2）腹痛：为患者就诊时最主要症状。腹痛系由输卵管膨大、破裂及血液刺激腹膜等多种因素引起。破裂时患者突感一侧下腹撕裂样疼痛，常伴恶心呕吐。若血液局限于病变区，表现为下腹局部疼痛；血液积聚在直肠子宫陷凹时，肛门有坠胀感；出血量过多，血液由盆腔流至腹腔，疼痛即由下腹向全腹扩散。

（3）Danforth 征：腹腔内大量出血刺激膈肌时，反射性刺激膈神经引起肩胛放射性疼痛，称为 Danforth 征。

（4）消化道症状：腹腔内积血刺激胃肠道可引起胃部疼痛、恶心、呕吐、腹泻，直肠刺激症状，腰痛、排尿不畅等症状，有些患者以消化道症状为首发症状，这些症状常误诊为消化道、泌尿道疾病，是误诊的原因之一。

（5）阴道出血：停经后少量阴道出血，量少，点滴状，色深褐，持续性或间断性，一般不超过月经量，但淋漓不净。偶见阴道大出血。异位妊娠胎儿发育良好的情况下可无阴道出血。

（6）晕厥与休克：由于腹腔内急性出血，可引起血容量减少及剧烈腹痛，患者常有晕厥，重者出现休克，其严重程度与腹腔内出血速度和出血量成正比，即出血越多越急，症状出现越迅速越严重，但与阴道出血量不成正比。

（7）其他：人流术中未见到绒毛组织，应高度怀疑异位妊娠。

2. 体征

（1）一般情况：腹腔内出血较多时，呈急性贫血外貌。大量出血时则有面色苍白、四肢湿冷、脉搏快而细弱及血压下降等休克症状。体温一般正常，休克时略低，腹腔内血液吸收时可稍升高，但不超过 38℃。

（2）腹部检查：下腹部有明显压痛及反跳痛，尤以患侧为剧，但腹肌紧张不明显，出血较多时叩诊有移动性浊音，历时较长后形成血凝块，下腹可触及质软肿块，反复出血使肿块增大变硬。

（3）盆腔检查：阴道后穹隆饱满，触痛。宫颈有明显举痛，将宫颈轻轻上抬或向左右摇动时，即可引起剧烈疼痛，子宫稍大而软，内出血多时，子宫有漂浮感。子宫一侧或后方可触及肿块，似湿面粉团，边界不清楚，触痛明显。间质部妊娠与其他部位输卵管妊娠表现不同，子宫大小与停经月份基本符合，但子宫轮廓不相对称，患侧宫角部突出，破裂所致的征象如妊娠子宫破裂。

（二）陈旧性宫外孕

陈旧性宫外孕指输卵管妊娠流产或破裂后病程长，经反复内出血病情渐趋稳定。此时胚胎死亡，绒毛退化，内出血停止，腹痛有所减轻，但所形成的血肿逐渐机化变硬，且与周围组织及器官粘连。陈旧性宫外孕患者可询及停经后反复内出血发作史，其临床特点为阴道不规则出血、阵发性腹痛、附件肿块及低热。低热为腹腔内血液吸收过程引起，如合并继发感染，则表现为高热。

三、**诊断**

急性异位妊娠症状、体征典型，大多数患者能及时作出诊断，诊断有困难时，应进行必要的辅助检查。

（一）后穹隆穿刺

由于腹腔内血液最易积聚在直肠子宫陷凹，即使血量不多，也能经后穹隆穿刺吸出。用18号长针自阴道后穹隆刺入直肠子宫陷凹，抽出暗红色不凝血为阳性结果，说明有腹腔内积血存在。

（二）妊娠试验

胚胎存活或滋养细胞具有活力时，合体细胞分泌HCG，妊娠试验可呈阳性。由于异位妊娠患者体内的HCG水平较正常妊娠时为低，尤其胚胎死亡HCG水平较低时，尿妊娠试验可能为阴性，条件许可应行血HCG水平检测。动态监测血HCG水平有诊断价值。

（三）超声诊断

早期输卵管妊娠时，B超显像可见子宫增大，但宫腔空虚，宫旁有一低回声区。此种图像并非输卵管妊娠的声像特征，需排除早期宫内妊娠伴有妊娠黄体的可能。输卵管妊娠时B超可见典型的双环征，即为在子宫和卵巢之间的输卵管环，为增宽的输卵管管壁水肿与管腔内妊娠组织及血块共同形成的低回声区。用超声检测妊娠囊和胎心搏动对诊断异位妊娠十分重要，如妊娠位于宫外，即可诊断为宫外妊娠；妊娠囊位于宫内，则多可排除宫外妊娠。B超早期诊断间质部妊娠有重要临床意义，可显示一侧子宫角突出，局部肌层增厚，内有明显的妊娠囊。

（四）腹腔镜检查

大多数异位妊娠患者经病史、症状、体征、血β-HCG、B超检查即可作出诊断，但对诊断比较困难的病例，可在腹腔镜直视下检查，作出诊断。

（五）子宫内膜病理检查

诊断性刮宫仅适用于阴道出血较多的患者，目的是排除宫内妊娠。宫腔排出物应常规送病理检查，切片中如见到绒毛，可诊断为宫内妊娠，如仅见蜕膜而无绒毛，虽应考虑为异位妊娠，但不能确诊。

（六）血液检查

由于腹腔内出血，血红蛋白水平下降或呈进行性下降。动态监测血红蛋白变化对诊断有意义。

四、鉴别诊断

1. 输卵管妊娠应与宫内妊娠流产、急性阑尾炎、黄体破裂及卵巢囊肿蒂扭转等鉴别。

2. 异位妊娠误诊的原因主要病史询问不仔细。

3. 人工流产术中未仔细检查宫腔内容物，对有无绒毛组织未予重视，术后出现腹痛、阴道出血，误认为人流术后常见现象，未引起关注。曾行输卵管绝育术或宫内节育器患者，出现症状后将阴道出血、腹痛归咎于宫内节育器或月经不调等，而忽视妊娠因素的存在。

五、治疗

治疗原则：积极纠正休克、尽快手术治疗，以保障患者的生命安全，条件允许情况下可以保守治疗。

（一）支持治疗

诊断输卵管妊娠尤其是腹腔内出血的患者立即开放静脉通路、配血、输血，并立即做好术前准备，尽快手术治疗。情况严重者应立即启动医院内孕产妇抢救体系，全力以赴挽救患者的生命。术后改善患者的一般情况，积极纠正贫血。

（二）手术治疗

输卵管妊娠的治疗原则以手术治疗为主。一般在确诊后即应进行手术。手术方式一般采用全输卵管切除术。有绝育要求者可同时结扎对侧输卵管。对有生育要求的年轻妇女，如对侧输卵管已切除或有明显病变，可行保守性手术，以保留输卵管及其功能。根据患者全身情况、孕卵着床部位及输卵管病变程度选择术式，如伞端妊娠时行孕卵压出术，壶腹部妊娠行切开术取出孕卵，峡部妊娠可行病灶切除及断端吻合术，采用显微外科技术可提高妊娠率。输卵管间质部妊娠的处理，可根据病变情况行患侧子宫角切除或子宫全切除。患者一般情况好，生命体征平稳的情况下，可选择腹腔镜下手术治疗，创伤小，术后恢复快，腹腔镜下输卵管切除或输卵管造口术、输卵管部分切除＋端-端吻合术。术中可行自体血回输。自体输血是抢救急性异位妊娠、失血性休克的有效措施之一，尤其在缺乏血源的情况下更为重要，可在短期内输入自体新鲜血。但回收腹腔内血液必须符合以下条件：妊娠 < 12 周，胎膜未破，出血时间 < 24h，血液未受污染，镜下红细胞破裂率 < 30%。

（三）药物保守治疗

随着生殖健康概念的广泛关注，保护生殖功能越来越受到重视，更多的医师希望在治疗疾病的同时能够保护患者的生殖功能和生殖能力。保守性手术治疗和保守性药物治疗是异位妊娠患者保护生殖功能的主要手段。其中药物治疗是目前治疗输卵管妊娠的重要手段之一，其优点是免除了手术创伤，保留患侧输卵管，患侧输卵管恢复功能的可能性较手术治疗更大。内科非手术治疗方法包括期待治疗和药物治疗。

1. 期待治疗　临床观察发现一些早期异位妊娠患者可以通过输卵管妊娠流产或溶解吸收自然消退，可以不经医疗干预，经临床观察确认异位妊娠无腹腔内活动性出血、无明显的症状和体征、血 β-HCG < 200U/L 并逐渐下降、异位妊娠包块直径 < 3cm 者可在严密观察下期待治疗，观察期间做好异位妊娠包块破裂急诊手术治疗的准备。

2. 药物治疗　目前能够被临床医师普遍接受的是甲氨蝶呤（MTX）治疗。适应证包括：生命体征平稳、无腹腔内活动性出血，无明显的症状和体征，异位妊娠包块直径 < 5cm，血 β-HCG < 3 000U/L。方法：MTX 单次肌内注射：MTX 50mg/m^2，肌内注射，用药 1 周后复查血 β-HCG 下降 < 15% 或继续升高者，需第 2 次用药，用药剂量 MTX 50mg/m^2。用药后严密监测生命体征、血 β-HCG、B 超下附件包块的大小及 MTX 的不良反应如肝肾功能、血常规等，出现腹腔内出血的征象时仍需急诊手术治疗。

总之，异位妊娠是临床上非常常见的妇科急腹症，表现型多样。其中，输卵管异位妊娠是最常见的异位妊娠，其他部位异位妊娠比较少见，但同样非常重要，如宫颈妊娠、残角子宫妊娠、腹腔妊娠，一旦出现诊断不及时，可危及患者的生命。近年来随着剖宫产率的升高，剖宫产瘢痕部位妊娠的发生率明显升高，有报道人工流产术后子宫肌壁间异位妊娠，是异位妊娠的不同类型。

典型病例能够及时诊断和治疗，患者结局一般都很好，但不典型病例临床诊断困难，尤其是以消化系统症状和泌尿系统症状为首发症状时，容易误诊而延误治疗，可能危及患者的生命。所以，对生育年龄的妇女停经、异常阴道出血、腹痛，都要高度警惕，尤其对不典型病例更不能轻易忽略，要注意排除异位妊娠腹腔内出血。

第二节 异常阴道出血

一、异常阴道出血的原因分类

1. 全身性疾病 包括血液系统疾病如再生障碍性贫血、血小板减少症等；肝脏疾病引起凝血因子产生减少导致全身性出血，有些患者以阴道出血为主；肾脏疾病如慢性肾功能不全，可表现为不规则阴道出血；甲状腺功能异常：甲状腺功能亢进或低下均可引起月经异常或异常阴道出血；糖尿病、肾上腺疾病、泌乳素异常均可引起异常阴道出血，临床表现各异。

2. 妊娠相关疾病 流产、异位妊娠、前置胎盘、胎盘早剥。

3. 肿瘤性疾病 外阴阴道癌、宫颈癌、子宫内膜癌、功能性卵巢肿瘤、子宫肌瘤，以及滋养细胞疾病，包括葡萄胎、绒癌、侵蚀性葡萄胎。

4. 非瘤性疾病 宫颈息肉、子宫膜息肉、宫内节育器相关阴道出血以及感染性疾病，如子宫内膜炎、阴道炎等。

5. 功能性疾病 月经量过多、排卵障碍（青春期功能性出血、更年期出血）、黄体功能不全、多囊卵巢综合征。

6. 损伤性出血 外阴裂伤出血、阴道裂伤出血、宫颈裂伤、子宫破裂。

二、妊娠相关性阴道出血

（一）流产

指妊娠不足28周，胎儿体重不到1 000g，尚无独立生存能力，而中断妊娠者，称为流产。发生在妊娠12周以前称为早期流产，发生在12周以后称为晚期流产。流产的发生率为10%～18%。流产不仅影响妇女健康，可因急性生殖道出血或严重感染而威胁妇女生命。

1. 流产的临床特征 根据流产的病情发展过程，流产可分为先兆流产、难免流产、不全流产和完全流产。两种少见的流产包括过期流产和习惯性流产。

（1）先兆流产：停经一段时间后有早孕反应，之后出现阴道出血，量少，色红，持续数日或数周，无痛或有轻微下腹疼痛，伴腰痛及下坠感。妇科检查子宫颈口闭，子宫大小与停经月份符合，经过治疗及休息后，如胎儿存活，一般仍可继续妊娠。

（2）难免流产：指流产已不可避免。一般多由先兆流产发展而来，此时阴道出血增多，伴阵发性渐进性加重的腹痛，羊膜已破或未破。妇科检查子宫颈口已扩张，有时在颈口内妊娠物堵塞，子宫与停经月份相符或略小，短期内可因大量阴道出血出现贫血甚至休克。

（3）不全流产：指部分胚胎已排出体外，尚有部分残留在宫腔内。子宫不能很好收缩，阴道出血活跃，可因出血过多导致失血性休克。妇科检查，子宫颈口扩张，见多量血液自颈口内流出，有时见胎盘组织堵塞在子宫颈口或部分组织已排出在阴道内，部分仍留在宫腔内，一般子宫小于停经月份，但有时宫腔内充满血块时，子宫仍可增大如停经月份。

（4）完全流产：指胚胎已全部排出。由于胚胎已排出，故子宫收缩良好，阴道出血逐渐停止或仅见极少量，腹痛消失。妇科检查子宫颈口关闭，子宫略大或正常大小，阴道内仅见少量血液或出血已停止。

（5）过期流产：指胚胎在子宫内已死亡但仍滞留宫腔内数周者称为过期流产。常有停经史及早孕反应，曾有先兆流产的症状，以后子宫不再增大或反而缩小。如已至妊娠中期，孕妇未感腹部增大，无胎动，妇科检查子宫颈口闭，子宫较妊娠月份小2个月以上，质地不软，不能闻及胎心。死亡的妊娠物在宫腔内滞留过久可导致凝血功能障碍，表现为鼻出血、牙龈出血或微小损伤出血不止、阴道持续大量不凝血，抢救不及时可危及生命。

（6）习惯性流产：指自然流产连续3次以上者。其流产的临床经过同不全流产或完全流产，部分病例表现为过期流产。

2. 流产的诊断　根据病史、症状、体征，不难做出诊断。主要病史包括停经史和反复流产史、阴道出血、腹痛三联症。主要体征：全身情况是否出现贫血、休克前期和休克表现，专科检查包括阴道出血量、子宫颈口扩张情况、子宫大小等。辅助检查：血 β-HCG、血常规检查，情况允许可行 B 超观察宫腔内胚胎的存活情况做出判断。

3. 流产的处理　首先判断流产的类型，对先兆流产患者要求患者卧床休息，禁止性生活，阴道检查操作要轻柔，根据情况酌情使用对胎儿危害小的镇静药物。对于黄体不全或血孕酮水平降低的患者给予黄体酮20mg，肌内注射，1/d。口服叶酸、维生素 E，以促进胚胎发育。甲状腺功能减退的患者每日口服甲状腺素 0.03～0.06g。同时给予孕妇精神安慰，安定情绪，解除思想顾虑，生活有规律，加强营养。难免流产及不全流产患者，诊断明确后立即刮宫，尽快清除宫腔内容物，同时肌内注射或静脉滴注缩宫素，以促进宫缩，减少出血，清宫过程中开放静脉通路，如出血多，甚或伴有休克症状者，应输液输血，纠正休克。术后抗生素预防感染，注意治疗贫血。刮出物应送病理检查。完全流产患者，要仔细观察阴道出血量，B 超下观察宫腔情况，排除不全流产。确认完全流产后，不需特殊处理。过期流产患者，确定诊断后尽早排空子宫。胎儿死亡过久，释放促凝物质进入血液循环，容易并发 DIC，术前应检查凝血功能，如有异常尽快纠正后再清宫。术中开放静脉通路并备血，注射缩宫素以减少出血。流产合并感染患者，可发生败血症，血栓性静脉炎、中毒性休克，DIC 等严重后果，应予重视。治疗原则是先用抗生素控制感染后清宫，出血量多，或抗生素未能控制感染时，可在抗感染同时清宫，同时预防严重并发症的发生。

（二）前置胎盘

胎盘的正常附着处是在子宫体部的后壁、前壁或侧壁。如果胎盘附着于子宫下段或覆盖在子宫颈内口处，位置低于胎儿的先露部，称为前置胎盘。前置胎盘是妊娠晚期出血的主要原因之一，为妊娠期的严重并发症，如处理不当，能危及母婴生命安全。其发生率为 $1:55 \sim 1:200$，多见于经产妇，尤其是多产妇。

1. 病因　目前尚未明确。可能原因：①子宫内膜不健全：产褥感染、多产、上环、多次刮宫、剖宫产等手术，引起子宫内膜炎，子宫内膜缺损，血液供应不足，为了摄取足够营养，胎盘代偿性扩大面积，伸展到子宫下段。②孕卵发育迟缓：在到达宫腔时滋养层尚未发育到能着床阶段，继续下移植入子宫下段。③胎盘面积过大：如多数妊娠盘常伸展到子宫下段，形成前置胎盘。

2. 前置胎盘的分类　以胎盘边缘与子宫颈口的关系，将前置胎盘分为以下 3 种类型。①完全性前置胎盘或称中央性前置胎盘：子宫颈内口全部为胎盘组织所；②部分性前置胎盘：子宫颈内口部分为胎盘组织所覆盖；③边缘性前置胎盘：胎盘附着于子宫下段，边缘接近但不超过子宫颈内口。胎盘边缘与子宫颈内口的关系随着子宫颈管的消失和子宫颈口的扩张而改变，原则上以临产前两者的关系作为诊断各型前置胎盘的标准。

3. 前置胎盘的临床特点　妊娠晚期或临产时突发性无痛性反复阴道出血是前置胎盘的主要症状，偶有发生于妊娠 20 周者。出血是由于妊娠晚期或临产后子宫下段逐渐伸展，子宫颈管消失，子宫颈口扩张，而附着于子宫下段或子宫颈内口的胎盘不能相应地伸展，以致前置部分的胎盘自其附着处剥离，使血窦破裂而引起出血。出血多无诱因。阴道出血发生时间的早晚、反复发作的次数、出血量的多少与前置胎盘的类型有很大关系。完全性前置胎盘初次出血的时间早，在妊娠 28 周左右；反复出血次数频，量较多，有时一次大量出血即可使患者陷入休克状态。边缘性前置胎盘初次出血发生较晚，多在妊娠 37 ～ 40 周或临产后，量也较少。部分性前置胎盘初次出血时间和出血量介于两者之间，临产后每次阵缩时，子宫下段向上牵引，出血往往随之增加。部分性和边缘性前置胎盘患者，破膜后胎先露如能迅速下降，直接压迫胎盘，出血可以停止。破膜有利于胎先露对胎盘的压迫。由于反复多次或大量阴道出血，产妇可以出现贫血，其贫血程度与出血量成正比，出血严重者即陷入休克，胎儿发生缺氧、窘迫，以致死亡。

4. 前置胎盘的诊断　妊娠晚期突然发生无痛性反复阴道出血，即可疑为前置胎盘，如出血早，量多，则完全性前置胎盘的可能性大。体征：根据失血量的不同表现不同，多次出血，呈贫血貌，急性大量出血，可发生休克。失血量过多胎儿宫内缺氧，发生窘迫，严重者胎死宫内。如在耻骨联合上方或两侧听到与母体脉搏一致的吹风样杂音，可考虑胎盘位于子宫下段的前面，如位于后壁则听不到胎盘血流杂音。疑诊前置胎盘时只做阴道窥诊及穹隆部扪诊，避免任意行肛诊及颈管内指诊，必须在有输液、输血及手术的条件下方可进行。如诊断已明确或流血过多即无必要做阴道检查。B 型超声检查在急性出血前即可做出前置胎盘的诊断，并可作出前置胎盘的分类诊断。对产前出血的患者，分娩时应仔细检查娩出的胎盘，以便核实诊断。前置部分的胎盘有陈旧血块附着呈黑紫色，如这些改变在胎盘的边缘，而且胎膜破口处距胎盘边缘 < 7cm 则为低置胎盘。

5. 前置胎盘的鉴别诊断　妊娠晚期出血主要与胎盘早期剥离鉴别，其他原因发生的产前出血如帆状胎盘血管前置而破裂、胎盘边缘血窦破裂及宫颈病变如息肉、糜烂、子宫颈癌，结合病史通过阴道检查、超声检查及分娩后胎盘检查可以确诊。

6. 前置胎盘的处理原则　控制出血、纠正贫血、预防感染，正确选择分娩时机和方式。原则上以产妇安全为主，在母亲安全的前提下，尽量避免胎儿早产，以减少其死亡率。

（1）期待疗法：妊娠 36 周前，胎儿体重 < 2 500g，阴道出血量不多，孕妇全身情况好，胎儿存活者，可采取期待疗法。绝对卧床休息，抑制宫缩，纠正贫血，促进胎肺成熟，严密观察病情，同时进行有关辅助检查，如 B 超检查、胎儿成熟度检查等，如大量出血、反复出血，或临产时，酌情终止妊娠。

（2）终止妊娠：阴道一次急性出血 > 500ml、前置胎盘期待治疗中发生大出血休克或近预产期反复出血或临产后出血较多，都需要采取积极措施终止妊娠。终止妊娠的方式有两种。

1）剖宫产术：剖宫产术可以迅速结束分娩，在短时间内娩出胎儿，可以缩短胎儿宫内缺氧的时间，增加胎儿成活机会，对母子较为安全。剖宫产是处理前置胎盘的主要手段。术前应积极纠正休克，输液、输血以补充血容量。术中注意选择子宫切口位置，尽可能避开胎盘。由于子宫下段的收缩力差，胎儿娩出后，胎盘未娩出时，须及时做徒手剥离，同时注射缩宫素增强子宫下段收缩、按摩子宫，减少产后出血量。如有胎盘植入须行子宫动脉介入治疗或子宫切除术止血挽救患者生命。

2）阴道分娩：阴道分娩是利用胎先露部压迫胎盘达到止血目的。此法仅适用于边缘性前置胎盘而胎儿为头位，在临产后发生出血，但血量不多，产妇一般情况好，产程进展顺利，估计在短时间内可以结束分娩者。决定阴道分娩后，行手术破膜，破膜后胎头下降，压迫胎盘，达到止血，并可促进子宫收缩，加速分娩，如破膜后先露下降不理想，仍有出血，可采用头皮钳牵引压迫。

（三）胎盘早剥

妊娠 20 周后或分娩期，正常位置的胎盘在胎儿娩出前部分或全部与子宫壁剥离，称为胎盘早剥。胎盘早剥为妊娠晚期的一种严重并发症，发病急，进展快，如处理不及时，可威胁母儿生命。是一种严重的产科急症。

1. 病因　胎盘早剥的发病机制尚未完全阐明，可能与下列因素有关。

（1）血管病变：临床观察发现胎盘早期剥离的患者多合并妊娠高血压疾病、慢性高血压及慢性肾脏疾病等微血管病变的疾病，尤其已发生全身血管病变者居多。当底蜕膜螺旋小动脉痉挛或硬化，引起远端毛细血管缺血坏死以致破裂出血，血液流到底蜕膜层形成血肿，就引起胎盘与子宫壁剥离。

（2）宫腔压力骤降：羊水过多破膜后大量羊水突然流出，或双胎妊娠第一胎儿娩出过快，均可因宫腔压力骤降、宫腔体积突然缩小而引起胎盘早剥。

（3）外伤：腹部直接受到撞击，或粗暴的外倒转术纠正胎位时，均可导致胎盘早剥。

（4）脐带因素：脐带过短、绕颈、绕肢体，胎儿下降时牵拉而致胎盘早剥。

2. 胎盘早剥的类型及病理　胎盘早剥的主要病理变化是底蜕膜层出血，形成血肿，使胎盘自附着处剥离。如剥离面小，血浆很快凝固，临床可无症状。如果胎盘剥离面大，继续出血，则形成胎盘后血肿，使胎盘剥离部分不断扩大，出血逐渐增多，当血液冲开胎盘边缘，沿胎膜与子宫壁之间向子宫颈口外流出，即为显性出血。如胎盘边缘仍附着于子宫壁上，或胎盘与子宫壁未分离或胎儿头部已固定于骨盆入口，都能使胎盘后血液不能外流，出血积聚于胎盘与子宫壁之间，即隐性出血。此时由于血液不能外流，胎盘后积血增多，子宫底也随之升高，当内出血过多时，血液仍可冲开胎盘边缘，向宫颈口外流，形成混合性出血。有时出血穿破羊膜溢入羊水中，使羊水变成血性。

胎盘早剥发生内出血时，血液积聚于胎盘子宫壁之间，压力逐渐增大而使之侵入子宫肌层，引起肌纤维分离，还可断裂、变性。血液浸润深达子宫浆膜层时，子宫表面出现紫色瘀斑，尤其在胎盘附着处特别显著，称为子宫胎盘卒中。更严重时，血液可从子宫壁层渗入阔韧带以及输卵管系膜等处，甚至可能经输卵管流入腹腔。

严重的胎盘早剥往往发生凝血功能障碍，主要是由于从剥离处的胎盘绒毛和蜕膜中释放大量的组织凝血活酶，进入母体循环内，激活凝血系统而发生弥散性血管内凝血（DIC）。随着胎盘早剥持续进行，促凝物质陆续不断地进入母体循环内，DIC 也在不停地发展，病情即随之加剧。

3. 胎盘早剥的临床特点　由于胎盘早剥后出血情况不同，患者的局部与全身表现亦有轻重差异。

（1）轻型：以外出血为主，胎盘剥离面一般不超过胎盘的 1/3，多见于分娩期。主要症状为阴道出血，出血量较多，色暗红，可伴有轻度腹痛或无明显腹痛，贫血不明显。腹部检查：子宫软，压痛不明显或仅有轻度局限性压痛（胎盘早剥部）。其大小与妊娠月份相符，胎位、胎心音清楚，但如出血量较多，则胎心率可有改变。短时间内结束分娩，产后检查胎盘，可见胎盘面上有凝血块及压迹。

（2）重型：以隐性出血为主，胎盘剥离面超过 1/3，同时有较大的胎盘后血肿，多见于重度子痫前期，主要症状为突然发生的持续性腹痛和 / 或腰酸、腰痛，其程度因剥离面大小及胎盘后积血多少而不同，积血越多疼痛越剧烈。严重时可恶心、呕吐，以致出冷汗、面色苍白、脉弱、血压下降等休克状态。可无阴道出血或只有少量的阴道出血，贫血程度与外出血量不相符。腹部检查：板状腹，压痛明显，宫底触诊困难，而且随着病情的发展，胎盘后血肿不断增大，宫底也随之相应升高，压痛也更加明显。偶见宫缩，但子宫在间歇期不能很好地放松，而处高张状态，胎位不清，胎心听诊困难。如胎盘剥离面超过 1/2 以上，胎儿多因严重宫内窘迫而死亡。

4. 胎盘早剥的诊断与鉴别诊断

（1）轻型胎盘早期剥离的症状不典型，诊断往往较困难，可通过病史、临床检查及超声检查与前置胎盘鉴别。重型胎盘早剥起病急，病情重，在短期内根据妊娠并发症、症状及体征，可迅速作出诊断，诊断的速度决定患者的结局。临床诊断困难时，可急诊行 B 超检查，超声声像图表现：胎盘后血肿形成时，胎盘与子宫壁间出现液性暗区，暗区常不只一处，界限不太清楚；胎盘增厚；绒毛板向羊膜腔凸出。还可通过超声检查有无胎心搏动了解胎儿的存活情况。同时迅速行血液学检查，包括血常规、血小板、出凝血时间及血纤维蛋白原等有关 DIC 化验，紧急情况下采用全血凝块观察及溶解试验估计纤维蛋白原含量，以便及早诊断是否并发凝血障碍。

（2）重型胎盘早期剥离应与子宫破裂及前置胎盘鉴别，鉴别的要点是病史不同，阴道出血的特征不同，腹痛程度及特征不同。

5. 胎盘早剥的并发症　胎盘早剥可在短时间内发生严重并发症而危及母子生命。

最常见的并发症包括：DIC 与凝血功能障碍、急性肾衰竭、产后出血、失血性休克、多器官衰竭、死亡。

6. 胎盘早剥的处理原则

（1）纠正休克：积极输液、输血以补充血容量。尽量用新鲜血，可以补充凝血因子。

（2）及时果断地终止妊娠：胎盘早剥患者及其胎儿的预后与诊断的迟早、处理是否及时有密切关系。在胎儿未娩出前，由于子宫不能充分收缩，胎盘继续剥离，难以控制出血，分娩拖延时间越久，病情越趋严重，并发凝血功能障碍的机会也越多。因此，一旦确诊后，应立即终止妊娠。一般采用剖宫产结束分娩，即使胎儿已经死亡，也要剖宫产尽快结束分娩，以减少并发症的发生。只有在经产妇一般情况较好或初产妇轻度胎盘早剥、宫口已开大、估计短时间内能迅速分娩者可以经阴道分娩。先行破膜，使羊水徐徐流出，缩减子宫容积，压迫胎盘使之不再继续剥离，并可促进子宫收缩，诱发或加速分娩。

（3）防治并发症：严密观察凝血功能、肾功能、子宫收缩情况、产后出血量。及早纠正并发症，防止新的并发症产生和加重。

三、肿瘤性阴道出血

妇科良、恶性肿瘤都可引起阴道异常出血，严重时危及患者的生命。常见引起阴道异常出血的生殖道良性肿瘤是子宫肌瘤；恶性肿瘤包括子宫颈癌、子宫内膜癌、功能性卵巢肿瘤、滋养细胞疾病，少见的包括外阴癌、阴道癌，偶见上皮性卵巢癌引起的异常阴道出血。

（一）子宫颈癌

1. 子宫颈癌分类　根据组织发生情况，子宫颈癌可分为发生于宫颈阴道部鳞状上皮的鳞状细胞癌和发生于宫颈管内柱状上皮的宫颈腺癌。前者常见，约占宫颈癌的 95%；后者少见，约占宫颈癌的 5%。

2. 宫颈癌的组织类型　大体上可分为①外生型：肿瘤自宫颈表面向外生长，呈乳头状或菜花样突起，质脆，易出血。②内生型或结节浸润型：肿瘤向宫颈管壁内浸润，使宫颈增粗变大，宫颈外口常较光滑，宫旁浸润和盆腔淋巴结转移的机会较外生型要多，临床症状出现较晚。③溃疡型：上述两种类型，如果肿瘤坏死脱落后形成空洞，形如火山喷口状，容易发生感染和出血。

3. 宫颈癌阴道出血的临床特点　宫颈癌最早期症状为接触性阴道出血、血性白带，随着肿瘤的发展，病灶部位出血增多、呈反复性阴道出血，量时多时少，肿瘤脱落或侵蚀大血管后，可引起大量的致命性阴道出血，伴阴道排液，阴道分泌物增加，早期由于宫颈腺体分泌亢进，表现为黏液样白带，随着病程的发展及继发感染，白带呈米汤样或脓血性，有恶臭。肿瘤浸润或压迫盆腔器官，如盆腔神经受侵或受压迫时可引起盆腔定位不准确性疼痛，血管或淋巴回流受阻可致下肢肿胀和疼痛，膀胱或输尿管受累可引起尿频、尿痛或血尿、尿闭及尿毒症，直肠受累时常出现里急后重、便血或排便困难。晚期病例，因反复出血及长期消耗，有恶病质表现。

4. 宫颈癌的诊断　定期接受妇科体检并行宫颈细胞学检查的女性都能在宫颈上皮瘤变期内得到诊断。对不规则阴道出血伴或不伴阴道排液的患者，尤其是围绝经期的妇女，应考虑有宫颈癌的可能。盆腔检查时要仔细观察宫颈情况，做宫颈细胞学检查、阴道镜检查、活体病理组织检查三阶梯诊断原则，都能够作出正确诊断。晚期宫颈癌因具有典型的症状和体征，诊断多无困难。盆腔检查时应注意宫颈的质地、大小，阴道穹窿深浅及弹性改变。应常规进行三合诊检查，以确定病变范围，进行正确临床分期。

5. 宫颈癌的处理原则　确诊宫颈癌后，包括临床分期后，按宫颈癌的治疗原则确定治疗方案。早期浸润癌可行子宫切除，Ⅰb、Ⅱa期浸润癌可行广泛性子宫切除和盆腔淋巴结清除术。对Ⅱb期以上的宫颈癌则不宜手术切除，采用放射治疗。宫颈癌阴道大出血的紧急处理：肿瘤破溃出血较多，弄清出血部位后，进行纱布填塞，压迫止血。可急诊行超选择子宫动脉介入化学治疗，一方面有效止血，另一方面可积极治疗肿瘤，降低肿瘤细胞活性，为下一步治疗创造条件。

（二）滋养细胞肿瘤

妊娠滋养细胞疾病包括葡萄胎、侵蚀性葡萄胎和绒毛膜癌。葡萄胎的特点是病变局限于子宫腔内，即不侵犯子宫肌层也不转移到其他器官，完全是良性的临床经过。侵蚀性葡萄胎是葡萄胎组织已经侵入子宫肌层或转移到其他器官，子宫肌层的葡萄胎组织继续发展，可以穿破子宫壁引起腹腔内出血，也可侵入阔韧带形成宫旁肿物，或是通过子宫壁血窦进入血管，转移到肺、阴道或其他器官。绒毛膜癌是恶变的滋养细胞，失去绒毛或葡萄胎组织的结构而散在侵入子宫肌层或转移到其他器官，如肺、阴道、脑、肝、脾、肾等，恶性程度极高。3种情况均可出现急性子宫出血、阴道出血，为妇科之急症。

1. 葡萄胎来源　葡萄胎来源于胚胎的滋养细胞。由于绒毛水肿增大，形成大小不等的水泡，相连成串，状似葡萄，故称葡萄胎。在多数葡萄胎中，胎盘绒毛组织全部变性水肿，肿胀似葡萄状组织，称为完全性葡萄胎。但也有少数葡萄胎只有部分胎盘绒毛组织变性水肿，可伴随有正常绒毛或胎儿、脐带等，称为部分性葡萄胎。

（1）葡萄胎的病理特点：肉眼所见绒毛水泡囊壁菲薄、透亮，内含清液，水泡与水泡间的空隙充满血液及凝血块。不完全葡萄胎则有部分正常的胎盘组织。显微镜下所见葡萄胎有3个特点①滋养细胞和合体滋养细胞呈不同程度增生；②绒毛间质水肿呈水泡样，间质细胞消失，仅见基质；③水泡样变的绒毛中血管消失，偶见早期水肿的绒毛有少数血管，但见不到有核红细胞，表示血管无功能。部分性葡萄胎除有部分正常的绒毛，病变的绒毛水肿同完全性葡萄胎，但间质中常可见到毛细血管，血管中可见到有核红细胞。部分性葡萄胎滋养细胞增生的程度相对减轻。

（2）葡萄胎的临床表现

1）病史特点：大部分患者都有明确的停经史，早孕反应出现时间早，程度重。

2）症状特点：①停经后阴道出血。多发生于停经6～8周，发生率在96%以上。最初出血量少，为暗红色，后逐渐增多或继续出血。通常在妊娠4个月左右，临近自行排出时可发生大出血，并可见到葡萄样组织，此时若不及时处理可导致休克，甚至死亡。②腹痛。因葡萄状组织生长迅速，子宫迅速膨大，可出现隐匿性腹痛，呈隐性胀痛，但在葡萄胎排出时，可有阵发性腹痛，伴阴道大量出血。③由于血HCG水平异常增高，可出现严重的妊娠反应，恶心、呕吐，还可出现高血压、水肿、蛋白尿，部分患者在就诊前出现子痫或心力衰竭。④贫血与感染。长期阴道流血，可导致不同程度的贫血，继发感染，出现发热、腹痛。

3）体征特点：①子宫异常增大。由于绒毛水泡样变性和宫腔积血，50%以上患者子宫大于停经月份，子宫虽已超过妊娠5个月大小仍无胎心胎动，扪不到胎体，少数患者因葡萄胎坏死退化或为部分性葡萄胎，子宫大小可能与孕期相符或较小。因此，若子宫异常增大则有助于诊断。反之，也不能除外葡萄胎。②盆腔检查可扪及双侧卵巢黄素囊肿。黄素囊肿大者可超过儿头，多为双侧、多房性。葡萄胎排出后，囊肿多逐渐缩小，数周或数月后自然消失。有时黄素囊肿可发生蒂扭转及破裂，出现急性腹痛。

4）辅助检查：血β-HCG测定。葡萄胎的滋养细胞过度增生，产生大量HCG，较相应的妊娠月份明显增高。B超检查时宫腔内无胎儿、胎盘、羊水影像，仅见"落雪样"回声，如有出血则可见不规则液性暗区。"落雪样"回声为葡萄胎的特异性影像特征。多普勒听不到胎心，但只能听到子宫血流杂音。

（3）葡萄胎的诊断：根据病史、症状、体征及辅助检查，葡萄胎的诊断不困难，当首发症状是阴道大出血时，要和流产、非妊娠因素的阴道出血鉴别，鉴别要点为葡萄胎所特有的停经、阴道出血、妊娠高血压疾病面容、子宫明显大于妊娠月份等。

（4）葡萄胎的处理

1）处理原则：葡萄胎一经确诊，即应立即清宫，术后严密随访血β-HCG，及时发现侵蚀性葡萄胎。术前应做好输血准备，术时慎防子宫穿孔。一般采用吸宫术，1周后行2次刮宫，为预防感染，手术前后均需使用抗生素。黄素囊肿在葡萄胎排出后均能自然消失，一般无须特殊处理，但如发生蒂扭转，采取不同卧位不能自然复位者，则需急诊腹腔镜或开腹探查术。

2）预防性化学治疗的指征：①年龄＞40岁；②滋养细胞高度增生或有间变；③刮出的葡萄组织以小葡萄为主；④HCG持续不下降或下降后又上升者；⑤无随访条件者。

2. 侵蚀性葡萄胎的临床特点　侵蚀性葡萄胎的病理特点是葡萄胎组织侵入子宫肌层或其他器官组织，是葡萄胎的结局之一。病史特征为有葡萄胎病史，葡萄胎清宫术后血 β-HCG 升高或不下降，或降而复升。临床特征表现为①阴道出血：为主要症状，但阴道出血的表现形式多样，大部分患者为葡萄胎清宫术后不规则阴道出血，部分患者表现为月经恢复正常后再次异常出血。转移至宫颈、阴道、外阴，转移灶破溃可引起急性外阴、阴道大出血，出血汹涌，短期内可致休克。有些情况下侵蚀性葡萄胎可无阴道出血，如生殖道局部无病灶、病灶在子宫肌层内，宫腔黏膜完整、病灶极小，不足以引起出血。②腹痛：葡萄胎组织侵蚀子宫达浆膜层，穿透子宫肌壁，可引起子宫穿孔，导致腹腔内出血，引起急性腹痛伴休克；也可侵入阔韧带形成宫旁肿物，形成盆腔肿物。③子宫外转移：侵蚀性葡萄胎组织可通过子宫壁血窦进入血管，转移到肺、脑、阴道、外阴或其他器官，出现咳嗽、咯血、头痛、恶心、呕吐等症状。辅助检查：血 β-HCG 动态观察是诊断的重要依据；肺部 CT 扫描可明确肺转移诊断；腹部 CT 扫描、脑部 MRI 可确诊肝脾脑转移。处理原则：一旦确诊，积极开始规范的化学治疗。

3. 绒毛膜癌（简称"绒癌"）的临床特点　绒癌是高度恶性的滋养细胞肿瘤，其病理特点是滋养细胞失去了原来绒毛或葡萄胎组织的结构而散在侵入子宫肌层或转移到其他器官，如肺、阴道、脑、肝、脾、肾等，不仅造成局部破坏，而且对转移器官的破坏性极强。一部分绒癌是继发于葡萄胎和侵蚀性葡萄胎之后、另一部分是继发于正常妊娠之后，葡萄胎、流产及足月产后绒癌的分配比例为2:1:1。典型的临床特征为：足月产后、流产后、葡萄胎后持续不规则阴道出血，量多少不定，也可表现为短期闭经后持续阴道出血。转移到肺、脑、阴道、外阴或其他器官，可出现相应部位受侵的临床表现。外阴、阴道、宫颈转移破溃出血时表现为大量新鲜出血，短期内可导致休克。体征特点为：外阴、阴道或宫颈可见紫蓝色结节，破溃处持续活跃出血，子宫增大变软，形态不规则，宫旁两侧可及子宫动脉搏动。辅助检查同侵蚀性葡萄胎。处理原则：一旦确诊，积极化学治疗。

4. 侵蚀性葡萄胎和绒癌阴道转移　侵蚀性葡萄胎和绒癌阴道转移较为常见。发生机制是由于子宫内原发瘤细胞侵入子宫静脉，逆行迁徙至阴道静脉内，先在静脉内形成瘤栓，继而发展成为阴道转移瘤。由于阴道前壁的静脉丛多于后壁，而静脉的末梢又集中在阴道口。因此阴道转移瘤多见于阴道前壁，尤以尿道口为多，转移瘤多位于阴道黏膜下。

（1）侵蚀性葡萄胎和绒癌阴道转移的临床表现：阴道转移瘤可以单发，亦可多发，但以单发为多见。转移部位最常见于阴道前壁，尤多见于尿道口。左右两侧发生机会无明显差异。位于阴道顶部的转移瘤多数由宫旁或盆腔转移瘤向下扩展而成。阴道转移瘤的大小不一，一般直径为2～3cm，但位于阴道顶端的转移瘤可以很大。阴道转移瘤小而未破溃的，阴道黏膜往往无异常所见，仅在指诊中可扪及阴道壁黏膜下有小结节。大而行将破溃的结节则表面黏膜变薄，转移瘤透过黏膜而呈紫蓝色结节。已破溃者则可见转移瘤向外突出，常伴有不等量的出血，大量出血时可致失血性休克。破溃的结节易于感染，分泌物血性而有臭味。

（2）侵蚀性葡萄胎和绒癌阴道转移的诊断：阴道转移瘤的诊断，一般不困难，在常规阴道检查中可发现。检查时应先做指检，仔细探摸阴道四壁，探到转移瘤后，要注意其部位、大小、个数，表面是否破溃，诊查指套上有无血液等。检查动作要轻，以免发生破溃出血。一般指诊发现转移瘤后，无须再用窥器检查，如必要时，则需注意把窥器轻轻插入，以防盲目插入引起转移瘤破溃出血。

（3）侵蚀性葡萄胎和绒癌阴道转移的处理：①如阴道转移瘤尚未破溃，则采用侵蚀性葡萄胎和绒癌的常规化学治疗方案治疗。如氟尿嘧啶静脉滴注的用药方法，剂量为28～30mg/kg，加于5%葡萄糖液500ml中，缓慢静脉滴注8～10h，每日1次，10d为1个疗程，疗程间隔2周。采用上述方法，大多数转移瘤均自然消失。如效果不好，可加用氟尿嘧啶转移瘤内注射。用量按转移瘤大小决定，常用量为5～10ml（未稀释的氟尿嘧啶），隔2～3d 1次，至转移瘤明显缩小为止。行局部注射时要注意：严格遵守无菌操作，以免发生感染；从健康部位进针，并经常改变进针部位，以免因反复穿刺而引起表面破损；每次注射药量不可过大，以免肿瘤内张力过大促致肿瘤扩散。②如转移瘤已破溃，可先用纱布条填塞，并开始静脉滴注氟尿嘧啶。填塞前应做好静脉输液并配好血备用。纱布条填塞止血时应注意：先用指诊弄清转移瘤的部位，将阴道后壁牵开，确定转移瘤出血部位，切忌不知出血部位盲目填塞，扩大破溃面，引起更多出血。先用方纱一块，倒上无菌止血药物（如云南白药、止血粉）置于破溃出血的转移结节处，用手指紧压止血。在紧压止血手指的下方有条不紊地填塞纱布条，先将阴道穹隆填满，然后逐步外填，退出压迫止血的手指，直填至阴道口，将纱布条紧压出血处，切忌将纱布只填在阴道口，里面空着，起不到止血的作用。纱布条填塞24h必须更换，以免填塞过久，引起感染。

（三）子宫肌瘤

子宫肌瘤是人体最常见的良性肿瘤，据文献报道，约20%的35岁以上妇女患有子宫肌瘤，但是由于许多妇女肌瘤小或无临床症状而未被发现，临床报道子宫肌瘤发生率仅为4%～11%。子宫肌瘤的发生与雌激素有明显关系，青春期前妇女，很少发生子宫肌瘤。绝经后，卵巢功能衰退，肌瘤随子宫萎缩而缩小。

1. 子宫肌瘤的病理　子宫肌瘤可分为子宫体肌瘤和子宫颈肌瘤两大类。前者多见，占肌瘤的95%，后者少见，约占5%。子宫体肌瘤多发生于子宫肌壁的平滑肌细胞，首先形成壁间肌瘤，随着肌瘤的生长，向外发展形成浆膜下肌瘤，向宫腔发展形成黏膜下肌瘤。肌瘤大小不一，小的仅米粒大，大的可充满盆腔，一般为多发，不同类型的肌瘤常同时存在。黏膜下肌瘤逐渐长大后可从宫颈突出于阴道内，甚至突出于阴道口外，极易发生异常阴道出血，继发感染。

2. 子宫肌瘤的临床表现　大多数肌瘤无明显的临床表现，盆腔检查时才被发现，子宫肌瘤的临床表现主要是月经改变和压迫症状。①月经改变：表现为经量增多，经期延长，周期缩短，或不规则出血。月经改变的程度与肌瘤大小及部位有关。子宫壁间肌瘤，由于子宫增大，子宫腔面积亦大，同时肌瘤常伴有子宫内膜增生，因而子宫内膜脱落面大，出血较多，又由于肌瘤影响子宫收缩，不能有效地关闭血管断面，使经量增多或经期延长；子宫黏膜下肌瘤，不仅可引起月经改变，尚可表现不规则阴道出血；浆膜下肌瘤常无月经改变。②压迫症状：肌瘤长大至一定程度，对邻近器官可产生压迫症状，如子宫前壁肌瘤可压迫膀胱产生尿频、尿急；子宫后壁肌瘤压迫直肠，引起排便困难，宽韧带内肌瘤可压迫输尿管引起肾盂积水。③其他症状：肌瘤一般不产生腹痛，带蒂浆膜下肌瘤发生蒂扭转时可引起剧烈腹痛，黏膜下肌瘤突出于宫颈口时亦可有下腹疼痛。肌瘤红色变性时除腹痛外，并有发热。大的子宫肌瘤充盈盆腔时，有下腹坠胀感。

3. 子宫肌瘤的诊断　主要根据盆腔检查。盆腔检查时如发现子宫增大，外形不规则，质地较硬，结合病史，不难诊断。但浆膜下肌瘤或肌瘤变性时，在进行诊断时应与卵巢囊肿和附件炎性包块相鉴别。卵巢囊肿和附件包块一般无月经改变，且与子宫本身关系不密切，B型超声可明确子宫肌瘤的部位、类型、大小。阴道异常出血患者要行诊断性刮宫，排除子宫内膜病变。

4. 处理原则　根据患者年龄、肌瘤大小、部位、出血及压迫症状严重程度以及有无生育要求而采取不同的治疗方法。如肌瘤较大，子宫大于12周妊娠或月经量多引起贫血或有压迫邻近器官症状，应行子宫切除。如患者需保留生育功能，行子宫肌瘤剔除术。黏膜下肌瘤可行宫腔镜下肌瘤切除术。如肌瘤无临床症状，体积不大，无须处理，可定期随诊，每半年复查 1 次。

（四）功能性疾病导致的阴道异常出血

功能性子宫出血，简称"功血"，是一种常见的妇科疾病。是指异常的子宫出血，经诊查后未发现有全身及生殖器官器质性病变，而是由于神经内分泌系统功能失调所致。常表现为月经周期不规律、经量过多、经期延长或不规则出血。大多数为无排卵型功血，占 80% ～ 90%，主要发生在青春期及更年期，前者称为青春期功血，后者称为更年期功血。

1. 青春期功血 青春期功血是以性腺轴的功能与调节不完善为主要原因。由于下丘脑周期中枢延迟成熟，仅有下丘脑持续中枢发挥作用，其结果使垂体分泌尿促卵泡素（FSH）多于黄体生成素（LH），FSH 的分泌使卵泡发育，发育中的卵泡分泌雌激素，但垂体对雌激素的正反馈刺激缺乏反应，使月经中期无 LH 高峰出现，故无排卵发生。长期大量雌激素作用，使子宫内膜过度增生，发生突破性出血，突破性出血一般表现为不规则性阴道出血，量时多时少，如不及时治疗可持续很长时间，往往继发贫血感染。而当体内雌激素水平突然下降时，可发生撤退性出血。所以常表现为月经周期延长，经期延长，淋漓状出血，也可表现闭经一段时间后发生出血，出血亦可为无规律性，量的多少与持续或间隔时间均不定，有的仅表现经量增多、经期延长，可短期内大量出血，造成严重贫血，大部分患者出现不同程度的贫血，部分患者就诊时重度贫血。尤其在精神紧张、过度劳累或因其他因素影响下，更易引起功血发生。体格检查：不同程度的贫血、大部分患者第二性征已发育成熟，子宫正常大小，附件区可有小囊肿存在。基础体温单相。激素水平测定发现孕激素停留在增殖期的基础水平。血常规化验显示血红蛋白下降，白细胞轻度升高或正常。B 超检查有时可见附件区小、无回声囊肿，3 个月内可自行消失，为生理性囊肿。

（1）青春期功血的诊断及鉴别诊断：根据患者的月经史，包括初潮年龄、月经周期、月经期及出血的特点，结合临床检查、辅助检查所见，诊断并不困难。注意鉴别诊断，青春期功血要和器质性病变鉴别，尤其是妊娠相关疾病，如流产、异位妊娠、滋养细胞疾病等，注意和青春期生殖道肿瘤的鉴别，如子宫肌瘤、卵巢肿瘤等，必须在排除器质性病变的前提下功能性功血的诊断才能成立。

（2）青春期功血的治疗：治疗原则是止血及调整月经周期为主，促使卵巢功能恢复及排卵，同时纠正贫血，改善一般情况。严重贫血患者要输血，防止组织器官因长期严重缺血导致的功能障碍。

1）止血：青春期功血激素止血能够取得良好效果。对于出血量少的患者，用最低有效量性激素，减少药物不良反应。对大量出血者，要求在性激素治疗 6～8h 见效，24～48h 基本止血，96h 以上仍不止血，考虑有器质性病变存在。

2）雌激素：应用大量雌激素可迅速促使子宫内膜生长，短期内修复创面止血，适用于血红蛋白低于 70g/L 的患者，止血有效剂量与患者内源性雌激素水平有关。急性大出血时宜使用雌激素止血法：结合雌激素 1.25～2.5mg，口服，每 6h 1 次，止血后每 3d 递减 1/3 量直至维持量 0.625～1.25mg，可根据出血量酌情增减起始药量，从止血日期算起 20d 停药，血止后 10d 左右加用孕激素，使子宫内膜转化，雌、孕激素同撤辞退有利于子宫内膜同步脱落。大量雌激素治疗对于血液高凝状态或血栓性疾病史的患者禁用。

3）孕激素：孕激素止血的机制是使雌激素作用下持续增生的子宫内膜转化为分泌期，并有对抗雌激素的作用，使内膜不再增厚，停药后子宫内膜脱落完全，起到药物性刮宫的作用，达到止血效果。适用于血红蛋白大于 70g/L 的患者。

4）调整周期：性激素止血后必须调整周期，恢复正常的内分泌功能，以建立正常月经周期。常用的方法是雌、孕激素序贯疗法，即人工周期。通过模拟自然月经周期中卵巢的内分泌变化，将雌、孕激素序贯应用，使子宫内膜发生相应的变化，引起周期性脱落。方法是：从月经周期第 5 天起每晚服用戊酸雌二醇 2mg 或结合雌激素 1.25mg，连服 20d，服用第 11 天起加用黄体酮片 0.2mg，连服 10d，两药同时停药，停药 3～7d 出现撤退性出血，于出血第 5 天重复用药，连用 3 周期，大部分患者能自发排卵，建立正常的月经周期，如月经周期仍不能建立，要在排除器质性疾病后，可以重复使用雌、孕激素序贯疗法。

青春期功血不主张应用促排卵方法，只有在患者有生育要求时，才给予促排卵治疗。

2. 更年期功血　更年期功血主要因卵巢功能衰退，性激素对下丘脑及垂体的正反馈作用消失，垂体分泌 FSH 及 LH 增高，缺乏中期 LH 高峰，不能排卵，子宫内膜发生增生过长而引起无排卵型功血。临床表现多种形式，可表现为短期闭经后长期阴道不规则出血，量时多时少，可继发贫血和感染。也可表现为月经周期不规律，经期延长，经量增多，也可表现为持续少量阴道出血。①体格检查：不同程度的贫血貌。②妇科检查：外阴、阴道无异常所见，阴道内积血，宫颈无肉眼病变，子宫略增大，质软。③盆腔检查：一般无明显异常可见。④辅助检查：血常规检查可见血红蛋白降低，基础性激素水平异常，表现为 FSH 升高，雌激素水平下降，雌激素呈不稳定、波动状。

（1）更年期功血的诊断及鉴别诊断：根据患者的月经史，结合临床检查、辅助检查所见，诊断并不困难。更年期妇女是心血管疾病、妇科恶性肿瘤发生的高峰年龄，对于围绝经期异常阴道出血的患者必须进行系统的体格检查和必要的辅助检查，以排除器质性疾病。包括：全身检查以排除内科并发症；诊断性刮宫，排除子宫内膜疾病；宫颈细胞学检查、阴道镜，必要时宫颈活检排除宫颈恶性病变；盆腔影像学检查，了解卵巢和输卵管情况；肿瘤标记物监测及激素水平测定对诊断临床检查不能发现的功能性卵巢肿瘤有帮助。主要的鉴别诊断包括：全身性疾病，如血液病、高血压、肝病及甲状腺功能减退等；排除妊娠相关性疾病如滋养细胞疾病、流产、宫腔残留、异位妊娠，尤其是特殊部位异位妊娠，如剖宫产瘢痕部位妊娠、子宫肌壁妊娠；排除生殖器肿瘤，如子宫内膜腺癌、宫颈癌、子宫肌瘤，以及卵巢功能性肿瘤，如颗粒细胞瘤、卵泡膜细胞瘤。

（2）更年期功血的治疗：治疗原则是止血、调整周期、减少经量、防止子宫内膜病变。同时纠正贫血，预防感染，改善一般情况。严重贫血患者要输血，防止组织器官因长期严重缺血导致功能障碍。

1）止血：诊断性刮宫可以在短期内止血，又可以达到诊断目的，对病程较长的更年期异常阴道出血患者应常规应用。诊断性刮宫排除子宫内膜病变后，可予以孕激素内膜萎缩疗法治疗。方法是在大剂量的合成孕激素周期应用，如甲羟孕酮（MPA）10mg/d，口服，连用22d后停药，是增殖或增生的内膜转变为蜕膜样，继而萎缩。雄激素可产生负反馈而抑制下丘脑功能，使 FSH、LH 分泌减少，从而使卵巢雌激素分泌减少，有增强子宫肌肉及子宫血管张力的作用，减轻盆腔充血，减少出血量。此外还有促进蛋白合成作用，从而改善患者全身情况，对于更年期功血的患者可作为辅助用药。

2）生殖道外伤性阴道出血：生殖器官损伤性阴道出血并不少见，合并其他器官损伤或单独生殖道损伤。比较常见的是外阴血肿和阴道裂伤，导致阴道急性出血。往往有明确的外伤史，如外阴骑跨伤、性生活后阴道急性出血、阴道异物损伤等。主要症状是阴道活跃性出血、疼痛、伴失血性贫血或休克的表现。

体格检查：全身性检查可以发现身体其他部位受损情况、生命体征情况。

专科检查：要在照明良好的情况下认真查看出血部位，多见阴道损伤在阴道穹隆部，了解裂伤部位、长度、深度、是否规则、是否合并感染和异物，周围器官受损情况，尤其直肠、膀胱和尿道受损情况。

处理：生殖道损伤性阴道出血在检查受伤情况的同时，立即开放静脉通路，补液、备血、抗感染治疗、防止破伤风感染，同时立即检查受伤情况，外阴血肿较小时，可局部压迫止血，动态观察血肿进展，如继续增大，立即切开血肿，止血缝合；

大的外阴血肿，应积极切开血肿，暴露出血部位，缝合止血。阴道裂伤患者在良好照明下充分暴露缝合，注意裂伤和周围组织的关系，缝合后检查裂伤缝合是否完整，同时检查缝合本身是否损伤周围组织。术后继续局部压迫、抗感染、观察裂伤缝合后的愈合情况。

总之，阴道异常出血作为一种症状与多种妇科疾病及全身疾病有关，本章介绍的几种疾病是临床比较常见的引起异常阴道出血的原因，因为出血量多、急，常以急诊的形式就诊，也有其他一些疾病可以导致异常阴道出血，但常就诊于妇产科，此处没有阐述。当出现阴道异常出血时，要根据患者的既往病史、用药史、年龄、月经情况、婚姻状态、妊娠分娩史等多个因素综合考虑分析，尽快作出诊断思路，抓住主要矛盾。异常阴道出血如诊断延误，可危及患者的生命。

参 考 文 献

[1] 蒋颖，张婧婧，胡雪萍，等．急诊医患沟通师工作模式在急性 SETMI 患者急诊救护中的应用研究 [J]．实用临床护理学电子杂志，2020，5（26）：103．

[2] 张敏．急诊抢救应急预案在成批伤员救护中的作用探析 [J]．临床医药文献电子杂志，2018，5（31）：22-23．

[3] 晏莉，罗文娟，施文文．急诊护理人员职业认同感与职业倦怠的相关性分析．齐鲁护理杂志，2021，27（17）：73-75．

[4] 校爱芳，李雨凤，马霞，等．急诊严重创伤患者实施救护一体化模式的救治时间及有效性分析 [J]．国际护理学杂志，2019（18）：3067-3069．

[5] 薛宁宁，杜岳，魏可云．急诊患者就诊规律分析 [J]．全科护理，2021，19（24）：3425-3427．

[6] 刘钰垚．急诊护士如何应对灾难救护 [J]．幸福家庭，2021（1）：114．

[7] 郭平平，鲁丽杰，崔琦．急诊救护临床护理路径在哮喘患者中的应用效果 [J]．黑龙江中医药，2019，48（4）：315-316．

[8] 赵震，刘慧君，谢咏湘．急诊科医护人员空中救护需求现状调查与研究 [J]．齐鲁护理杂志，2018，24（24）：42-44．

[9] 曾春艳，杨璐，李文奇．品质圈活动对急性缺血性脑卒中患者急诊救护质量的影响 [J]．现代医药卫生，2017，33（23）：3684-3686．

[10] 李晔．急诊急救护理在急性心肌梗死患者中的应用 [J]．健康之路，2016，15（12）：189．

[11] 李凡，史冬雷，李玉乐，等．152 名急诊护理管理者灾害救护知识水平及灾害救护态度的现况调查 [J]．护理学报，2016，23（14）：32-34．

[12] 李学技，杜静．创伤指数评分在急诊创伤性患者救护中的应用 [J]．天津护理，2015，23（5）：407-408．

[13] 胡浩．国家卫计委规定养老机构医务室和护理站基本标准 [J]．老同志之友，2014（24）：14．

[14] 谢志军，唐安艳．急诊危重患者的救护分析 [J]．临床合理用药杂志，2013，6（36）：123-124．

[15] 徐华美，史晓琴，练珊，赖红亚．链式护理在急性冠脉综合征急诊救护中的应用 [J]．中国乡村医药，2013，20（10）：71-72．

[16] 宋亚南. 急诊创伤外科的发展及救护 [J]. 中国社区医师（医学专业），2012，14（29）：54.

[17] 袁文艳. 急诊宫外孕患者 102 例救护体会 [J]. 贵州医药，2012，36（7）：668-669.

[18] 陈美兰，陈美芬. 院前创伤评分在急诊救护中的应用 [J]. 中国医药指南，2011，9（18）：77-78.

[19] 王红艳. 严重胸部创伤并发 ARDS 的急诊救护 [J]. 现代中西医结合杂志，2010，19（30）：3320-3321.

[20] 安向东，樊丽华. 加强急诊综合管理提高急诊救护质量 [J]. 华西医学，2010，25（3）：616-617.

[21] 黎小群，何满红，钟娟. 流程再造在群体食物中毒急诊救护中的应用 [J]. 中国护理管理，2009，9（8）：51-53.